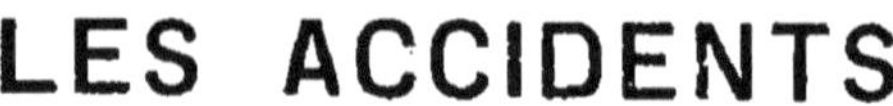

LES ACCIDENTS

DE

L'ORGANISME

ET

LEURS SOINS

d'après une nouvelle méthode

LES ANDES — Observations médicales

par

LE DOCTEUR L. A. PAOLI

Médecin principal de l'Armée

Le feutre glycéro-camphré a été, de la part de M. le Ministre de la Guerre, l'objet d'un témoignage de satisfaction.
(Journal militaire officiel, du 23 janvier 1883. — Partie supplémentaire).

4 PLANCHES HORS TEXTE

PARIS

OCTAVE DOIN, ÉDITEUR

8, PLACE DE L'ODÉON, 8

1884

LES

ACCIDENTS DE L'ORGANISME

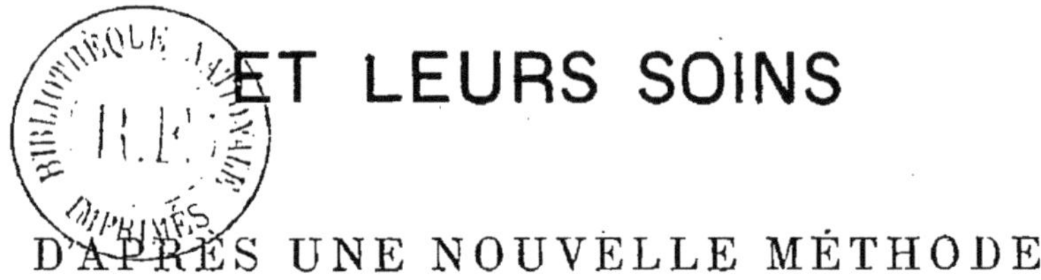

ET LEURS SOINS

D'APRÈS UNE NOUVELLE MÉTHODE

Par le Docteur L.-A. PAOLI

MÉDECIN PRINCIPAL DE L'ARMÉE

Le feutre glycéro-camphré, a été, de la part de M. le Ministre de la Guerre, l'objet d'un témoignage de satisfaction.
(Journal militaire officiel, du 23 janvier 1883. — Partie supplementaire).

PREMIÈRE PARTIE

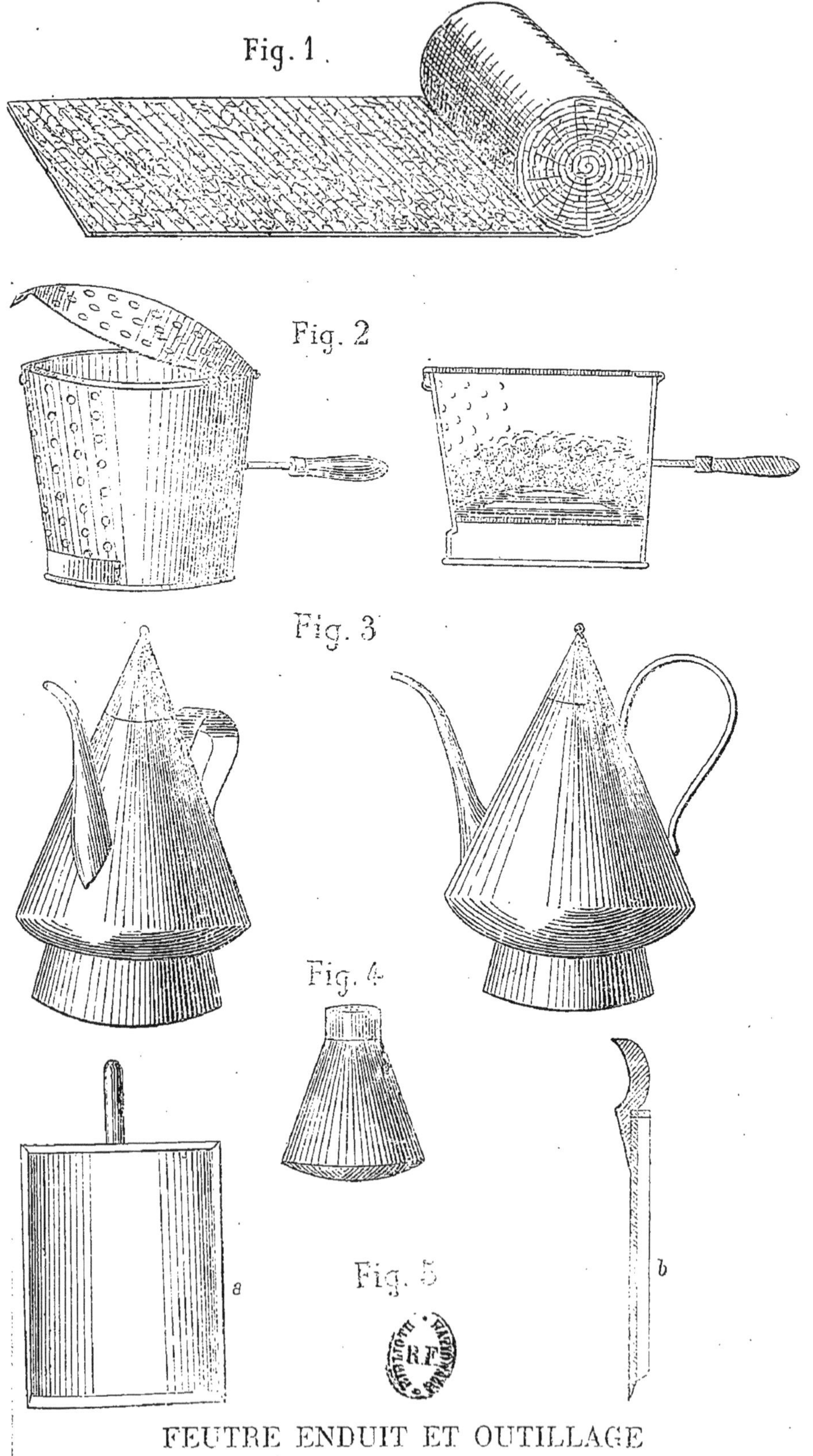

FEUTRE ENDUIT ET OUTILLAGE

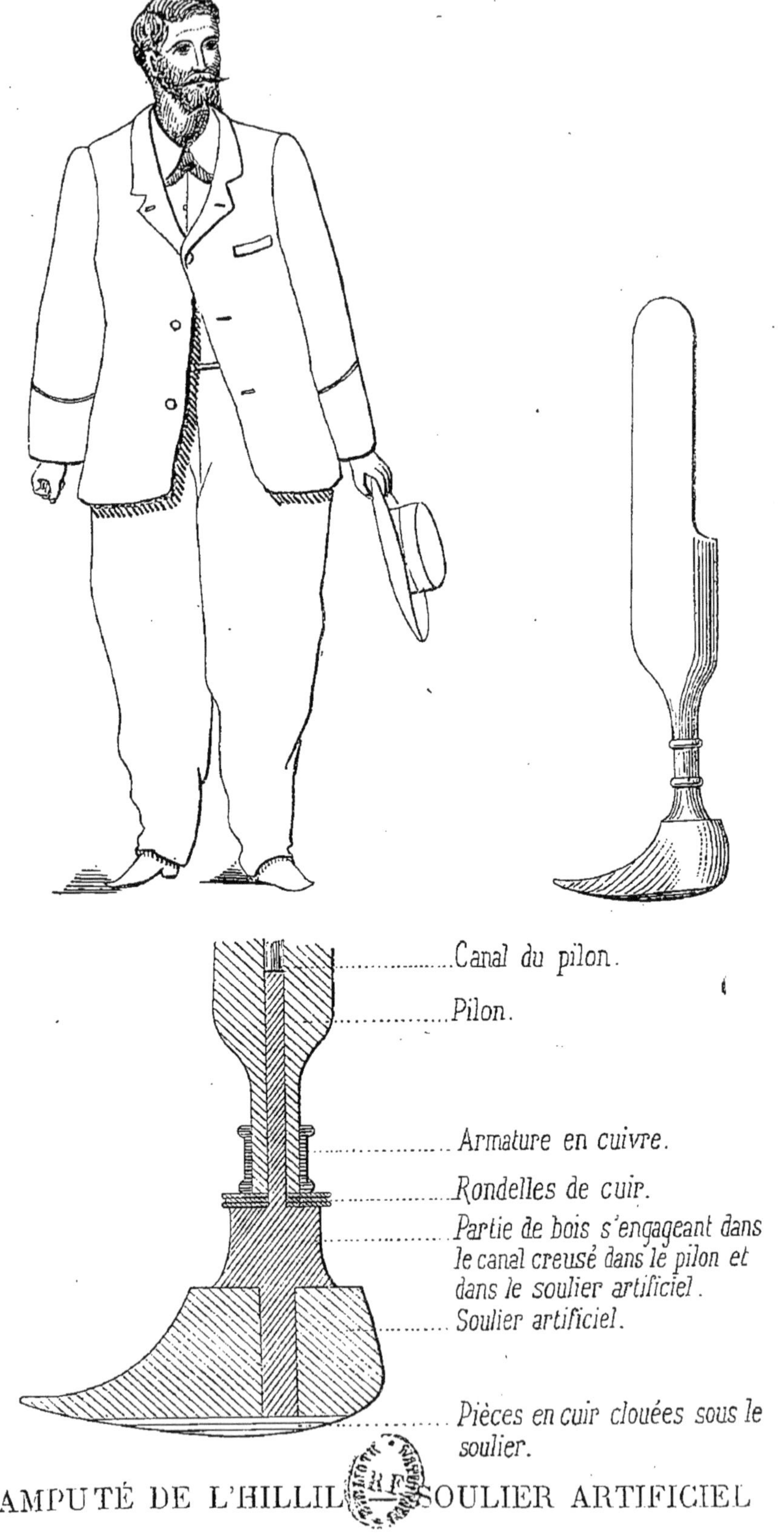

AMPUTÉ DE L'HILLIL — SOULIER ARTIFICIEL

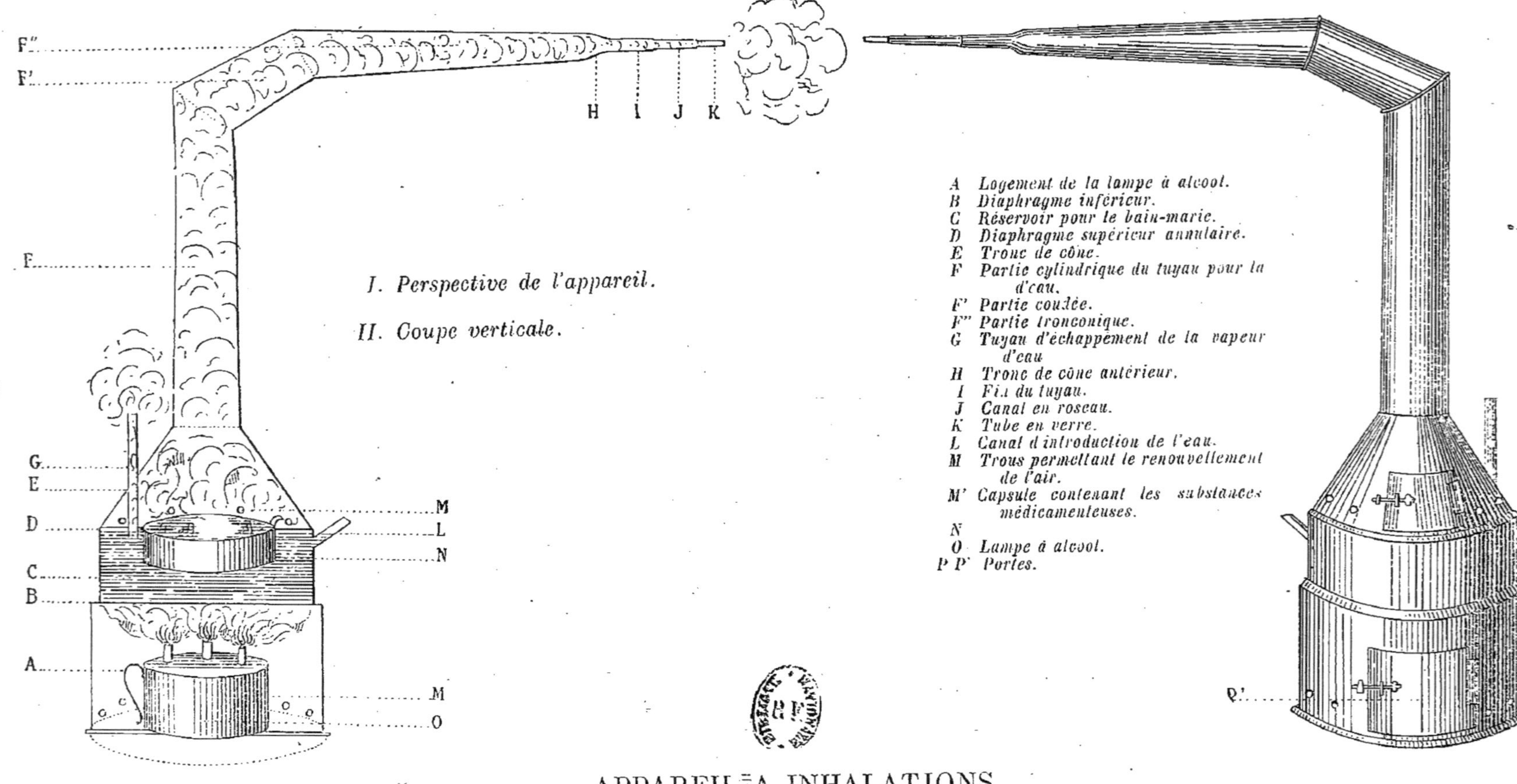

APPAREIL A INHALATIONS

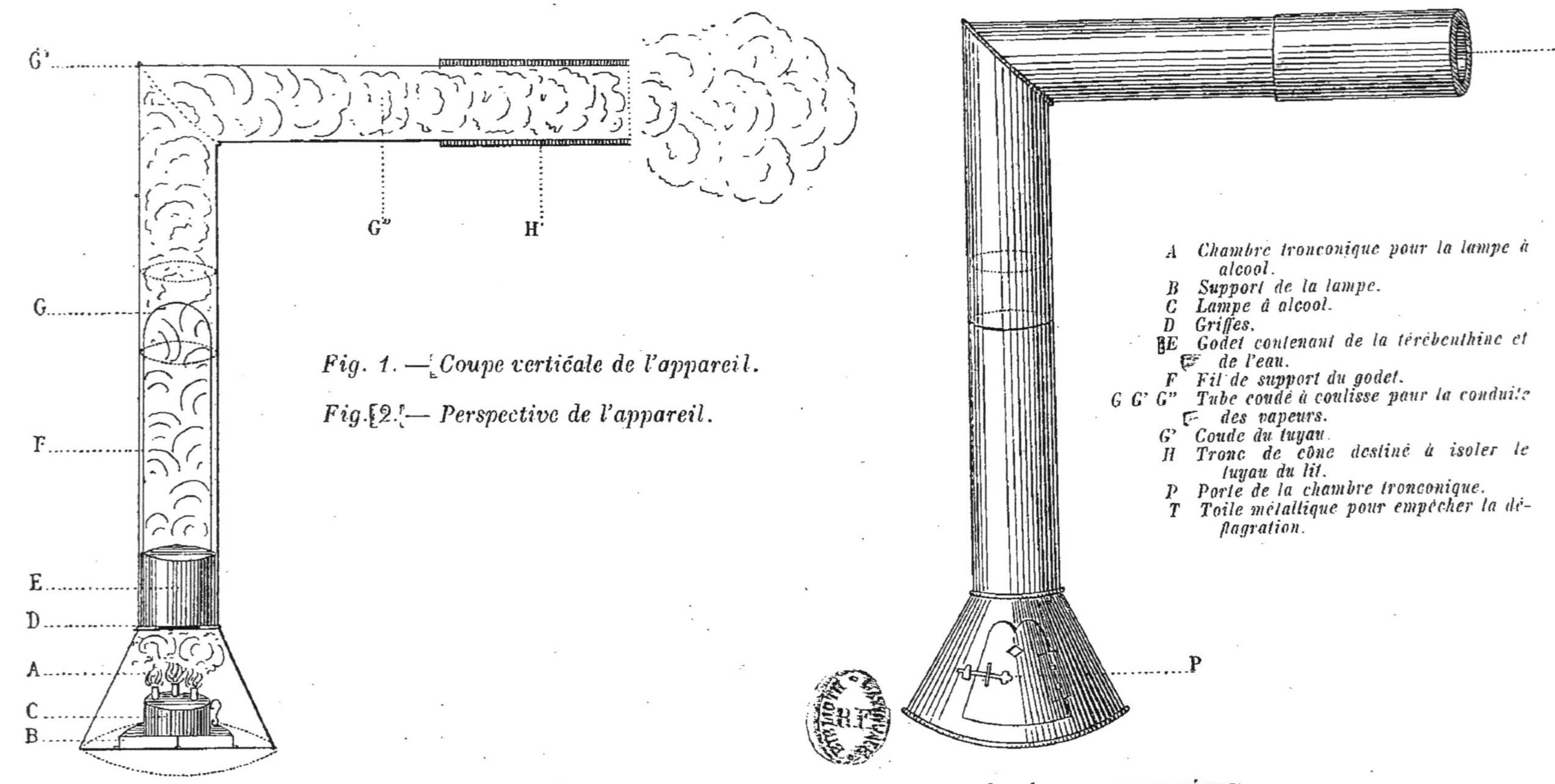

Fig. 1. — Coupe verticale de l'appareil.

Fig. 2. — Perspective de l'appareil.

A Chambre tronconique pour la lampe à alcool.
B Support de la lampe.
C Lampe à alcool.
D Griffes.
E Godet contenant de la térébenthine et de l'eau.
F Fil de support du godet.
G G' G'' Tube coudé à coulisse pour la conduite des vapeurs.
G' Coude du tuyau.
H Tronc de cône destiné à isoler le tuyau du lit.
P Porte de la chambre tronconique.
T Toile métallique pour empêcher la déflagration.

APPAREIL A BAIN DE VAPEURS TÉRÉBENTHINÉES

CHAPITRE PREMIER

ÉTIOLOGIE

DES

AFFECTIONS DES TRAUMATISMES

Tout traumatisme est une porte ouverte aux affections locales et générales.

L'état morbide est déjà constitué dans les autres maladies lorsque nous intervenons. Pour les traumatismes du moment, il n'existe pas encore, mais il peut s'effectuer; et si nous savons sous quelle influence il va se produire, il nous sera peut-être possible de l'empêcher ou de le modérer.

Il est donc d'une importance capitale d'être fixé sur cette influence, sur les causes auxquelles on a affaire.

Quelles sont-elles? Voilà le problème à résoudre avant tout. Il est à peine besoin de dire qu'elles ne peuvent provenir que du dehors, de la plaie et de l'état constitutionnel; les seules sources admissibles sont là et je vais en aborder l'examen.

ARTICLE PREMIER

Causes hétérochtones

L'AIR. — Ses effets sont généraux et locaux ; les uns et les autres se correspondent et s'enchainent; on n'arrive pas plus à les séparer qu'on n'isole une blessure de l'organisme.

Si l'air n'était qu'un mélange constant, invariable d'oxygène, d'azote, d'acide carbonique et d'eau, nous ne nous en occuperions qu'au point de vue de l'action de l'oxygène sur les tissus découverts qui ne sont pas habitués au contact de ce gaz. Mais l'atmosphère ne pourrait se conserver ainsi composée que dans un flacon hermétiquement fermé. Nous savons que l'air libre est dans un mouvement constant de progression et d'ascension ; dans les lieux qu'elles parcourent, les masses d'air en mouvement se chargent de gaz, de particules organiques et inorganiques, et elles sèment sur leur passage des particules emportées des localités parcourues. Il y a donc dans l'air, outre les gaz qui le constituent normalement, des éléments étrangers très-variables suivant les contrées parcourues, suivant la vitesse des courants, etc.

Au nombre des fluides dont il se charge le plus communément, sont l'oxyde de carbone, l'ammoniaque, l'hydrogène carboné, l'acide sulfhydrique et l'hydrogène phosphoré ; parmi les solides se trouvent les poussières minérales et végétales : l'iode, le brôme, l'amidon, etc., ainsi que les germes d'infusoires et de cryptogames.

Les premiers se limitent à de petites surfaces et à des causes accidentelles. Les derniers n'ont pour limite que notre planète; analysés et pesés, ils donnent comme matières organiques 25 à 30 0/0, et comme substances minérales 66 à 75 0/0.

Ces éléments étrangers corrompent la pureté de l'atmosphère et agissent puissamment sur l'organisme.

L'air qui l'enveloppe et le pénètre n'en devient au reste l'élément vital qu'à la condition de phénomènes complexes qui ne sont pas malheureusement toujours favorables à la vie.

A l'origine de presque tous se trouve le calorique qui est fourni presque en totalité par le soleil. C'est par lui que l'air est chaud, froid, humide, sec, dense, raréfié, calme, agité, orageux, etc.

Pendant mes cinq années de Mexique, comme médecin aide-major du 51e de ligne, avec lequel j'ai traversé tout le pays, de l'Atlantique au Pacifique, il m'a été permis de voir se dérouler sous mes yeux ces différents phénomènes dans ce qu'ils ont de plus frappant et de plus tranché, par suite de la configuration du sol, qui semble avoir étagé et distribué les zones, à dessein, pour l'étude de la question.

Avec ses terres chaudes, tempérées et froides, et ses climats étagés, depuis le climat torride équatorial, jusqu'au climat de Suède, le Mexique est, à la vérité, un admirable champ d'observation.

Je ferai donc appel, chemin faisant, dans tout ce que j'aurai à dire, au point de vue de l'action atmosphérique, à mes rapports de service, à mes notes et à mes souvenirs.

Je renverrai à la partie qui fait suite à mon étude chirurgicale ceux qui seraient tentés de me suivre dans les États de Sinaloa et de Sonora, à travers la Sierra-Madre, haute croupe des Andes, après avoir franchi rapidement l'espace qui sépare Vera-Cruz de Durango.

Air chaud. — La chaleur, émanation du soleil, ne peut être égale partout, sa répartition se trouvant subordonnée à la latitude, à la configuration, à la nature, à l'élévation des lieux, aux nappes d'eau, aux bois, aux courants aériens, etc., etc.

J'en dirai le moins de mal possible, sous peine de manquer à mon origine, à mes habitudes et à mes idées médicales que j'exposerai plus loin, lorsque je parlerai du réchaud et du calorique par rayonnement, mais ses méfaits sont malheureusement certains; lorsqu'ils ne se sont pas traduits par la mort, ils nous ont sérieusement inquiétés et menacés dans notre expédition de Sonora sur la côte du Pacifique.

A peine arrivés à Guaymas, nous eûmes à nous débloquer par une marche de nuit, qui nous conduisit, à la pointe du jour, au camp ennemi, à la Passion. L'affaire étant terminée, à 9 heures, après un court repos et un maigre repas, nous dûmes nous remettre immédiatement en route, ayant six lieues à faire; mais à peine au tiers du chemin, nos hommes haletants et épuisés n'étaient plus en état de suivre. Quelques officiers, justement alarmés, me prièrent d'obtenir une halte du colonel, laquelle faillit nous devenir fatale; nous n'échappâmes en effet à un sérieux danger qu'en l'abrégeant pour nous rabattre sur une noria, en dehors de notre route, où nous pûmes, en buvant à volonté, restituer au sang l'eau qu'il avait perdue et qui lui était indispensable pour le transport de ses globules.

Les premières couches d'air du terrain dénudé et sablonneux où nous étions placés étaient tellement chaudes et raréfiées qu'on se sentait contraint de garder la station debout, malgré un extrême brisement des muscles, qui attestaient à leur manière l'empoisonnement par le sang veineux.

Chez plusieurs de nos hommes, la figure était vultueuse, la respiration superficielle, fréquente et la circulation visiblement accélérée.

Notre retour à Guaymas, à 9 heures du soir, ne se fit pas sans peine; les mulets capturés et ceux du train passaient, toutes les huit minutes, d'un soldat à un autre; les hommes restés en ville et expédiés au-devant de nous par le colonel, en ramenaient chacun deux appuyés à leur bras; mon cheval même dut en soulager plus d'un.

Nous nous en tirâmes enfin sains et saufs, à part les morts de l'affaire, dont un officier de cavalerie, qui a sa tombe à côté de celle de Raousset-Boulbon, un autre Français à l'esprit aventureux.

Notre séjour de plus de deux mois à Guaymas et dans les détachements de Bajo-Chibompo et de Rancho, devait nous coûter sept hommes, dont trois morts à la caserne même, au repos, et quatre sur la route, en convoi de ravitaillement.

Chez les uns et les autres, la mort était arrivée rapidement par suite de congestion cérébrale apoplectiforme ou d'asphyxie, en dépit des soins prodigués.

Le malade chancelle et tombe inerte, sans connaissance et sans sentiment; la face est vultueuse, le pouls plein et fort; avec la respiration qui s'embarrasse, la résolution musculaire s'accentue et s'accompagne de côma mortel.

Dans l'asphyxie, la face est pâle, la température élevée, le pouls fréquent; la respiration ne tarde guère à devenir stertoreuse; le cœur et le pouls faiblissent; la peau se couvre de sueurs et prend le froid du cadavre.

Instruit par ces précédents et surtout par la catastrophe d'un autre corps, qui perdait six hommes, par coups de chaleur, dans la même matinée, pendant une sortie, je crus devoir prier le colonel, au moment de faire colonne à l'intérieur, en plein mois d'août, par une température très-élevée se maintenant entre 37° et 40°, de vouloir bien ne faire que des marches de nuit, sans vêtements de drap, la chemise flottante par dessus le caleçon; et je dois ajouter que nous dûmes à cette sage mesure d'arriver à Hermosillo n'ayant perdu qu'un homme, après un parcours de trente-six lieues.

Les inconvénients du costume règlementaire qu'on nous avait conservé sur les côtes du Pacifique, par la température que j'ai fait connaitre, se trouvent signalés dans un de mes rapports de cette époque, où je disais :

« L'usage du képi, de la veste de drap et du pantalon à extrémités fermées par les jambières est à la fois une incommodité et un danger. Les sueurs excessives qui s'échappent du corps imbibent promptement ces étoffes épaisses et ajustées; s'arrêtent dans leurs mailles, les rendent imperméables et ne permettent bientôt plus l'élimination de nouǝllǝʌ quantité de vapeurs; de là une accumulation considérable de calorique, des irritations locales, pǝs congestions internes et des troubles organiques graves. »

Pendant que nos soldats ne se mouvaient qu'avec peine et étouffaient sous leurs vêtements, je voyais à côté de nous le jarrocho de la côte, agile, frais, maitre de ses mouvements et sûr de sa vie. L'expérience lui a effectivement appris qu'il ne doit se servir que de pantalons en cotonnade ou en fil, ouverts sur le côté, laissant la chemise en dehors, et que le sarape en laine doit être réservé pour les jours mauvais, contre les intempéries de l'air. Elle lui a montré aussi qu'il doit avoir le pied découvert, simplement protégé à la plante par l'espadrille ou par un carré de cuir attaché au moyen de ficelles, et que la tête doit être bien abritée. Au pauvre suffit le simple chapeau de paille; quant au riche, il met tout son luxe à couvrir sa tête d'un vaste sombrero, à feutre épais et à larges bords, chargé de torsades et de riches broderies. Plus d'une fois les soirées de bivouac de nos soldats, ont été défrayées par le sombrero; ils connaissaient d'avance les chefs de guérillas par la largeur et la richesse du chapeau.

Ce que je viens de dire prouve l'importance du vêtement, et je ne crains pas d'avancer que l'hygiène vestimentaire devrait être un des premiers soins d'un commandant de troupes.

Dans les grandes agglomérations, il n'y a que trop de causes de maladies contre lesquelles on ne peut souvent rien, tandis qu'on peut prévenir celles qui ont pour origine un vice du vêtement.

A la guerre il ne suffit pas que les chefs soient d'habiles stratégistes, il faut aussi qu'ils aient des combattants à mettre en ligne : il est donc très-important de conserver les soldats.

Vouloir une tenue uniforme pour tous les pays et pour toutes les saisons, est une vraie hérésie hygiénique, et il est du devoir de celui qui commande de la modifier, lorsque les lieux et les circonstances même le veulent. Je ne pense point qu'il vienne à l'esprit de personne de critiquer la conduite du colonel Garnier pour s'être affranchi desprescriptions règlementaires, car sans son esprit d'initiative et de décision, nous courions au devant de vrais désastres en vertu du règlement qui pourtant est inspiré par d'autres vues.

Je trouve plus loin dans le rapport cité, à propos de la chaleur :

« L'enveloppe tégumentaire, dont la vitalité se trouve accrue par une température élevée et sèche. devient fréquemment le siége de l'ecthimay, des furoncles, des abcès sous-cutanés, de l'eczéma et de l'herpès.

« Aucun de nous n'a échappé au lichen des tropiques ; j'admets son innocuité, mais il ne nous a pas moins incommodés et contrariés en s'opposant aux bains de mer que nous n'avons pu continuer.

« Les manifestations éteintes de la syphilis du plateau se sont réveillées avec vivacité ; et je me demande, en raison de l'extrême rareté de la maladie sur la côte, s'il n'y aurait pas intérêt à faire venir ici nos nombreux vénériens de l'Anahuac, dans la conviction que cet appel du virus à la peau doit être sa sortie de l'organisme. »

Voilà à peu près la pathologie de la chaleur, telle du moins que je l'ai vue ; mais je serais injuste si je ne la montrais que sous ce mauvais aspect.

L'État de Sonora passe pour un pays extrêmement salubre ; sa voisine, la Basse-Californie, dont le sol est très-aride et presque dépourvu d'eau, serait, au dire d'une dame du pays, d'une grande intelligence, que j'ai vue souvent à Guaymas, le berceau de la santé. Les maladies y semblent inconnues, et la mort ne serait que le terme d'une vieillesse très-avancée.

Dans cette atmosphère chaude et sèche, activant la vie partout, les tissus lésés ne supportent guère le sommeil, et c'est bien ici qu'on peut faire hardiment de la chirurgie conservatrice dans les cas possibles bien entendu.

Air froid. — Comme la chaleur, le froid a ses latitudes et ses régions, où la nature dort à jamais sous le suaire blanc qu'il lui tisse sans relâche.

Là il règne sans partage, offrant la mort à quiconque veut les aborder; on sait, ou plutôt on ne sait pas, le nombre des victimes du pôle.

Nous n'irons pas le chercher le froid, si loin; il est parmi nous, ou nous arrive de ses hauteurs pour nous soumettre à de rudes épreuves.

Tout frissonne ou s'endort à son souffle; mais n'exagérons rien, la chaleur le modère et s'y tempère, car elle serait aussi dangereuse pour nos tissus s'il ne les raffermissait contre son impétuosité, en l'affaiblissant.

Jalapa et la Sierra-Madre restent gravées dans mon esprit, comme souvenir de son action malfaisante.

J'extrais encore d'un rapport :

« La brigade dont faisait partie le régiment arriva devant Jalapa, le 7 novembre, et campa pendant quatre jours, hors de la ville, sur un plateau découvert de tous côtés, où, la nuit, le froid accompagné de gelée blanche, se montrait extrêmement vif, pendant que la chaleur était étouffante le jour.

« C'est à ce moment que l'épidémie atteignit son *summum* d'intensité. Dans ces quatre jours plus de 300 militaires furent atteints, dont 201 d'une manière grave, au point qu'il fallut les envoyer d'urgence et les faire transporter à l'hôpital. »

Je n'ai rien de particulier à signaler, pendant notre long séjour sur différents points du plateau, où le rayonnement nocturne produit souvent un froid des plus intenses, en raison de l'altitude.

Dans l'hiver, pendant la sécheresse, il n'est pas rare de voir de la gelée blanche et de la glace, à 6 heures du matin, lorsqu'à 9 ou 10 heures, le thermomètre monte à 20° à l'ombre, et à 35° et 40° au soleil.

En été, pendant les pluies de l'hivernage, lorsque l'eau tombe, on voit la température baisser subitement, surtout s'il y a un peu de vent, et si, après qu'elle cesse, le soleil se montre, ce qui est habituel, il est alors généralement brûlant.

Dans notre expédition du Pacifique, l'aller de Durango à Mazatlan et le retour, à travers toute l'épaisseur de la Sierra-Madre, où l'on atteint une altitude de 3000 mètres, avec 15° de température, devaient nous mettre aux prises avec les effets du froid, lesquels varient suivant qu'on vient du plateau ou de la côte.

D'un côté, préparés par les nuits froides de l'Anahuac et exempts de tout germe morbide, nous supportons bravement les froids intenses qui s'exagèrent à chaque étape jusqu'à Las Cumbres, n'ayant à leur imputer qu'une asphyxie promptement mortelle, une congestion cérébrale terminée heureusement et une paralysie du nerf oculo-moteur commun chez un officier qui avait eu l'imprudence de conserver la nuit un brasero allumé sous la tente.

Dix mois après, au retour, nous ne formons plus qu'une colonne de malades, quoique partis de Sonora avec un excellent état sanitaire.

Nos premiers campements de Sinaloa devaient nous exposer à l'empoisonnement palustre, qui ne cesse de germiner et d'éclater, à mesure que nous montons vers le froid, laissant derrière nous une température élevée.

J'extrais d'un autre rapport :

« Dans les premiers jours d'octobre, nous évacuons l'état de Sonora, presque sans malades, après avoir été précédés par deux compagnies qui devaient s'installer à la Noria dans le Sinaloa, où devait se concentrer le régiment.

« Campées pendant huit jours dans le lit à sec d'un arroyo bordé de lauriers-roses, ces compagnies, devaient, dès la première étape, expier durement les vices d'un pareil choix, qui fut aussi préjudiciable aux officiers qu'aux soldats.

« Nos quatre premières journées de marche se font au milieu d'une végétation luxuriante, qui dénote une abondance considérable d'humidité chaude, émanant à la fois du sol et du fleuve de Mazatlan, que nous allons bientôt rencontrer trop souvent. Nos bivouacs sont à l'avenant. Il ne pouvait se présenter de meilleures conditions pour le miasme palustre qui entre immédiatement en scène, débutant par les fièvres intermittentes, rémittentes simples et la diarrhée, pour arriver aux fièvres rémittentes bilieuses, à la diarrhée de même nature, à la dyssenterie et même à l'hépatite, dont il m'importe de résumer rapidement les caractères.

« Le chiffre des malades s'élève tous les jours avec rapidité jusqu'à notre quatorzième étape; mais le moment le plus pénible est celui de notre passage subit à la zône froide. On voit alors jusqu'à deux cents hommes à la visite, nous occasionnant toutes sortes de difficultés pour leur transport.

« *Fièvre intermittente.* — Des accidents bilieux le précèdent parfois ou accompagnent les accès; l'état saburral est constant.

« Le stade de frisson manque ou se réduit à une simple horripilation, suivie de chaleur modérée et de sueurs abondantes. — Douleurs aux membres, au dos et à l'épigastre. — Type quotidien. — Cessation des accès le troisième ou le cinquième jour. — Rate et foie généralement congestionnés. — Abattement des forces. — Rechutes fréquentes. — Anémie habituelle.

« *Fièvre rémittente simple.* — L'anxiété précordiale et les douleurs épigastralgiques sont constantes et caractéristiques.

« La fièvre est d'emblée continue avec légère exacerbation le soir. — Durée, six jours en moyenne. — Dispose consécutivement à la diarrhée et aux accès intermittents.

« *Fièvre rémittente bilieuse.* — L'hypersécrétion biliaire se présente comme phénomène prédominant.

« La maladie se déroule comme il suit : chaleur vive; céphalagie frontale, gêne extrême à la poitrine, distention des hypocondres; douleurs à l'épigastre s'étendant aux reins; vomissemets verdâtres ou de bile filante; quelquefois diarrhée de même nature. — Langue blanche ou jaunâtre, soif vive, pouls fréquent. — L'évacuation de la bile amène un peu de soulagement et de diaphorèse. — Annihilation complète des forces. — Excitation générale simulant l'état d'ivresse. — Intelligence intacte. — Tout se termine le cinquième jour, rarement le septième. — Nulle gravité. — Convalescence rapide. — Accès intermittents à la suite.

« *Diarrhée simple ou bilieuse.* — Chez les premiers les selles sont liquides, jaunâtres, fréquentes (15 en moyenne dans les 24 heures), souvent accompagnées de coliques.

« Dans le second cas, il y a de la céphalalgie gravative sus-orbitaire; les selles sont copieuses et teintées de bile.

« La peau conserve sa température normale; le ventre est indolore.

« *Dyssenterie.* — S'est montrée surtout dans la zône froide; la forme bénigne est la plus fréquente, avec douleurs abdominales légères, matière sanguinolentes et floconneuses (15 à 20 dans les 24 heures). — Le facies est abattu, les forces déprimées, et il y a souvent des vomituritions.

« Dans la forme grave, le malade est presque constamment en proie à des épreintes avec douleurs atroces. — Les matières sont fortement sanguinolentes d'une extrême fétidité. L'émaciation est rapide, la réaction fébrile considérable. Enfin le ventre se météorise ou se creuse, et le patient, déjà réduit à l'état de squelette, meurt dans un état d'épuisement complet.

« *Hépatite.* — Accompagne la dyssenterie ou lui succède.

« Le foie se développe rapidement d'une manière considérable. L'hypocondre est douloureux à la pression et le siége d'une grande pesanteur. — La douleur à l'épaule droite est constante.

« J'ai pu traîner jusqu'à l'hôpital de Durango où il est mort, un de nos braves sergents-majors qui s'était brillamment distingué à l'affaire del Espinazo comme simple soldat.

« Le passage fréquent du Rio de Mazatlan, qu'on traverse jusqu'à onze fois dans la même journée, n'a pas été sans nous nuire beaucoup en surprenant le corps échauffé et couvert de sueurs par ses eaux froides venant de la montagne; mais, à notre avis, c'est au passage subit, justement redouté par les indigènes eux-mêmes, des terres chaudes de la côte aux terres froides de la Cordillière, que nous devons l'explosion des maladies déjà signalées, et cela se comprend.

« Les fonctions de la peau, il y a un instant si actives, se trouvant tout-à-coup supprimées, le poison paludéen concentre son action et profite des troubles organiques qui suivent le refoulement du sang à l'intérieur, ainsi que de la débilitation acquise dans la zone chaude. »

Qu'on interroge un malade ou qu'on ouvre un ouvrage de pathologie, et on trouvera fréquemment le froid comme cause occasionnelle de maladie.

L'organisme ne veut pas de ses impressions brusques; il nous avertit du choc, mais nous passons outre, comptant sur sa résistance, sans nous douter qu'elle sera vaincue. Les congestions, les phlogoses des muqueuses et des séreuses lui sont particulièrement imputables.

Je n'ai pas observé personnellement les effets locaux de l'air froid, que l'on trouve relatés avec toute la précision scientifique de l'auteur dans la chirurgie d'armée.

Tissus et humeurs s'engourdissent ou se meurent d'emblée ou consécutivement à la réaction ; le travail des plaies en est contrarié, et elles sont plus facilement exposées à l'érysipèle.

Air humide. — Les vapeurs d'eau sont constantes, mais variables comme quantité.

Abondantes à l'équateur, à la surface de la mer et sur les côtes, elles diminuent à mesure qu'on s'élève ou qu'on pénètre dans l'intérieur des continents; leurs proportions varient au reste avec la température, l'état du sol et les courants. Elles ramassent un peu de tout ce qu'il y a dans l'air, et c'est ainsi qu'elles peuvent devenir acides, alcalines, salines, etc.

La chaleur, l'hématose et les liquides de l'économie seraient absolument compromis, si l'eau de l'air n'emmagasinait le calorique, ne fixait l'oxygène et ne contrariait l'évaporation; malheureusement toutes ces qualités disparaissent pour faire place à de sérieux inconvénients, lorsqu'elle est en trop grande abondance.

Comme ces vapeurs sont soumises à l'influence de la température, elles seront chaudes ou froides et en tous cas nuisibles, eu égard à leur excès.

Air humide chaud. — En troublant la perspiration cutanée et l'évaporation pulmonaire par suite de sa saturation, il tient tout le corps sous une couche de sueur qui l'empêche de rien perdre de son calorique, et rend la respiration incomplète et fréquente, en raison de la petite quantité d'oxigène absorbé.

Les oxydations organiques diminuent, et tout est par suite frappé d'inertie; les tissus sont mous, les organes languissants, et les fonctions s'exécutent mal, principalement celles de la digestion et de la locomotion.

De plus l'air humide chaud favorise le méphitisme, en accélèrant les décompositions organiques et le dégagement des miasmes auxquels un organisme déjà épuisé ne peut résister.

J'emprunte encore à un rapport ce qui y a trait :

« Une épidémie de fièvres des terres chaudes a sévi sur le 51e, et a frappé dans l'espace de deux mois plus de la moitié des hommes composant le régiment.

« Voici les circonstances de son développement et la marche qu'elle a suivie :

« Lorsque le régiment arriva à Sacrificios, l'état sanitaire était excellent ; deux hommes seulement furent évacués de l'hôpital du bord sur celui de Vera-Cruz. Le lendemain de l'arrivée, 8 octobre, les grenadiers furent chargés du service de la place et des convois jusqu'à la Tijeria. Chacun des bataillons resta un jour sur les places de la ville ; le 2e fut le lendemain s'installer au camp de la Tijeria, et le 1er, à Casamata, à quatre kilomètres de Vera-Cruz.

« Le 20, les fièvres d'accès commencent à se montrer chez les grenadiers ; le 24, le régiment se met en marche sur Jalapa.

« Pendant les trois premiers jours, à part quelques exceptions, ce sont les grenadiers qui fournissent les malades ; mais à partir du quatrième jour, les autres compagnies commencèrent à en présenter, et pendant les trois jours de station que nous fîmes à Puente-Nacional, l'épidémie se déclara en plein dans tout le régiment. On fut obligé d'y installer une ambulance où furent laissés tous nos malades au nombre de 171. Malgré cette élimination et la réduction de la colonne de marche, qui n'était plus que de 1378 hommes, le jour de notre départ, il y eut à la visite 62 malades.

« De jour en jour l'épidémie fit de nouveaux progrès. — Nous avons dit plus loin quelle était la situation à Jalapa.

« Cette épidémie présente dans sa physionomie générale tous les degrés, depuis les accès réguliers simples arrêtés par un vomitif et quelques doses de sulfate de quinine, jusqu'à la perniciosité et à la fièvre jaune entraînant la mort en peu de jours.

« A Puente Nacional, sorte d'entonnoir imprégné d'humidité chaude, les cas de typhus amaril sont nombreux (37). Le malade passe de l'état de santé parfaite à l'état grave qui suit : température élevée ; pouls plein, fréquent ; rachialgie considérable, douleurs à l'épigastre et à l'ombilic ; chez quelques-uns, vomissements aqueux, bilieux ou sanguins. — Sentiment de pesanteur à l'estomac, chaleur le long du trajet du grand sympathique, constriction à la gorge, vertiges ; — faiblesse considérable dans les membres inférieurs, douleur dans les bras ; — langue blanche, pâteuse, rouge à la pointe ; — constipation ou diarrhée, la dernière plus fréquente ; — insomnie, rêvasseries ; — urines rares.

« Au bout de trois jours, le malade entre en convalescence ou présente les phénomènes suivants : prostration calme ou délirante, ralentissement de la circulation, hémorrhagies par les voies supérieures ou inférieures, ecchymoses et pétéchies sur les parties déclives. — Langue fendillée, sèche. — Pertes fécales involontaires. — Rétention d'urine dans deux cas seulement.

« Nous devons signaler comme complication, survenant au commencement de la convalescence, des cas graves, des gangrènes humides des extrémités inférieures, des œdèmes inflammatoires, des sphacèles de la muqueuse buccale et de la parotide, et des engorgements de la glande thyroïde, spécialement du lobe droit. Sept cas ont été mortels.

« Comme dans les grandes épidémies de fièvres des pays chauds, il se manifeste trois éléments morbides :

« L'élément bilieux et gastrique ne manque jamais, domine les autres et se traduit par la douleur de la région gastro-hépathique, l'anorexie, la soif vive, la langue blanchâtre, le plus souvent jaunâtre ou saburrale, les nausées, les vomissements, la couleur ictérique de la conjonctive et même de la peau qui, à la face, prenait la teinte anémique après le premier accès et même parfois en quelques heures.

« L'élément intermittent tantôt bien apparent et régulier, tantôt pseudo-continu ou rémittent, toujours dominé et comme étouffé par le précédent.

« Enfin, l'élément typhique, qui ne s'est montré que dans les cas les plus graves et le plus souvent quelques jours seulement après le début des premiers accidents morbides.

« La diarrhée et la dyssenterie compliquent parfois cette fièvre épidémique, principalement dans les récidives, et plus tard dans les cachexies palustres bien accentuées.

« Dans ces derniers cas surtout, il n'était pas rare de trouver de l'infiltration aux membres inférieurs.

« Chez le plus grand nombre de nos malades, les forces tombaient rapidement. Les convalescences longues et pénibles étaient traversées par des rechûtes qui survenaient à la moindre fatigue ou au moindre écart du régime.

« Une fois sur le plateau de Pérote, où nous faisons un assez long séjour, et à Puebla, où nous prenons part au siége, notre état sanitaire se consolide et devient bon; mais un bataillon envoyé dans les terres chaudes d'Orizaba, de Chiquite et de Passo del Macho pour escorter un convoi, est de nouveau éprouvé par les fièvres et surtout par les flux intestinaux.

« Dans les terres chaudes de la côte se trouvent réunies, agissant à leur *summum* d'intensité, toutes les causes voulues des états morbides signalés :

flaques d'eau, marais, étangs multiples, terrains et forêts vierges, avec des matières animales et végétales continuellement en putréfaction, soleil brûlant des tropiques dont les rayons perpendiculaires frappent l'atmosphère, produisant des phénomènes météorologiques de chaleur, d'humidité et d'électricité qui développent le plus haut degré de puissance nocive. »

Je me dispenserai d'ajouter autre chose à ce tableau.

Air humide froid. — La côte et les élévations du Mexique tiennent l'humidité et le froid en présence sans en permettre la fusion ; je n'ai donc rien de particulier à en dire.

Les vapeurs froides n'empêchent pas moins que les vapeurs chaudes l'exhalation pulmonaire et cutanée, et n'affectent pas moins l'économie dont elles engourdissent les tissus et paralysent les fonctions.

Larrey, et après lui Legouest, constatent que les congélations sont plus communes par un froid humide ; on sait du reste qu'il prédispose aux inflammations des muqueuses, au rhumatisme, au scorbut, aux scrofules, etc.

Air sec. — Il faut des circonstances accidentelles et passagères comme les vents chauds du désert, qui roulent des nuages de sable embrasé, pour que l'air soit tout-à-fait sec, et demande de l'humidité aux plantes et aux animaux qui se trouvent sur son passage et qui se dessèchent en leur émettant leurs liquides.

Les inconvénients de cet état de siccité font ressortir les avantages d'un état hygrométrique peu élevé. J'ai parlé de la salubrité de la Sonora, où l'air est toujours si sec ; mais cette sécheresse qui est là favorable est, au contraire, nuisible dans les grandes altitudes du plateau en contrariant l'endosmose pulmonaire. On s'en aperçoit bien chaque fois qu'il pleut; car c'est à ces moments qu'on respire avec le plus d'ampleur et qu'on se trouve le plus à son aise.

Air dense ou raréfié. — La densité de l'air diminue à mesure que sa hauteur augmente; mais elle ne reste pas invariable par suite des perturbations et des variations hygrométriques qui sont si fréquentes.

Quoique l'atmosphère du niveau de la mer contienne plus d'oxygène que celui des hauteurs et favorise davantage de ce fait l'hématose qui active les fonctions organiques, ce serait une erreur de croire que c'est celui qui convient le mieux, car il est aussi le plus riche en sédiments et le plus humide.

Là où l'air est pauvre de ces deux éléments, il est incontestable que son action ne peut être qu'heureuse; mais cela est rare, je n'ai nommé que la Sonora, car partout ailleurs nos soldats ne se sont trouvés bien qu'en s'éloignant des côtes.

C'est un curieux pays que le Mexique; dans la même journée on peut en allant de Vera-Cruz, qui est au niveau de la mer, à Mexico sur le plateau, passer par de telles variations de densité, qu'on arrivera à une pression de 0m585, une fois dans la capitale.

Vous ne ferez, il est vrai, qu'un voyage de touriste qui vous fera beaucoup rabattre de tout ce qu'on a dit des anhélations des grandes altitudes, car Mexico se trouve à 2,277 mètres au-dessus du niveau de Vera-Cruz.

J'ai fait une tout autre marche; c'est à pas lents

que nous avons voyagé, faisant connaissance avec les effets de ces différentes densités. Nous connaissons ceux de la première zone, on se rappelle qu'ils sont en tout point déplorables. A Puebla, où la densité est déjà bien diminuée, malgré les ennuis du siége et la fixité de la ligne de circonvallation, nous ne souffrons réellement que des restes de maladies que nous y avions apportées de la côte.

Avec la faible densité du plateau, notre état sanitaire représente, pour ainsi dire, la moyenne des deux zones précédentes.

Je l'ai parcouru dans sa plus grande partie, surtout pendant la dernière année, comme médecin de la colonne mobile commandée par le général Aymard, de très-regrettable mémoire, et il m'a été ainsi permis d'acquérir des notions assez exactes sur son degré de salubrité.

La topographie de l'Anahuac est facile à tracer : ce sont de vastes plaines entrecoupées de collines boisées ou de montagnes arides, n'ayant ni été ni hiver, constamment baignées d'un air lumineux, pur, raréfié et sec.

Les moyennes thermométriques et hygrométriques s'y maintiennent entre 15° et 16°, entre 40° et 45° ; la pression barométrique de Mexico est déjà connue.

A la même élévation dans nos latitudes, nous n'aurions ni la même raréfaction ni le même degré hygrométrique. Le froid change toutes ces proportions en condensant l'air, et tandis qu'il est débilitant sur l'Anahuac, en Europe il est stimulant et tonique, lorsqu'il ne se montre pas incompatible avec la vie.

La débilitation est donc un effet du séjour sur le grand plateau : elle existe à l'état de santé, on y est toujours effectivement fatigué, apathique, et conduit aux états morbides, en leur imprimant alors un cachet d'adynamie qui veut des soins particuliers.

L'oxygène absorbé (on sait déjà qu'il est diminué presque d'un quart), n'est plus en quantité suffisante pour les forces vitales; aussi y a-t-il alanguissement de tous côtés, et le tube digestif, qui doit fournir les éléments de la nutrition et de la stimulation générale, se trouve précisément le premier enrayé; un certain nombre d'aliments sont mal supportés, se digèrent souvent avec difficulté, et sont alors l'occasion de réelles souffrances. De là une inertie des différents systèmes, et ces appels désespérés de l'appareil nerveux pour une alimentation suffisante, se traduisant surtout par des gastralgies ou par d'autres états névropathiques.

Le sang peu artérialisé est impuissant à dégager les viscères; il devient veineux, s'accumule et se ralentit; d'où des congestions viscérales et consécutivement le vertige et la diarrhée, dont les cas sont si communs. Chez nos soldats c'est le tube digestif qui est presque toujours atteint; tantôt ce sont les flux intestinaux, tantôt les états dyspeptiques.

Les premiers semblent plutôt d'importation étrangère; ils émigrent avec nous de la côte et ne manquent pas d'opiniâtreté; les derniers sont constants, ils se retrouvent partout et s'exagèrent par le séjour.

L'air raréfié doit sans doute être mis en cause par le ralentissement de la circulation de la veine porte, mais il n'est pas le seul : l'aguardiente, le mescal, le pulque, sorte de boisson fermentée provenant de l'aquamiel, de l'agave, les eaux séléniteuses et le café, dont nos hommes faisaient un véritable abus, car ils en prenaient jusqu'à quatre fois par jour, ne le secondent que trop.

Dyspepsie, anémie et névroses se partagent au reste la pathologie des indigènes; la première est certainement la plus commune, et se retrouve à l'origine des autres.

Dans le nombre considérable de malades que j'ai été appelé à voir, car partout où nous passions (et nous étions constamment en route), il me fallait faire une visite pour les habitants de la localité : je ne vois d'une manière générale que des dyspepsies atoniques, flatulentes, gastralgiques ou mixtes.

Les maladies inflammatoires sont rares; le typhus semble prendre la place de la fièvre typhoïde.

Je l'ai vu à l'hôpital de Toluca, dont on m'avait confié le service, et plus tard à celui de Guadalajara, où j'avais été détaché auprès de M. le médecin-major Leroux qui y était chargé des typhiques.

Le début n'est pas toujours brusque; il se présente un peu de fièvre, de la céphalagie; la langue est blanchâtre, la physionomie naturelle. Ou bien l'invasion est rapide, le thermomètre monte immédiatement à 40°, la suffusion hypérémique de la peau est très-marquée, les accidents nerveux sont intenses, et du troisième au cinquième jour apparait l'éruption caractéristique.

La mort survient dans les cas graves du sixième au septième jour; la convalescence est prompte et rapide dans toutes les formes ; les formes légères sont, au reste, les plus communes.

La maladie se déclare surtout chez les hommes débilités, diarrhéiques, ayant été soumis à la fatigue et exposés au soleil.

Pendant mon séjour à Salamanca, dans la vallée du Rio-Grande de Santiago, un des foyers du lazarino (lèpre tuberculeuse et ulcéreuse) que les indigènes attribuent aux poissons et à l'humidité du fleuve, j'ai eu à traiter une petite épidémie de dermatite symétrique exfoliatrice des extrémités, principalement des pieds, survenue à la fin de l'été chez un certain nombre de soldats.

J'ai recueilli quelques observations succintes que je vais faire connaitre, ne fût-ce que pour élucider la question diagnostique de l'affection, qui semble avoir été prise ailleurs pour l'acrodynie dont elle n'a certainement pas les caractères.

David. — Tempérament lymphatique, constitution bonne ; sans antécédents vénériens.

23 août. — Douleurs au talon, principalement à l'attache du tendon d'Achille, s'étendant dans la journée au bord interne du pied. Pendant que l'épiderme du trépied s'épaissit en se crevassant et prend une coloration jaune, tout autour la peau est rouge, chaude et très-sensible. Quatre taches rouges disséminées se montrent en même temps à la face dorsale du pied.

29 août. — Les abords du trépied, où la zône rouge a une étendue de 0m02, la surface de la cavité, les orteils et les taches du dos commencent à pâlir, perdent de leur chaleur et se couvrent de squames qui se détachent avec facilité. Au trépied l'épiderme est moins adhérent et semble vouloir se détacher par les bords.

3 septembre. — La desquamation est complète partout ailleurs qu'au trépied ; mais ici aussi des coques épaisses et pâles abandonnent les parties sousjacentes, et je n'ai qu'à exercer une légère traction pour les en détacher complètement.

Le derme mis à nu est sensible et rouge ; au talon on voit une dizaine de petits abcès de la largeur d'une lentille, qui s'accompagnent de douleur et de suppuration, mais se guérissent en cinq jours. La marche n'est pas possible. Pendant quelques jours il se produit de fines squames blanches qui tombent et se renouvellent avec rapidité.

Dix jours après on a un nouvel épiderme d'aspect rosé, et le malade peut commencer à marcher sans trop souffrir.

Francis. — Tempérament sanguin, constitution robuste.

La face palmaire de la main et des doigts est rouge, chaude et douloureuse. Dans les trois jours qui suivent, l'épiderme s'épaissit, devient dur, prend un aspect noirâtre et s'entoure d'un liseré rouge. A la face dorsale des articulations phalango-phalangiennes se montrent des taches d'un rouge sombre, reposant sur un fond épais, d'une certaine dureté; tout autour des ongles qui sont volumineux, brunâtres et soulevés en avant, l'épiderme est épais et crevassé. Il est impossible au malade de fléchir les doigts qui sont en demi-flexion dès le commencement de la maladie; les mouvements de la main sont également difficiles et douloureux.

Les bains locaux de son semblent adoucir les parties; il y a moins de difficulté dans les mouvements.

Trois jours après la desquamation commence et se continue par de vastes lames à la face plantaire et par de larges écailles au dos des doigts. Les ongles très-déchaussés et vacillants ne semblent pas compromis.

Les surfaces dénudées n'accusent presque pas de sensibilité lorsqu'on les touche, mais elles conservent la sensation du tact; elles se couvrent au reste de nombreuses squames chatoyantes, qui diminuent de jour en jour. Les ongles finissent par se consolider.

Au dix-septième jour les mouvements de flexion sont possibles, et tout est terminé du côté des mains.

Chez ce malade, les pieds se prennent trois jours après les mains; comme dans le cas précédent, il y a d'abord douleur à la partie postérieure du talon avec extension, cette fois, à toute la face plantaire, où l'épiderme devient corné. La voûte est rouge et chaude, ainsi que le bord interne et la face dorsale des orteils. La partie du troisième orteil qui est abritée par un chevauchement du deuxième doigt conserve seule la coloration normale. On voit aussi apparaitre trois taches rouges au dos du pied et une à chaque malléole. Les ongles, d'aspect sale et épais, s'entourent de crevasses et se soulèvent prenant une forme incurvée en arrière.

Pendant que l'épiderme continue à s'épaissir à la plante et devient brunâtre, ailleurs il reste en l'état pendant deux jours encore; puis la rougeur et la chaleur diminuent, et il se produit un commencement de desquamation qui se poursuit les jours suivants.

L'épiderme plantaire commence à être moins adhérent le dixième jour; en avant il se détache déjà aux commissures. La séparation s'effectue successivement sur les côtés et gagne le centre; de vastes lames dures, de 3 à 0m007 d'épaisseur, toutes fendillées, se détachent enfin par place.

La dénudation est complète le vingtième jour. Comme d'habitude les surfaces dénudées sont sensibles, et le siége d'une pullulation de fines squames chatoyantes qui tombent et se renouvellent très-fréquemment.

Les ongles, quoique faiblement adhérents, prennent plus de solidité et finissent enfin par se conserver. La marche devient possible.

La desquamation fait, la plupart du temps, défaut dans les cas qui suivent et que je résume très-brièvement.

Schumaker. — Douleur au talon, au début, épiderme plantaire épais, de couleur jaunâtre, avec bordure rouge.

Guérison sans desquamation en dix-huit jours.

Brissé. — Epiderme du talon épaissi, pâle; rougeur à l'entour; douleur très-marquée; marche pénible. Il ne se présente pas de rougeur à la voûte.

Guérison sans desquamation en douze jours.

Belami. — Douleur au talon; épiderme du trépied très épaissi; ligne rouge écarlate aux bords. Les mains rougissent à la face palmaire, l'épiderme reste assez souple.

Guérison en dix jours sans desquamation nulle part.

Romani. — L'épiderme plantaire s'épaissit avec un pointillé noir; rougeur le long des bords.

Guérison en onze jours sans desquamation.

Germain. — Taches rouges le long du bord externe du pied; douleur au talon où l'épiderme est épais et pâle. Desquamation au quinzième jour.

Follaci. — Douleur au talon; gonflement du pied; épaississement de l'épiderme plantaire; ligne rouge à l'entour.

Guérison le douzième jour sans desquamation.

Denis. — Epiderme plantaire très-épais; couleur cire blanche avec quelques points noirs au talon seulement; bordure rouge, de $0^{m}02$ de largeur. Desquamation le dix-septième jour.

Rivière. — Epiderme du trépied épaissi, avec bordure rouge; douleur.

Guérison sans desquamation le dixième jour.

Estorge. — Talon très-douloureux; épiderme épaissi; bordure rouge; quelques taches rouges à la face dorsale. Dix jours de durée, absence de desquamation.

Penaud. — Epiderme plantaire épaissi; couleur cire jaune; absence de ligne rouge et de chaleur.

Guérison le dix-septième jour sans desquamation.

Lemoine. — Epiderme plantaire épaissi, très-pâle.

Guérison sans desquamation, le huitième jour.

Courty. — Epiderme plantaire épaissi, entouré d'une ligne rouge. Desquamation le huitième jour.

Jeanneton. — Même observation que pour Courty.

Frouze. — Douleur vive au talon; léger épaississement de l'épiderme.

Guérison, le sixième jour sans desquamation.

Grammange. — Douleur au talon; l'épiderme reste souple.

Guérison, le sixième jour sans desquamation.

Pinsivy. — Simples plaques rouges au dos des pieds et des mains.

Desquamation le dixième jour.

Reilhac. — Epiderme plantaire, épaissi, pâle.

Guérison, le dixième jour sans desquamation.

Dans tous les cas dont il vient d'être question, les phénomènes et la marche de la maladie sont à peu près les mêmes dans les appendices similaires; l'affection a toujours été symétrique, avec un état général parfait.

En faisant le parallèle entre la phthisie de la côte où elle est très-fréquente, et celle du plateau où elle est très-rare, on est bien forcé d'admettre que l'air condensé favorise la tuberculose, ce qui semble infirmer la thérapeutique par l'oxygène. dont on parait vouloir se servir aujourd'hui.

Le mal des montagnes, où gaz et liquides tendent à s'échapper du corps par défaut de pression, et non par manque d'oxygène, ne nous a guère inquiétés à notre passage à las Cumbres de la Sierra-Madre, à une altitude de 3,000 mètres; les effets que nous redoutions s'y sont réduits à une simple fatigue.

Comme médecin de régiment, je n'ai pu sans doute acquérir une expérience personnelle suffisante pour juger en connaissance de cause l'air des altitudes dans les lésions chirurgicales. D'autres, mieux placés que moi, ont dû dire combieu il est avantageux, et je me mets volontiers à leur suite en les appuyant des cas qui ont été de ma part l'objet de soins partiels ou complets.

Je cite en tête deux blessures graves reçues au siége de Puebla; je donne les noms, ne croyant pas commettre une indiscrétion, afin de pouvoir être contrôlé.

Garnier, colonel, commandant le 51e de ligne, reçoit à l'attaque du Pénitencier un biscaïen, qui pénètre par le creux de l'aisselle et s'arrête contre la colonne vertébrale, d'où il est extrait.

De Gallifet, capitaine adjoint au major de tranchée, nous est amené à l'ambulance du Pénitencier, où j'avais été mandé pour seconder M. le médecin-major Rioublanc, le ventre largement ouvert par un éclat d'obus, reçu à la prise du cadre de Guadalupe. L'épiploon et l'intestin sortent en masse tellement considérable que nous sommes obligés de réduire sur-le-champ et de maintenir par des points de suture.

Ces deux blessés sont aujourd'hui généraux de division : l'un d'eux est même commandant d'armée, l'autre l'a été.

Je ne saurais évidemment nommer mes autres blessés, pas plus que leurs blessures individuelles, dans les différentes affaires auxquelles j'ai pris part, me trouvant la plupart du temps seul (San-Gregorio, Yuriria, San-Antonio, Espinazo del Diablo, Tenguecho, etc). Je vois cependant dans le nombre une plaie perforante de toute la cavité thoracique, d'avant en arrière, des blessures articulaires et abdominales, des dénudations étendues du crâne avec contusion, félure ou détachement d'une large lame osseuse par coup de machette, des amputations de membres, etc., et partout je constate que les résultats sont bons.

Air calme ou agité. — L'air qui stagne ne tarde pas à être vicié; le mouvement est donc nécessaire à sa purification. C'est du reste par ce mouvement que les régions chaudes ou froides se rafraichissent ou se réchauffent, et que l'eau est portée partout. Les courants ont leurs foyers et leurs routes; les échanges sont continuels entre l'équateur et le pôle, avec des accidents d'abordage qui ont généralement lieu dans nos contrées.

Les ruptures brusques d'équilibre de la température, les attractions sidérales et le fluide électrique semblent présider aux tempêtes du vent; faibles et concentrées, comme le minuscule remolino que j'ai vu si souvent tournoyer sur le plateau, ou violentes et étendues, comme le papagoyo de la mer Vermeille, ouragan impétueux qui balaie tout sur son chemin, et dont j'ai pu constater la fureur désastreuse sur l'escadre, au mouillage, qui nous avait transportés en Sonora.

Les flots trop intenses impressionnent désagréablement, ébranlent et agitent; ils ont leurs victimes à la mer et au désert; mais fermons les yeux sur le mal qui n'est, au reste, qu'accidentel, pour n'en voir que le bien.

Air orageux. — L'air est mauvais conducteur de l'électricité ; elle s'écoule vers les parties supérieures et ne s'amasse que dans les nuages, donnant alors parfois lieu à des phénomènes électro-lumineux qui s'accompagnent ou non de détonations.

On admet généralement qu'elle est produite en très-grande partie par l'évaporation des eaux, ce qui explique son abondance par les fortes chaleurs.

Le fluide électrique est considéré comme une source de chaleur, de lumière et de magnétisme, et passe pour être l'agent spécial des combinaisons et des décompositions chimiques, du mouvement nerveux et de la circulation organique.

Dans nos marches de nuit au Mexique, par un temps tout-à-fait orageux, il m'est arrivé souvent d'obtenir une crépitation lumineuse en frottant avec vivacité la fourrure de mon cheval, et c'est dans ces circonstances que nous éprouvions du malaise, de l'accablement, de l'inertie et quelquefois des céphalagies violentes avec ou sans bluettes, ainsi que des douleurs vagues.

Chez les malades son action est autrement marquée.

Les rhumatisants et les névralgiques redoutent les orages ; il en est de même des asthmatiques, des scrofuleux et des scorbutiques, qui voient leurs principaux accidents s'aggraver.

Les maladies aiguës et chroniques les ressentent à un tel point qu'elles y trouvent parfois une terminaison brusque et inattendue. Les lits des malades les plus compromis se vident sûrement après des secousses orageuses.

L'aggravation des maladies est chose indéniable ; quant à leur développement, on semble encore en douter. On n'observe pas assez, ou ceux qui observent gardent pour eux les faits.

J'en trouve de bien affirmatifs dans mon Rapport d'inspection générale de l'hôpital de Tiaret, de 76-77. J'extrais le passage tel quel, et l'on verra qu'il n'a pas été écrit alors en vue de l'électricité seule quoiqu'elle y soit visée d'une manière toute particulière :

« Les fièvres à quinquina (161 cas) s'étendent du mois de mai au mois de novembre, avec des oscillations variables. Elles sont en général de provenance étrangère, soit qu'elles nous viennent des camps ou qu'elles nous arrivent avec le bataillon appelé à renouveler la garnison, dans les premiers jours d'octobre.

« Les conditions maremmatiques de ces fièvres sont tellement mauvaises ici qu'il faut chercher leurs causes ailleurs.

« La malaria ne se forme point, ou, si elle se produit, elle est rapidement emportée par les courants d'air permanents du plateau. La végétation reste longtemps endormie par les froids d'interminables hivers ; le printemps la pousse, il est vrai, avec une grande rapidité, mais bientôt surviennent les chaleurs excessives de l'été qui la momifient, car elle ne trouve assez d'eau, ni dans l'atmosphère, ni dans le sol, pour se décomposer et créer le poison tellurique.

« Nous voyons, nous, léur origine dans les chaleurs elles-mêmes, dans l'action directe du soleil, dans les variations de température du nycthémère, dans les troubles brusques de la calorification organique et surtout dans les temps orageux surchargés d'électricité, surprenant l'organisme en état de dépression par les fatigues.

« La preuve sera fournie par les faits.

« Dans le mois de mai, la température s'élève rapidement tout-à-coup, s'accompagnant dans la soirée de grands mouvements orageux sans pluie, et immédiatement de nombreux cas de fièvres se produisent (16) et dépassent dans un court espace les entrées du mois précédent (3) et celles du mois qui va suivre (7).

« Ce qu'il y a de remarquable, c'est que les accès sont quotidiens et ont presque tous lieu à 8 heures du matin.

« L'influence des orages, qui se répètent périodiquement dans la soirée, n'est-elle pas la raison du type et de la fixité de l'heure de l'accès ?

« Ces longs préparatifs aboutissent à une pluie peu abondante, mais qui paraît suffire à débarrasser l'atmosphère de son excès d'électricité, puisque dès ce moment les accès diminuent d'une manière considérable.

« Le mois de juin a peu de fièvres, et elles se montrent principalement pendant la période des nuits froides succédant à des journées chaudes.

« La chaleur sans complication, c'est-à-dire sans temps orageux et sans nuits froides, paraît leur convenir moins, puisqu'elle est très-élevée en juillet (nous avons eu 36° centigrades) et qu'elle reste presque sans influence sur leur extension (9).

« Au mois d'août, les chaleurs sont moins fortes, mais le temps devient orageux, et aussitôt la progression s'accentue et atteint son maximum de l'année (29).

« Les hommes de l'atelier des travaux publics, occupés toute la journée en plein soleil à l'empierrement de la route, fournissent les 4/5 des entrées.

« Forcé d'admettre en plus, dans cette circonstance, l'action directe du soleil et les fatigues, nous faisons demander une diminution d'heures du travail, et dès qu'elle est consentie, elle est immédiatement suivie de son effet, c'est-à-dire de l'abaissement du chiffre de ces malades.

« La température baisse au mois de septembre et notre situation s'améliore, mais sans durée, puisque nous nous retrouvons en octobre avec un assez grand nombre de fiévreux qui nous arrivent cette fois avec les compagnies devant former la nouvelle garnison, et qui paraissent avoir souffert des fatigues du camp des manœuvres, ainsi que du temps pluvieux et froid qui ne les a pas quittés pendant leur long voyage. »

*
* *

Revenons sur nos pas pour faire de notre longue excursion un examen utile :

L'oxygène, agent de combinaisons et de décompositions chimiques, n'agit sur les substances avec lesquelles il se trouve en contact qu'en les modifiant.

Dans la décomposition organique, il intervient directement pendant toute la durée du phénomène, et il y a putréfaction, c'est-à-dire fermentation compliquée d'oxydation lente.

Mialhe le croit susceptible d'entraîner l'ammonémie en transformant l'azote du pus comme il transforme l'urée du liquide urinaire.

Son pouvoir irritant se constate avec la plus grande facilité, soit qu'on le respire, soit qu'on le mette en présence de parties vivantes dépouillées d'épiderme.

C'est donc un agent de phlogose et d'altération pour les plaies.

A l'état naissant, par les courants équatoriaux et sous l'influence de l'électricité, l'oxygène subit une modification particulière qui lui a fait donner le nom d'ozone, où ses propriétés se trouvent plus exaltées.

Les oxydations organiques, auxquelles l'ozone s'use, en diminuent la quantité, à tel point que les plaies échappent à ses actes irritants, de même que l'air se ressent peu de son action dépurative comme le prouvent les exacerbations des épidémies pendant les temps stagnants, orageux.

L'acide carbonique semblerait être le bienfaiteur des blessés, car il anesthésie et cicatrise les blessures, mais il ne paraît guère accuser ses bienfaits; il n'est pas assez abondant pour cela, et en somme il n'a qu'un rôle insignifiant.

L'azote n'est qu'un indifférent; il n'agit, lui, que d'une manière indirecte, soit en amortissant la vivacité de l'oxygène, soit en se combinant avec ce gaz ou avec l'hydrogène, pour former les acides nitriques et nitreux, ainsi que l'ammoniaque, dont on a peu à se préoccuper, quoique corps irritants, étant les uns et les autres en petite quantité et de provenance accidentelle.

La vapeur d'eau en quantité modérée est utile, car elle empêche la dessication des blastèmes qui doivent former le tissu cicatriciel; mais ce petit avantage se trouve détruit par son abondance et ses impuretés.

Pour n'avoir pas à revenir sur l'humidité, qui rentre dans les phénomèues de l'air et qne nous retrouverons dans les écarts de température du fluide aérien, je dirai d'avance ici qu'elle est nuisible par les raisons déjà exposées.

Les gaz ammoniacaux sont à peu près les seuls, parmi les fluides étrangers, qui aient une importance fâcheuse par leurs foyers qui nous touchent et que nous alimentons journellement; mais il nous est aussi facile de préserver les blessures contre leur action irritante, lorsque cela est nécessaire.

Les poussières minérales et végétales sont pour l'organisme des corps étrangers dont il ne veut point ; il n'admet, lui, que ce qui fait partie de ses tissus et vit de sa vie.

Quant aux germes ou microbes, ce sont plus que des corps étrangers, car ils sont organisés, vivent et demandent à se nourrir aux dépens de la matière organique.

Radau a dit d'eux dans un langage qui impressionne :

« Nous sommes un champ toujours exposé à être « ensemencé de germes de mort. Les végétaux pa« rasites et les animalcules de la putréfaction sont « les ouvriers invisibles auxquels est échue la tâche « de désorganieer ce qui doit périr et faire retour « à la poussière.

« Ils sont légion, leurs germes sont répandus dans « l'atmosphère par essaims ; ils s'attaquent à tout « ce qui est marqué pour la destruction ; ils minent, « ils rongent et abattent les plus fiers organismes « en les envahissant et vivant à leurs dépens. »

Toutes sortes de péripéties ont accueilli leur entrée en scène ; on a d'abord mis en doute leur existence, puis on les a exclus de l'air et de la pathologie.

Il a fallu tout prouver : les liquides fermentescibles et les matières organiques les montrent en légions ; les gouttes de pluie, la rosée artificielle et naturelle, le coton les recueillent dans l'air et les livrent au microscope où on les voit bien.

Leur isolement, leur culture, leur transport sur les tissus, où ils provoquent les états morbides que nous allons voir, ne souffrent désormais aucune difficulté.

Inflammations violentes, putréfaction, fièvre inflammatoire et putride, destraction des hématies, embolies capillaires, infarctus hémorrhagiques et par suite gangrène, ulcération et suppuration ne sont alors, il est vrai, que les produits des miasmes, des composés chimiques (septine) des alcaloïdes traumatiques, etc., etc.

La lumière n'est pas encore faite pour quelques-uns, mais la généralité accepte les petits organismes comme les agents les plus énergiques de ces accidents.

Pasteur s'est constitué leur champion, leur défenseur acharné, et il va nous dire de quel côté est la vérité. Avec lui la question des germes, depuis longtemps débattue, est arrivée à une solution; et s'il reste encore des points à élucider, la base de la doctrine est solide, appuyée qu'elle est sur des expérimentations qui ne laissent point de place à la critique ni au doute.

C'est d'ailleurs sur sa théorie que s'est ouverte une nouvelle voie à la thérapeutique chirurgicale, qui lui doit aujourd'hui ses meilleurs succès.

Je vais en donner un exposé sommaire :

Certaines affections forment un groupe de maladies toxémiques dues chacune à la présence de corps organisés différents, désignés sous le nom générique de microbes, et qui se rangent en trois catégories : les aérobies, les anérobies et les microbes mixtes.

Chaque toxémie a son microbe; il lui est spécial; il lui donne sa virulence, et cette virulence vient du microbe et non de corpuscules autres que lui : ce que Pasteur s'est attaché à démontrer par ses procédés de culture, dans lesquels il arrive à isoler le germe.

C'est ainsi qu'il a constaté une bactéridie charbonneuse, un vibrion septique, un vibrion phlogogène, auxquels répondent des entités morbides : le charbon, la septicémie, la pyohémie vraie.

D'autre part des expériences ont démontré (bistournage de Chauveau) que la putréfaction dans l'organisme a les mêmes agents que celle qui s'accomplit au dehors.

S'il n'a pu affirmer d'où venait la toxémie, du vibrion lui-même ou de la putréfaction qu'il produit, la chose est de peu d'importance, puisqu'il reste bien acquis que la virulence ne peut exister sans le vibrion, et qu'en atteignant celui-ci on empêche celle-là.

La théorie, simple en sa conception fondamentale, est extrêmement simple et non moins fertile dans les conséquences qui en découlent au point de vue pratique.

On se trouve en effet en face d'organismes de formes différentes, de virulence variée mais toujours progressive ; on sait quels milieux conviennent à leur développement, mais on sait aussi quels milieux s'y opposent, quels milieux les tuent.

Or, je l'ai dit, c'est aux seuls vibrions ou corpuscules, germes agissant, d'après Pasteur, comme ferments ou corps catalytiques, qu'il faut rapporter l'étiologie des toxémies locales et générales, et c'est à eux qu'il faut opposer des milieux mortels communiquant des qualités imputréfiantes aux parties de l'organisme avec lesquelles ils sont mis en contact.

La glycérine et le camphre ont rang parmi ces antiseptiques.

Dans la théorie même de Béchamp, où les causes externes n'agissent et ne déterminent les maladies que par des modifications imprimées aux dernières particules de la matière, aux microzymas du protoplasma, auxquels il accorde la vie, ainsi que l'activité chimique et hystéogénique, les antiseptiques se trouvent également recommandés comme empêchant les évolutions morbides des microzymas.

D'après lui le danger pour un blessé et pour un malade n'est pas tant dans l'air que dans les microzymas du blessé lui-même ou du malade, dont l'état diathésique doit être pris en sérieuse considération.

*
* *

Par ce que nous connaissons de l'influence des phénomènes de l'air sur l'économie, nous pourrons en déduire les effets locaux sur les points où elle est lésée.

Je crois pouvoir les résumer ainsi :

Chaleur. — Active le travail réparateur des plaies. — Utile.

Froid. — Les retarde ou les trouble par la réaction. — Nuisible.

Air humide chaud. — Ramollit les tissus, favorise les décompositions. — Nuisible.

Air humide froid. — Ajoute les inconvénients du froid à ceux de l'humidité. — Nuisible.

Air sec. — Les journées de sirocco peuvent seules, ici, affaiblir désavantageusement son état hygrométrique ; dans toutes les autres circonstances, il ne peut avoir que des avantages.

Air dense ou raréfié. — Les inconvénients du premier font ressortir les avantages du second ; c'est dans l'air dense que nous trouvons le plus d'oxygène, de corps étrangers et d'humidité, et nous savons déjà que les uns et les autres nuisent aux lésions.

Air calme ou agité. — D'un côté, il y a viciation et conséquemment danger pour les plaies ; de l'autre, il peut y avoir des chocs et des ébranlements préjudiciables si les flots sont violents.

Air orageux. — Tous les états morbides s'aggravent sous son influence, et il est au moins rationnel de l'étendre aux traumatismes, quoique, à vrai dire, ils ne soient exposés qu'à ressentir faiblement l'excitation directe, qui est un des effets de l'électricité.

Voilà l'atmosphère dans ses défauts et ses qualités : les uns prédominants, les autres tout-à-fait rares. Les uns et les autres sont tellement visibles, que tout un système hygiénique, je dirai même curatif, leur est subordonné.

Le poitrinaire fuit, l'hiver. l'air stimulant des pays froids ; l'anémique des régions chaudes le recherche, au contraire, l'été. La tuberculose doit à l'air sa meilleure médication ; les zones utiles sont reconnues et classées suivant la forme de la maladie, elles forment les stations sanitaires où l'immigration prend tous les jours les plus larges proportions, quoiqu'elles aient toutes leurs défauts.

Les avantages les moins contestables appartiennent à l'air raréfié et pur des grandes altitudes ; mais dans nos climats tempérés, ils se limitent à la période préparatoire et à l'état torpide. Il faut gagner les latitudes inférieures pour les retrouver avec leur efficacité surprenante, comme j'ai pu le constater personnellement pendant mon séjour de quelques années sur le plateau de l'Anahuac, où l'air est toujours si doux le jour.

Dans des circonstances particulières et dans certains endroits, à des périodes connues de l'année, l'évacuation des locaux et l'abandon des contrées s'imposent comme l'unique moyen de salut contre les infections de l'air. A ces moments-là les migrations se font vers les foyers purs, où tout s'arrête et se calme.

Je dirai plus loin ce que j'ai dû à l'air pur et libre dans le traitement des affections typhiques.

L'air, dans son ensemble, nuit aux traumatismes : nature, expérience commune et scientifique, tout est d'accord pour le redouter et les lui soustraire.

Ne voyons-nous pas la nature elle-même se précautionner contre ses maléfices? Aussitôt que les téguments de protection sont ouverts, sans perdre temps, elle lui oppose ses liquides, puis des sucs plus épais, et enfin une véritable membrane qu'elle fortifie tous les jours.

Dans nos opérations sous-cutanées, où le couteau, presque à l'abri de ses méfaits, tranche dans de si grandes étendues avec tant de hardiesse et de sécurité, n'est-elle pas là encore pour lui opposer ses sucs dans les trajets produits où il pourrait s'insinuer?

Quel est le premier soin du blessé ou de ceux qui l'entourent, lorsque l'hémorrhagie ne domine pas les autres préoccupations, si ce n'est de bien couvrir la blessure et de la protéger contre quoi, si ce n'est contre l'air?

Quel est le chirurgien qui n'a pas reculé le plus possible l'ouverture d'un abcès par congestion, d'une grande collection sanguine ou d'un vaste épanchement articulaire?

Instruit par l'expérience, il sait qu'en ouvrant un accès à l'air, peu importe qu'il agisse sur les liquides, les parois des cavités ou sur le foyer du mal, il lui livre, pour ainsi dire, son opéré.

Lorsqu'il les vide par l'aspiration, prenant toutes les précautions possibles contre le fluide aérien; lorsqu'il abrite si soigneusement les lésions de certains tissus, comme les séreuses et les os, obéit-il à de simples fantaisies chirurgicales?

Je n'ai parlé jusqu'ici que de l'air en liberté, le meilleur; voyons-le maintenant dans nos habitats et dans nos hôpitaux, où les éléments mauvais s'exagèrent et se compliquent de produits tout-à-fait locaux : débris des plaies, cellules épithéliales, globules de pus, matière organique particulière exhalée par le poumon et la peau, etc.

Je ne m'arrêterai guère aux faits qui éclatent aux yeux, ni à l'air confiné qui asphyxie, ni à l'air de foyers de pourriture d'hôpital, de diphthérite, de septicémie puerpérale, etc., qui étend le poison à tous et à tout ; je le prendrai dans les meilleures conditions, et afin de prononcer avec certitude le jugement qui le condamne, je le mettrai en présence de l'air libre, dans des circonstances qui semblent faites pour le disculper :

Après l'affaire de Corralejos-San-Gregorio (Mexique), je dus procéder, sur le champ de bataille même, à l'amputation de la cuisse d'un voltigeur, dont le genou avait été broyé par un coup de feu plongeant. L'amputation était faite dans de mauvaises conditions, en plein air, sur deux poutres, sans aide médical, sans chloroforme et au crépuscule, qui devient bientôt la nuit sous les tropiques.

Le mognon fut pansé avec de l'agua ardiente (eau-de-vie), que nous trouvions partout. Les soldats la recevaient comme ration, et je puisais à leur bidon, à ce moment, pour le pansement des plaies lorsque nous étions en route.

Pendant douze jours consécutifs la colonne dut faire des marches et des contre-marches à la poursuite des guérillas, amenant avec elle le blessé qui ne paraissait guère se ressentir ni du tangage de la litière, ni des mauvaises installations des gites d'étape.

Rien ne troublait sa bonne humeur qui était un

sujet d'étonnement pour tout le monde. La plaie suivait en effet la marche la plus favorable, sans s'accompagner de fièvre ni d'accidents inflammatoires.

Au moment de son évacuation sur Guanajuato, le treizième jour, après trois pansements, la manchette présentait partout de magnifiques bourgeons qui ne devait pas tarder à la combler.

Trente jours après, il était guéri et proposé pour la retraite.

A mon retour à Salamanca, où j'avais un petit hôpital dans de bonnes conditions hygiéniques, je recevais de mon intérimaire, M. le docteur Rodriguez, un amputé de la jambe, déjà empoisonné par la septicémie aiguë, et irrévocablement perdu. C'était un chasseur à cheval blessé sur les lieux mêmes d'un coup de feu à l'articulation tibio-astragalienne et amputé depuis quatorze jours.

Je ne m'appesantirais certainement pas sur le sort divers de ces deux opérations, s'il ne sortait des faits habituels et s'il ne comportait un enseignement.

Des deux côtés, nous avons des sujets jeunes dans la période du service obligatoire, également bien constitués, car ils appartiennent, l'un à la cavalerie, et l'autre à une compagnie d'élite. Tous les deux sont amputés dans la même zone, à deux jours d'intervalle l'un de l'autre.

Du côté de l'amputé de Salamanca se trouvent tous les avantages : il n'est que mutilé de la jambe, il a pour lui une bonne installation, des soins assidus, une nourriture convenable, et surtout le repos et l'immobilité.

Toutes les conditions sont mauvaises pour l'opéré de Corralejos : il est amputé de la cuisse et forcé à des étapes journalières qui ne lui assurent ni installation convenable, ni soins suffisants, ni nourriture appropriée, ni repos et immobilité, qui sont absolument inconnus avec la litière.

Toutes les probabilités sont pour que le premier guérisse et que le second succombe ; et c'est cependant le contraire qui arrive.

En présence de résultats si différents, dans les conditions qui viennent d'être signalées, n'est-on pas amené à les attribuer uniquement à la constitution différente de l'air, qui abonde en principes nuisibles dans les lieux habités, et qui est relativement pur en pleine campagne ?

Je ne saurais laisser passer cette dernière circonstance sans payer un tribut de gratitude à l'ancien colonel du 51e, M. le général Garnier. Qu'il veuille bien me pardonner si je lui rappelle tout ce qu'il fit pour mon amputé, soit en veillant chaque jour à son installation et à son transport, soit en prélevant sur sa popote les aliments qui paraissaient devoir convenir le mieux. Que les chefs se persuadent bien que les soldats et les familles sont très-sensibles à ces attentions qui sont loin de nuire à l'autorité et à la dignité du commandement comme on semble le croire.

C'est au contraire ainsi que se créent ces forces vives qui ne connaissent plus les obstacles, animées comme elles le sont par le dévouement à celui qui commande, dont le devoir est de se dévouer, à son tour, à ses blessés.

Ces attentions devraient être la règle pour tous, et je n'ai qu'à jeter les yeux sur le passé pour voir comment les médecins militaires ont toujours su accomplir ce devoir, dans n'importe quelles circonstances.

ARTICLE II

—

Causes Plégochthones

Une plaie n'est pas une simple déchirure des parties, elle est aussi le désordre de leurs fonctions.

S'il importe peu au chirurgien de savoir comment s'est constitué le premier globule, et à quelle force il a obéi pour subir ses mutations en cellule ou fibre, il a, au contraire, tout intérêt à connaître la trame qu'elles forment et ses destinations diverses, puisque nos tissus ne sont que l'expression de leurs agencements variés.

Ici c'est la peau couvrant les masses cellulaires, les lames albuginées, les faisceaux musculaires et fibreux, les canaux et les os; plus profondément, ce sont les appareils à fluides aérien, nerveux et sanguin, à matières alibiles et d'excrétion.

Voilà les pièces qui ont servi à confectionner la machine qui s'appelle l'organisme; et comme elle est destinée au fonctionnement, elles ont été toutes douées de propriétés en vue des fonctions à remplir.

Mille obstacles l'attendent, il est vrai, sur sa route; et, comme si ce n'était pas assez de sa fragilité qui s'affecte de tout choc, nous nous sommes mis à forger le fer et à couler le plomb à son intention.

Les premiers tissus supportent assez bien les agents vulnérants, mais à mesure qu'ils pénètrent ils tombent sur les ressorts les plus importants qui les tolèrent mal lorsqu'ils ne sont pas anéantis d'emblée.

La gravité et l'avenir d'une plaie sont donc subordonnés aux parties qu'elle intéresse, et c'est à cette subordination que je dois d'avoir créé mes causes plégochthones. Je n'ai pas besoin d'insister pour dire comment elles s'imposent à l'attention du chirurgien, car il lui est complètement impossible d'assimiler comme traitement et pronostic les différents systèmes, qui varient aussi bien par leur état anatomique que par leurs propriétés et leurs fonctions. Mais comment se guidera-t-il s'il ne sait d'avance ce qu'ils sont, et s'il n'a en main ce fil conducteur qui va de la lésion du tissu à ses expressions pathologiques, en passant par ses propriétés et ses fonctions?

L'étude préalable des systèmes et des appareils est donc de toute nécessité. Je ne m'y arrêterai qu'un instant; les travaux d'anatomie chirurgicale abondent, et on n'a qu'à y puiser, comme je le fais d'ailleurs.

A — SYSTÈMES.

Peau. — Organe de protection et de sensibilité, la peau possède une charpente épaisse, le chorion, qui est formé de fibres lamineuses, entrecroisées, supportant des papilles nerveuses et vasculaires, à l'abri d'une couche glutineuse, cornée à l'extérieur, l'épiderme. La portion molle de l'épiderme subit des métamorphoses, se liquéfie, s'enflamme et devient le siége de la plupart des maladies de la peau, du cancer épithélial, etc.

A la face profonde du chorion, d'où partent des filaments sous forme de cloisons, se trouvent le tissu cellulo-adipeux, les follicules pileux, les glandes sudoripares et sébacées. Les premières sont destinées à la sécrétion de la sueur (1000 à 1300 gr. en 24 heures), les dernières sécrètent le sébum qui doit huiler les poils et lubrifier le sable épidermique.

La peau n'adhère que faiblement aux parties sous-jacentes, excepté au cuir chevelu, aux lèvres, à la paume de la main et à la plante des pieds. Aussi se distend-elle facilement, en raison de son élasticité dans les épanchements, dans les infiltrations, dans les abcès et dans les tumeurs, et se laisse-t-elle attirer par les brides cicatricielles.

Comme contre-poids de l'extensibilité, nous avons son pouvoir rétractile, qui est une cause d'écartement et d'enroulement des bords dans les divisions.

Bien que possédant une grande résistance, la peau n'est pas moins sujette à la mortification, si le coussinet cellulo-adipeux manque d'épaisseur, et si le choc est trop violent. La mortification est encore à craindre dans les cas où elle est décollée, dans une certaine étendue, des parties sous-jacentes d'où lui viennent les vaisseaux.

Riche en vaisseaux sanguins et lymphatiques, le tégument est très impressionnable à toutes les causes d'inflammation. L'érysipèle y est assez fréquent, comme complication des plaies, et il n'est pas rare de le voir prendre le caractère épidémique, au point que la moindre piqûre est un prétexte à son invasion.

Les poils dont il est pourvu sont des agents d'irritation pour les blessures.

Tissu cellulaire. — Il se trouve partout, à l'état de cellules formées par l'entrecroisement de lamelles fibreuses élastiques avec un vide virtuel, ou des vésicules de graisse qui acquièrent une grande abondance à l'orbite, à la paume des mains et à la plante des pieds, etc. Son rôle consiste à isoler les organes et à en faciliter les mouvements.

Les cellules communiquent entre elles et se laissent traverser par les épanchements à de grandes distances, sans souffrir de leur présence; mais elles ne restent pas moins soumises à l'inflammation et à la mortification.

Dans la couche sous-cutanée, l'inflammation a de la peine à s'étendre, se trouvant bridée par les cloisons fibreuses du derme; mais elle retrouve toute sa latitude d'extension dans la membrane à fibres lâches et peu résistantes, qui vient après, et qui est si favorable aux épanchements.

Le tissu cellulaire sous-aponevcotique et splanchnique est encore plus lâche et plus délicat, et par conséquent encore mieux disposé à l'inflammation. L'emphysème, l'œdème et le phlegmon diffus ont pour siège spécial le tissu connectif.

Système séreux. — Il ne doit son existence qu'au frottement qui agrandit les aréoles du tissu conjonctif, pour les convertir en cavités plus ou moins étendues, devant faciliter le glissement des parties qu'elles entourent. Ces cavités se trouvent dans le tissu cellulaire, autour des tendons, des articulations et des viscères formant des sacs sans ouverture, ayant pour éléments fondamentaux des fibres lamineuses et une couche d'épithélium pavimenteux. Les capillaires leur forment un riche réseau à mailles serrées et polygonales.

Le nombre des premières est considérable; la paroi interne, lisse ou confractueuse, est susceptible d'inflammation et de produits plastiques, à la suite des épanchements auxquels elle se trouve exposée.

Les cavités séreuses des tendons les comprennent en entier ou sur une de leurs surfaces.

Comme les précédentes, elles sont sujettes à l'inflammation, aux épanchements et aux sécrétions morbides.

Les capsules synoviales se déploient sur les surfaces des cavités articulaires, mais ne dépassent guère le pourtour du cartilage, qui n'est recouvert, à la vérité, que d'une couche d'épithélium pavimenteux. Elles sont lubrifiées par un liquide filant, visqueux : la synovie.

La synovite est fréquente, même en dehors des traumatismes. Je viens de faire l'autopsie d'un indigène qui présente un véritable intérêt comme localisation de la phlogose, à la synoviale seule. Ce malheureux n'a vécu que 48 heures dans nos salles, paralysé des quatre membres, immobile dans le décubitus dorsal, anhéleux, la face bouffie, cyanosée.

Les genoux ont l'aspect à peu près normal, et il faut les presser pour avoir de la fluctuation; les autres articulations semblent indemnes. Au cœur les contractions sont faibles, incomplètes, précipitées, et la matité s'étend au loin.

Dans mon examen à l'amphithéâtre, je ne trouve que des tissus sains jusqu'à la capsule du genou; mais une fois celle-ci ouverte, je reçois un flot de pus jaune, verdâtre, épais, floconneux, emportant une partie des fausses membranes qui tapissent toute la synoviale jusqu'au cul-de-sac supérieur.

La séreuse est épaissie, rougeâtre et peut être détachée des tissus sous-jacents.

Les jointures du coude, qui m'avaient semblé libres pendant la vie, contiennent, elles aussi, du pus floconneux en petite quantité. Les os, les cartilages et les tissus fibreux sont partout intacts.

Toute la séreuse du péricarde ne forme qu'une fausse membrane, baignant dans un liquide jaune-verdâtre chargé de concrétions membraneuses.

Je citerai comme exemple d'épanchement traumatique de la synoviale le cas d'un cavalier de remonte frappé au genou d'un coup de pied de cheval.

La rotule était fortement soulevée, la fluctuation très manifeste, à l'entrée à l'hôpital, quelques heures après l'accident, sans que les tissus péri-articulaires présentassent aucun engorgement.

J'ai obtenu, ici, une résorption complète au bout de neuf jours, par les ventouses scarifiées, le chauffage, le feutre et l'immobilité.

Ce blessé a été présenté à M. le médecin-inspecteur Daga.

La constitution des sacs viscéraux peut se réduire dans certains points au feuillet épithélial, qui est destiné à disparaitre avec rapidité, lorsqu'il est atteint directement par des agents d'irritation, ou lorsque l'inflammation lui est transmise par le feuillet intermédiaire, après avoir débuté par le tissu celluleux qui est très-vasculaire.

Comme les autres cavités dont nous avons déjà parlé, ils s'enflamment facilement, donnant lieu à des adhérences et à des sécrétions riches en produits plastiques, d'où provient l'aspect floconneux des liquides pathologiques.

Pour faire suite à la phlogose des petites cavités synoviales, je signale un cas de pleuro-péritonite aiguë qui n'est pas moins important.

Le malade, jeune soldat, traine depuis quelques jours à la caserne où règne une petite épidémie de fièvre typhoïde, se disant perdu à ses camarades. A son arrivée à l'hôpital, je crois à une fièvre typhoïde (le thermomètre marque quarante degrés cinq dixièmes); mais en l'examinant d'une manière directe, je constate un peu de matité avec légère diminution du bruit vésiculaire et du frémissement vibratoire. Le lendemain, les signes de l'épanchement sont manifestes et se compliquent d'accidents abdominaux. Le patient garde l'immobilité dans la position demi-assise, se plaint du ventre et est tourmenté par des vomissements muqueux.

A ma deuxième visite, je trouve les traits altérés; le pouls est petit, fréquent, la dyspnée considérable. Les phénomènes asphyxiques se précipitent, les mains et les avant-bras deviennent froids, engorgés, très-durs; la langue sèche est hérissée de papilles brunâtres, la résolution se généralise et aboutit à la mort.

Aussi bien à la plèvre qu'à la poitrine, nous trouvons un épanchement purulent, chargé de concrétions fibro-albumineuses, épaves des fausses membranes qui tapissent les faces pariétales et viscérales.

Tissu fibreux. — Les fibres blanches qui le constituent et qui dérivent, elles aussi, du tissu cellulaire, se serrent en faisceaux ou s'étalent en membranes pour former les tendons, les ligaments, les coulisses, les capsules et les aponévroses.

Tendons. — Ils se fixent, d'un côté au muscle dont ils constituent l'annexe, et de l'autre à l'os, sans interposition d'un autre tissu.

Lorsque les tendons sont longs et grêles, ils se trouvent enfermés dans des gaines munies de surfaces synoviales qui deviennent un obstacle à la cicatrisation s'ils sont divisés, ou la rendent vicieuse.

Lorsqu'ils sont courts et larges, ils plongent directement dans un milieu celluleux où se trouve la matière gélatineuse qui doit joindre les deux bouts. Le mouvement disparaît avec la fonte de ce milieu, mais il se reproduit par le tiraillement musculaire lorsque le tissu conjonctif, dont la restauration est si facile, se reproduit à nouveau. Les tendons sont dépourvus de vaisseaux et de nerfs.

Les ligaments périphériques et inter-articulaires, ainsi que les capsules, ne sont que des moyens d'attache et de contention, doués d'une faible vitalité et d'une grande résistance.

Ils sont néanmoins sujets aux déchirures, mais leur réparation est possible.

Les coulisses fibreuses complètent les demi-gouttières formées par les os au voisinage des articulations, et servent à contenir les tendons. En restant ouvertes à la surface des plaies, elles servent de voie de pénétration aux liquides pathologiques.

Aponévroses. — Elles sont formées de fibres parallèles ou entrecroisées constituant de véritables toiles qui servent d'enveloppe au tronc, aux membres, à la tête, aux muscles, aux vaisseaux, aux os et aux différents viscères dont elles accroissent la résistance, en les soutenant par des cloisons qui partent de la face profonde.

Les lames aponévrotiques sont insensibles et presque réfractaires à l'inflammation, car elles n'ont point de nerfs et ne reçoivent que de rares vaisseaux. Bien que résistantes, elles se déchirent pourtant pour livrer passage aux parties qu'elles devraient contenir.

Les aponévroses servent de barrière aux inflammations sous-cutanées et sous-aponévrotiques.

A l'exception de la sclérotique et du périoste qui reçoivent beaucoup de vaisseaux, le système fibreux n'a qu'une vitalité insignifiante ; il se rétracte néanmoins par une immobilité prolongée, ou dans des circonstances particulières, qui semblent tenir à des affections d'autres systèmes. Il peut aussi s'allonger d'une manière temporaire ou définitive.

Système vasculaire. — L'organisme est sillonné en tout sens par des canaux, qui lui apportent ses éléments de nutrition et le débarrassent de ses déchets.

Les uns, les artères, lui apportent le sang vivifié par le poumon (oxygèné) ; les autres, connus sous le nom de veines et de lymphatiques, lui fournissent la matière nutritive, et lui prennent les produits inutiles provenant des oxydations et des combustions.

Ces échanges de matériaux ont lieu par des vaisseaux extrêmement fins, les capillaires, qui représentent un temps d'arrêt de l'onde cardiaque, dont la pression est évaluée en moyenne à cinq kilos, avec une vitesse d'une trentaine de secondes pour l'aller et le retour au point de départ : le cœur.

Des nerfs particuliers ayant leurs centres dans la moëlle, surtout à la portion cervicale, et leurs voies de conduite dans les rameaux du grand sympathique président, sous le nom de vaso-moteur, à la contraction et à la dilatation des vaisseaux, et peut-être aussi aux phénomènes de la calorification.

Artères et veines sont plongées dans du tissu cellulaire, entourées ou non d'une gaîne.

Artères. — Elles sont toutes sous-aponévrotiques. Ce sont des tubes formés de trois tuniques qui s'engainent, dont une externe, résistante, quoique celluleuse, sillonnée de vaisseaux et de nerfs.

La tunique moyenne, contenant à la fois du tissu musculaire et des fibres jaunes élastiques, est contractile en un sens et rétractile dans l'autre. C'est dans la tunique élastique que se déposent les gouttes graisseuses, qui donnent naissance aux plaques jaunâtres et aux concrétions athéromateuses. Quant à la tunique interne, elle ne représente qu'une pellicule fragile, sans vaisseaux, comme la moyenne, prête à se déchirer par les concrétions calcaires et athéromateuses qu'elle recouvre, et à favoriser ainsi les infiltrations sanguines, les anévrysmes et les embolies qui jouent un si grand rôle dans la gangrène sénile.

La contractilité artérielle s'exerçant à la circonférence du vaisseau, favorise, de ce fait, l'adhésion des plaies longitudinales et l'hémostase ; mais dans les plaies en travers, c'est la rétractilité qui intervient pour écarter les bouts suivant la longueur, et l'on n'a plus alors qu'une cicatrisation difficile, sinon impossible.

L'écoulement sanguin ne sera ainsi empêché que par la formation d'un caillot dans la gaine et dans le bout de l'artère, et par sa consolidation au moyen de la lymphe plastique.

Veines. — Les unes sont sous-cutanées, les autres profondes avec des communications fréquentes, au moyen d'anastomoses qui font que la ligature de la veine principale d'un membre n'est pas forcément suivie de gangrène. Je renvoie à mon observation nº 6 (plaies par instrument tranchant), pour les accidents possibles à la suite de la section de la veine jugulaire interne.

Des trois tuniques des veines, l'externe est celluleuse, la moyenne musculeuse et contractile, l'interne épithéliale; elles sont très-vasculaires et unies les unes aux autres par du tissu cellulaire fin.

Dans les parties où les veines sont fixées à des lames fibreuses ou à des os, comme à l'extrémité supérieure du thorax, elles restent béantes lorsqu'on les coupe, et, par suite de l'aspiration thoracique, l'air se trouve absorbé et porté dans le cœur où il détermine des accidents généralement mortels.

Elles conservent également leur béance lorsqu'elles sont canalisées comme au foie, autour de la prostate et dans le crâne, donnant lieu à des hémorrhagies et à l'aspiration de produits morbides qui favorisent la septicémie.

Les hémorrhagies veineuses peuvent être promptement mortelles.

Les veines subissent plus facilement les causes inflammatoires que les artères, car elles sont très-vasculaires et résistent moins aux influences du voisinage; elles se cicatrisent aussi facilement.

L'inflammation du tissu cellulaire, à l'entour de la veine, prend la forme d'un cordon dur et noueux, qui pourrait faire croire à la phlébite. Autant celle-ci est fréquente dans sa forme adhésive, autant elle est rare comme phlébite purulente, et elle doit être plutôt attribuée, dans ce cas, aux conditions atmosphériques ou à des prédispositions individuelles.

Les veines se laissent déprimer et deviennent une cause d'hydropisie en interceptant le cours du sang.

Lymphatiques. — Ils naissent de certains tissus surtout des surfaces épithéliales, ce qui semble en faire l'appareil d'absorption des épithéliums dans le cas où ils ne peuvent être enlevés par la chute à l'air libre ou par la fonte aux surfaces muqueuses.

Les fines radicules qui se trouvent à leur origine se réunissent bientôt en tronc pour se pelotonner plus tard, sous forme de renflements ou ganglions, qu'ils constituent en entier ou en partie.

Ils sortent de là plus gros, mais moins nombreux, allant déboucher, les uns dans le canal thoracique, les autres dans la grande veine lymphatique droite.

On peut les considérer comme les annexes du système veineux où ils versent le produit de leur élaboration, sous forme de lymphe ou de chyle, contenant des globules blancs et rouges, de la graisse, de la fibrine, des produits excrémentiels, etc.

Ils sont riches en vaisseaux artériels et veineux, s'enflamment facilement, mais leur inflammation est parfois difficile à saisir au milieu d'autres tissus enflammés, et elle n'est pas toujours la suite des plaies les plus étendues.

Elle trouve d'ailleurs une barrière dans les ganglions qui deviennent aussi un obstacle à la marche des produits morbides absorbés.

Les lymphatiques ne peuvent être isolés de l'érysipèle.

Système nerveux. — Les nerfs sont des agents de conduction naissant tous à la même hauteur des parties symétrique de l'appareil nerveux central.

Sans la décussation ou entrecroisement des fibres des faisceaux antérieurs de la moëlle, au niveau du bulbe, où celles de droite vont au lobe gauche, et celles de gauche à celui du côté droit, il ne saurait exister de phénomènes croisés.

La généralité des cordons nerveux a pour fonction de conduire à la fois la sensibilité et le mouvement, mais il en est qui n'ont que le mouvement ou la sensibilité, et même une sensibilité spéciale.

Les nerfs crâniens appartiennent aux dernières catégories.

Les uns n'ont qu'une sensibilité spéciale, tels sont l'olfactif (pour l'olfaction), l'optique (pour la vision), et l'acoustique (pour l'audition).

D'autres joignent la sensibilité spéciale à la sensibilité générale et au mouvement; ce sont : le glosso-pharyngien et le trijumeau (le premier est chargé du goût par la partie postérieure de la langue, et le second par la partie antérieure).

Le mouvement seul appartient au moteur oculaire commun, au pathétique, au moteur oculaire externe, au facial, au spinal et au grand hypoglosse.

Le pneumo-gastrique donne la sensibilité et le mouvement au cœur, aux poumons et à l'estomac; mais il n'est plus dans les conditions entières des nerfs rachidiens, car il joue le rôle de modérateur pour le cœur.

Il suffit d'avoir indiqué ces actions isolées pour comprendre qu'une paralysie isolée de la sensibilité ou du mouvement à la face pourra aussi bien indiquer une lésion du centre d'émergence que du cordon lui-même.

La sensibilité et le mouvement appartiennent à tous les nerfs qui se détachent de la moëlle, bien qu'ils aient des racines exclusivement sensitives ou motrices, provenant, les unes des cordons postérieurs, et les autres des cordons antérieurs. Après leur sortie des trous de conjugaison, les racines sensitives se perdent dans un ganglion (centre trophique) et en sortent pour s'unir intimement aux racines antérieures et constituer ensemble un nerf mixte.

Aussi une paralysie isolée du sentiment ou du mouvement doit exclure une lésion du cordon, et ne peut se comprendre que comme lésion des centres ou des racines.

En tenant compte du courant centripète de la sensibilité et centrifuge du mouvement, on s'explique les insuccès et les inconvénients de la névrotomie appliquée à ces nerfs. Pour éviter la paralysie et réussir sûrement, il faudrait couper les racines sensitives avant leur fusion, car le siége de la névralgie est presque toujours en avant du point où elles fusionnent, et la chose est certainement impossible.

Le nerf se compose de cellules à contenu granulé, et de tubes (prolongements cellulaires) renfermant une substance médullaire.

Les fibres se groupent en faisceaux primitifs dans une gaine élastique, le périnèvre, pour se joindre à d'autres, et former ainsi les cordons nerveux dans une enveloppe commune du tissu connectif condensé, le névrilème.

C'est à la résistance du névrilème que les nerfs doivent d'échapper aux causes de destruction qui les environnent.

Quoique les cordons s'anastomasent et forment des plexus, il n'y a en réalité qu'accolement, car la force nerveuse ne parcourt plus le bout du nerf coupé, et elle ne reparaitra pas dans les parties soumises à son action avant que le tissu cicatriciel, véritable restauration du cordon, ait joint les deux bouts.

Plus sensibles que les masses centrales dont certaines parties peuvent être déchirées, sans provoquer aucune souffrance, les nerfs occasionnent parfois des douleurs atroces, ainsi que des accès convulsifs tétaniformes.

La sensibilité et la motilité se perdent forcément lorsque le courant nerveux (oscillation molléculaire) se trouve empêché ou arrêté par la commotion, la contusion, la compression, la déchirure, ou la division complète, la dégénérescence et l'atrophie.

Chez un gardien de gare que j'ai eu à traiter pour une paralysie rebelle des extenseurs de l'avant-bras, je n'ai pu saisir d'autre motif de l'accident qu'une compression du radial par la tête pendant un sommeil de trois heures, le membre appuyant sur une table.

L'inflammation des nerfs est rare ;. ils reçoivent en effet peu de vaisseaux et possèdent une structure fibreuse, qui se prête peu à l'accumulation des fluides : elle est du reste plutôt la suite de l'impression de l'air froid humide, que d'une lésion traumatique. Les deux actions semblent se combiner dans le développement du tétanos.

Grand sympathique. — Il représente le système nerveux de la vie organique, sous la forme d'un double cordon, le long de la colonne vertébrale, muni de nombreux renflements ou ganglions, d'où partent des filets externes pour les différents organes, et des rameaux anastomotiques qui le rattachent à la moëlle et aux nerfs des sens.

La plupart de ses branches enlaçent et suivent les artères, d'autres se rendent à de nouveaux ganglions pour se porter encore sur les vaisseaux artériels qu'ils accompagnent dans la profondeur des organes.

Ganglions et branches sont formés d'un tissu mou, où l'on trouve les éléments du système nerveux, à côté de fibres pâles, amorphes (fibres de Remak). Les premières sont rougeâtres, les dernières ont un aspect grisâtre.

Bien qu'ayant par des ganglions une existence, pour ainsi dire indépendante, le grand sympathique n'est pas moins soumis à la moëlle épinière.

Il possède également la sensibilité et la motilité, mais elles y sont très-faibles, ce qui fait que les viscères qu'il innerve subissent, avec moins de promptitude, l'action des agents qui les atteignent que les parties qui reçoivent les nerfs encéphalo-rachidiens.

L'anesthésie chirurgicale repose sur cette différence d'impressionnabilité.

La section du grand sympathique augmente la caloricité et la vascularisation des points qu'il innerve; sa galvanisation amène les effets contraires. Il est dépourvu de névrilème, de tissu cellulaire et presque de vaisseaux; aussi il est peu susceptible d'inflammation.

Système musculaire. — Les muscles, organes du mouvement volontaire et involontaire, sont constitués par des fibrilles rouges, engainées, striées dans ceux de la vie de relation et lisses pour ceux de la vie organique, se réunissant en faisceaux sous une enveloppe spéciale, dite sarcolemme ou myolemme. Parallèles dans les muscles longs, les fibres s'entrecroisent d'ordinaire dans ceux de la vie végétative, dans les peauciers et dans les sous-muqueux.

Leur fonctionnement mérite toute notre attention; la vie n'est en effet qu'une suite de contractions musculaires. Nous les retrouvons dès l'instant où le premier globule s'agite pour former l'embryon, et elles ne le quittent plus, ni dans son développement, ni dans son arrivée à la lumière, ni dans sa course dans le monde extérieur, jusqu'au moment où elles s'éteindront avec le dernier battement cardiaque.

Il n'est point de maladie où le muscle ne soit opprimé, et il n'est pas non plus de médication où il ne s'agisse de la restauration de son activité régulière; les toniques la fortifient, les stimulants la réveillent, les stupéfiants l'apaisent, les antispasmodiques la régularisent; par les antiphlogistiques, les altérants, les révulsifs et les évacuants, nous la dégageons des entraves qui la paralysent.

Afin de pouvoir se gonfler et se raccourcir, pendant la contraction, le muscle a été doué d'une grande élasticité et de gaînes pour le contenir.

Son pouvoir électro-moteur, sa sensibilité à l'électricité, au pincement et à quelques autres agents, ne peuvent être invoqués pour son mouvement dont il faut chercher la source dans le cordon nerveux qu'il reçoit.

L'onde musculaire naît de l'onde nerveuse, mais aussi bien à l'origine de l'une que de l'autre, se trouve le fleuve sanguin. Le sang apporte aux muscles l'oxygène et les hydrocarbures qu'ils consomment en quantité; leur fonctionnement n'est qu'à ce prix, car, dès que le sang artériel est empêché (ligature du vaisseau, endartérite, trombose, embolie, etc.), il s'arrête.

L'oxygène et les matières nutritives en excès, l'exubérance même du liquide produisent le même résultat (polyglobulie, pléthore vraie, congestion, inflammation, etc.)

Avec un sang appauvri, diminué, le faisceau musculaire devient paresseux (anémie, états dystrophiques, hémorrhagie, etc.)

Le liquide sanguin n'apporte pas seulement de l'oxygène, des albuminoïdes et des hydrocarbures; il se charge aussi de mauvais gaz et de substances nuisibles qui troublent les muscles directement ou par l'intermédiaire du système nerveux. On ne peut en effet refuser une action spéciale à la belladone (iris), au seigle ergoté (matrice), à la digitale (cœur), à la vératrine, à l'acide carbonique, au sulfo-cyanure de potassium, etc.

L'action nerveuse sur le système musculaire est de tous les instants et de toutes les circonstances; on a dit que les muscles étaient les bras du système nerveux, nous pourrions ajouter qu'ils en sont les esclaves.

Au sommet de l'appareil est le cerveau; il domine et commande, ayant pour grand agent de transmission de ses volontés la moëlle, d'où elles sont communiquées aux muscles par des agents secondaires qui en émanent.

J'aurai à dire plus tard comment le siège du commandement est traité par les traumatismes, et comment il peut être mis dans l'impossibilité d'exprimer aucun ordre; en attendant, je l'examinerai dans d'autres circonstances où il sort de l'état normal, afin de montrer ce qu'il est pour les affaissements et les agitations musculaires.

Ici encore nous retrouvons l'influence toute-puissante du sang, comme excès, défaut, vices de composition, de température, etc.

Le sujet est trop vaste pour que je puisse le suivre à ce point de vue; j'en dirai autant des altérations pathologique du viscère. Il est des circonstances autrement frappantes pour bien établir sa domination.

Avec la goutte d'acide cyanhydrique (combinaison de cyanogène et d'hydrogène), le muscle meurt d'emblée avec la masse centrale. Avec les anesthésiques (chloroforme, etc.), le muscle ne succombe qu'après l'appareil nerveux et par lui : avant la résolution musculaire, celle du viscère cérébral, par les stupéfiants, les narcotiques, etc.; l'encéphalopathie, avant la paralysie saturnine; avant la rigidité tétanique par les strychnos, les secousses du cerveau et des cordons, etc., etc.

La moëlle conduit le mouvement par les cordons antéro-latéraux, la sensibilité par les faisceaux postérieurs et par la substance grise; elle est le centre principal des actes réflexes.

Le muscle ne peut donc être mis en mouvement et vivifié que par elle. Là encore, nous remarquons les mêmes accidents que pour l'encéphale par le traumatisme (nous les retrouverons tantôt), le même assujettissement au sang, aux états morbides, etc.

La folie, la rigidité et l'inertie des muscles trouvent leurs foyers habituels dans la moëlle si on la suit jusqu'à ses expansions cérébrales (convulsions, chorée, paralysie agitante, tremblement, hystérie, épilepsie, tétanie, ataxie locomotrice, contractures, catalepsie et paralysies).

Les cordons nerveux ne s'asservissent pas toujours aux masses centrales et ne semblent pas non plus indifférents à l'état des milieux où ils plongent.

L'éclampsie dans la puerpéralité, les convulsions dans la dentition, dans les vers intestinaux, dans les calculs, le tétanos, etc., doivent sans nul doute leur être rapportés, et il en est peut-être ainsi pour un grand nombre de névroses et de spasmes locaux qui semblent avoir réellement leur origine dans les troubles de l'innervation viscérale.

J'ai dit d'ailleurs que si le cordon nerveux est mis hors de service, le muscle n'est plus rien.

En revanche, il a beau être arrosé du sang le plus généreux, et sollicité par la force incito-motrice, la plus puissante, il restera inerte s'il n'est plus en état de produire l'onde musculaire ou de la laisser passer.

Dans l'inflammation suppurative, qui est, au reste, très-rare, et dans les dégénérescences, au lieu de la fibre rouge, on n'a que du pus, de la graisse ou du tissu lamelleux, et la mort est complète, définitive.

Avec sa rupture, il y a interruption du courant; s'il n'est que contusionné, ébranlé, il se produit une dissociation de fibres, un défaut de cohésion moléculaire, et l'onde est irrégulière, impuissante.

Lorsque les faisceaux sont serrés dans leurs gaînes par la compression de quelque nature qu'elle soit, par la congestion sanguine, par les épanchements et les exsudats, les ondulations fibrillaires s'altèrent, s'affaiblissent ou se perdent.

A moins que les fibres rouges ne disparaissent, bien que les principes incitateur et vivifiant s'affaiblissent, le muscle conserve encore sa contractilité. Elle est sa propriété fondamentale; elle écarte aussi bien les bouts des plaies musculaires, qu'elle fait chevaucher les leviers osseux et les raccourcit lorsqu'ils sont brisés, et elle n'est arrêtée dans ces différents cas que par le tissu inodulaire.

La rétraction n'est qu'une suite de l'inflammation des gaînes ou de lésions nerveuses.

Les muscles se comportent différemment lorsque l'inflammation siège dans les muqueuses ou dans les séreuses, auxquelles ils sont adossés; ils s'hypertrophient dans le premier cas en perdant leur tonicité, et se paralysent dans le dernier.

L'inactivité les atrophie ou les fait dégénérer; je relate deux cas d'atrophie, qui ne figurent point aux observations, où l'on trouvera des cas de dégénérescence.

Premier cas. — K., ancien spahis. Le col du fémur a été brisé d'un coup de feu, à la portion trochantérienne, il y a quatre ans; le malade a été depuis condamné à l'immobilité.

L'orifice d'entrée s'est ouvert et fermé à différentes reprises; à l'arrivée à l'hôpital, il donne une sanie fétide, noire comme de l'encre, et sert à conduire le stylet sur l'ulcère de l'os.

Les articulations sont libres partout; mais le membre, d'aspect squelettique, ne peut être déplacé que par la main; les muscles sont réduits partout, même à la région fessière, à une couche excessivement mince; la paralysie est complète.

Il n'est plus possible de pratiquer la désarticulation, qui est réclamée par le malade. Il a trop tardé, à mon grand regret. L'immobilité a compromis toutes les fonctions; l'affaissement s'accentue de jour en jour, jusqu'à la mort, qui a lieu au bout d'une semaine.

L'autopsie, que j'avais à cœur de pratiquer, m'a été formellement refusée; elle m'aurait sans doute permis de mieux constater l'état des muscles et de la fracture.

Deuxième cas. — Indigène blessé depuis plus d'un an d'un coup de feu au bras, qui a été fracturé à sa partie moyenne.

Les deux fragments de l'os, couverts par une bonne cicatrice, sont sans moyens d'union, car ils vont isolément, l'un en avant, l'autre en arrière, sans qu'aucun d'eux obéisse à une action musculaire ; le deltoïde aplati est inerte ; tous les autres muscles sont amincis.

Le segment inférieur du membre fonctionne presque normalement, s'il est soutenu : la main serre avec une véritable force.

Système osseux. — Les os sont les parties dures du corps qui servent de soutien aux tissus mous.

Quoique formée des mêmes éléments, la substance dont ils se composent ne se présente plus sous le même aspect, à l'extérieur et à l'intérieur.

Après la toile fibreuse qui les recouvre intimement, ou périoste, d'où émanent de nombreux vaisseaux destinés à l'entretien de l'os, on trouve le tissu compacte, à grains serrés, d'un beau blanc et d'une grande dureté, formant écorce à de larges aréoles, limitées par des lamelles épaisses ou trabécules, qui, dans les os longs, laissent un grand espace vide au centre, appelé cavité médullaire.

Le tissu spongieux qu'elles constituent tire son nom de cette forme aréolaire ; abondant dans les os longs et surtout dans les os courts, il se réduit à une mince couche dite diploé dans les os larges.

Les aréoles communiquent entre elles, comme celles du tissu cellulaire, et contiennent le suc osseux ou moëlle, dont l'aspect et la consistance varient avec l'âge du sujet.

Dans mon observation n° 7 (amputation de la jambe), le suc osseux ne présente plus qu'une masse de graisse d'une abondance extrême, au point que l'os se résorbe devant son invasion et se creuse de cavernes.

La moëlle est sujette aux inflammations, qui ne sont évidemment que la conséquence de l'engorgement du lacis vasculaire, qu'elle est destinée à protéger.

Dans les os du crâne, le suc médullaire se rapproche du sang veineux, et, comme les lames interaréolaires sont toutes criblées de trous, qui assurent leur communication, il sera ainsi, une fois contaminé, directement porté dans le courant circulatoire avec ses principes morbides.

Le suc osseux se retrouve partout, avec les vaisseaux, même dans les canalicules de Havers, qui se ramifient et s'abouchent dans la substance de l'os.

Les os reçoivent de nombreux vaisseaux.

Pour les os longs, on a trois sortes d'artères : l'artère nourricière, les artères des extrémités articulaires et celles qui proviennent du périoste. Elles se portent les unes et les autres vers les parties profondes, où elles constituent un riche réseau par leurs anastomoses.

Les os courts et plats n'ont que les artères du tissu compacte et du tissu spongieux. Par les anastomoses dont nous avons déjà parlé, on s'explique que les vaisseaux qui font défaut soient suppléés, et que le périoste ne soit pas plus indispensable à la vitalité de l'os que le réseau médullaire.

Il n'est pas cependant moins vrai que lorsque la substance osseuse est dénudée dans une certaine étendue, elle s'enflamme et se mortifie en bloc ou en minces lamelles, par le fait des pulsations des bourgeons qui repoussent le tissu et le dissocient.

Les os possèdent des nerfs et sont comme les autres tissus exposés à la division et à la contusion. Ils se cicatrisent par première et deuxième intention, au moyen d'exsudats plastiques destinés à passer à l'ossification.

Le périoste s'enflamme dans les traumatismes et

s'accompagne facilement d'épanchements sanguins sous-périostiques, dans la contusion, chez les enfants surtout. On a peu affaire à la périostite isolée, sauf dans les cas de diathèse, où la périostite externe se montre assez souvent, comme le démontrent les travaux de Gaujot. Elle est presque une suite forcée de l'ostéite, et ne manque jamais dans l'ostéo-médullite.

Parmi les divers produits morbides de la périostite, il faut citer la matière osseuse, qui forme des tumeurs à la surface de l'os.

Je n'ai pas à m'occuper des causes les plus fréquentes de l'ostéite (scrofule, syphilis, tuberculose, etc.); elles ne rentrent point dans mon sujet.

Lente d'habitude à se constituer, une fois établie, l'inflammation se montre tenace et sujette à de continuelles recrudescences, lorsqu'elle a abouti à la suppuration, à la désagrégation parcellaire et progressive (carie), ou à la mortification (nécrose).

En raison de sa chronicité, elle donne lieu à la formation, sur la face externe de l'os, de dépôts osseux, de forme variable, comme on peut s'en assurer par mes observations 4 et 7 (amputation de la jambe).

La moëlle peut s'enflammer à la suite d'épanchements sanguins, provenant d'un fort ébranlement; mais cela est rare, et c'est presque exclusivement dans les amputations et dans l'ostéo-périostite qu'on en observe l'inflammation.

Système cartilagineux. — Les cartilages vrais sont formés d'une matière homogène, creusée d'excavations où l'on trouve un liquide, un cytoblaste et des nucléoles.

Les fibro-cartilages s'en distinguent par la présence de fibres entrecroisés et par la diminution des cellules. Les premiers s'unissent intimement au tissu compacte des extrémités articulaires ; on ne leur connaît ni tissu cellulaire, ni vaisseaux, ni nerfs.

Ils vivent par imbibition, et toutes les altérations qu'ils éprouvent ne sont que la suite d'affections des os ou de la synoviale d'où ils tirent la vie.

La synoviale s'arrête à leurs bords ; le restant de la surface n'est recouvert que de cellules pavimenteuses. La cicatrisation des cartilages, quoique difficile, n'est pourtant pas impossible, si les fragments ne sont pas trop écartés ; dans le cas où l'écartement est trop fort, ils se joignent par du tissu fibreux.

Les cartilages se résorbent dans les désarticulations et même sous l'influence de l'immobilité ou d'une ostéite lente.

Je renvoie encore à mon observation n° 7. Ils ne sont pas susceptibles d'inflammation étant dépourvus de vaisseaux.

Muqueuses. — Elles forment le revêtement des organes creux et se composent d'une trame tapissée d'épithélium.

Leur chorion, d'une faible épaisseur, est dépourvu de feutrage et peu adhérent, ce qui fait qu'elles se rétractent peu, se déchirent et se déplacent sans grande résistance.

Elles sont tellement pourvues de vaisseaux qu'on les dirait constituées par un véritable lacis vasculaire, tout disposé aux hémorrhagies par rupture et par transudation.

Le vernis qui les recouvre, aussi bien que les sécrétions de leurs follicules, empêchent la réunion entre surfaces épithéliales.

Les traumatismes ne sauraient limiter leur action à la muqueuse seule; les altérations, dont elle devient le siège, ne sont qu'un épiphénomène presque étouffé par les lésions autrement importantes des tissus qu'elle recouvre.

B — Appareils

Appareil articulaire. — Les articulations qui sont douées de mobilité représentent de véritables charnières, qui permettent le jeu des segments, en les tenant attachés. Elles sont constituées par un groupe de tissus distincts et solidaires les uns des autres, dans lequel la synoviale et les os acquièrent une importance morbide tout-à-fait prépondérante.

Très-sensibles aux agents d'irritation et surtout à la présence de l'air, qui devient l'occasion d'un afflux de sang anormal. Elles subissent et transmettent avec facilité l'état inflammatoire, qui va de la synoviale au tissu osseux par le périoste, de même qu'il arrive à la séreuse, en venant de l'os, par la toile périostique.

L'inflammation établie reste rarement confinée à l'article, les tissus péri-articulaires la subissent à leur tour, à une plus ou moins grande distance. Il est rare aussi qu'elle s'étende de ces tissus à l'intérieur de l'articulation.

Les cavités articulaires sont exposées aux épanchements sanguins, séreux et purulents. Les derniers sont la conséquence d'une arthrite grave pouvant devenir rapidement funeste par des complications du côté du cerveau, du tube digestif et du sang, ou se terminer par la perte du mouvement articulaire à la suite de la fusion des surfaces osseuses, après la disparition des cartilages.

Lorsque les ligaments sont longtemps tiraillés, comme dans l'hydarthrose chronique, ils s'allongent et laissent l'articulation vacillante; s'ils restent dans une immobilité prolongée, ils subissent avec les tendons, les muscles, les aponévroses et le tissu cellulaire lui-même un véritable retrait, qui met encore l'articulation hors de service par ankylose extra-capsulaire.

La richesse vasculaire et nerveuse des jointures, aussi bien que le frottement des surfaces expliquent la facilité de l'inflammation et la vivacité de la douleur.

Appareil nerveux central. — Tout, dans la masse nerveuse encéphalique se divise pour se réunir; partout il y a des sillons et des attaches; les cavités touchent aux saillies. C'est dans ces méandres que l'anatomiste et le physiologiste cherchent en vain à découvrir les vrais centres de la nature du principe qui anime la machine animale et la dirige.

Ailleurs l'étude des rouages a dévoilé les fonctions; ici elle ne nous donne presque rien, et cependant les pièces doivent avoir été réglées et ajustées en vue de l'acte à remplir.

A part la localisation du langage articulé dans la troisième circonvolution frontale gauche (dite de Broca) et celle des centres moteurs des membres et de la face autour du sillon de Rolando, au-dessus du lobule de l'insula, toutes les recherches ont été jusqu'ici infructueuses.

Les trois grandes divisions, qui semblent isoler trois organes distincts : le cerveau, le cervelet et la moëlle, ne séparent rien, car elles ont leurs traits d'union anatomique et physiologique dans le mésocéphale, qui représente un véritable isthme.

Cerveau. — Il occupe tout l'étage supérieur de la cavité crânienne, depuis les voûtes orbitaires jusqu'aux fosses occipitales supérieures, se séparant en deux parties ou hémisphères par une fente longitudinale, et par des scissures transversales, en lobes, dont la surface extérieure est parcourue par des sillons sinueux, circonscrivant des saillies onduleuses (circonvolutions).

Une première commissure, formée par une lame de substance blanche, réunit les deux hémisphères à la partie moyenne, sous le nom de corps calleux, au-dessous duquel se trouvent la voûte à trois piliers, ou trigone, et les trois ventricules, dont un médian et les deux autres latéraux.

Le ventricule moyen, constitué par la fente de séparation des deux hémisphères, se trouve borné : en haut, par la toile choroïdienne et la voûte à trois piliers ; en bas par la commissure cérébrale inférieure ; sur les côtés, par les couches optiques ; en avant et en arrière, par des cordons médullaires ou commissures.

Les ventricules latéraux, séparés en avant par une lamelle transparente verticale *(septum-lucidum)* représentent deux longues cavités ayant leur origine dans le lobe frontal, et se mettant en communication avec le ventricule médian par deux ouvertures dites : trous de Monro.

Leur paroi supérieure est formée par le corps calleux ; à l'inférieure se trouvent, d'avant en arrière, le corps strié (centre de mouvement de Luys), la lame cornée, la couche optique (centre de sensibilité du même auteur), la corne d'Ammon et l'ergot de Morand, présentant l'une et l'autre des saillies blanches.

La pie-mère pénètre dans les ventricules par la fente de Bichat, et forme les plexus choroïdes.

On connait sous le nom d'épendyme la membrane pellucide qui les tapisse.

La dernière commissure cérébrale est représentée par la face inférieure du cerveau ; on y trouve d'avant en arrière la scissure inter-hémisphérique, le genou du corps calleux, l'espace perforé antérieur, le chiasma des nerfs optiques, le tuberciné-reum, la tige pituitaire, les tubercules mamillaires et l'espace inter-pédonculaire ; latéralement, on a la scissure de Sylvius qui se bifurque, en comprenant dans l'angle de séparation le lobule de l'insula.

Cervelet. — Il est logé dans les fosses occipitales inférieures, au-dessous des lobes postérieurs du cerveau, dont il est séparé par la tente qui porte son nom.

Comme le cerveau, le cervelet a ses divisions, ses attaches, ses saillies et une cavité. La face supérieure est saillante à la partie médiane (vermis supérieur), tandis que l'inférieure est marquée par une scissure profonde qui le sépare en deux hémisphères.

Le lobe médian n'est constitué que par une saillie qui se trouve au fond de la scissure.

En avant et en arrière, sur la ligne médiane, se trouvent deux échancrures destinées à recevoir la protubérance, la tubérosité occipitale interne et la faux du cervelet.

Les circonvolutions du cerveau y sont représentées par de simples lamelles, circonscrites par de fins sillons. Un large sillon parcourt toute la circonférence de l'organe et le divise en deux moitiés, dont une supérieure et l'autre inférieure.

Sur les côtes du bulbe, dans la moitié inférieure, se trouvent deux lobules saillants, dits tonsilles.

La masse cérébelleuse présente un aspect arborescent connu sous le nom d'arbre de vie. De la partie centrale partent, de chaque côté, trois prolongements dits pédoncules, qui relient le cervelet au cerveau (pédoncule supérieur), à la protubérance (pédoncule moyen) et au bulbe (pédoncule inférieur).

Leur point de départ répond au quatrième ventricule, qui est intermédiaire au cervelet, au bulbe et à la protubérance.

Sa paroi inférieure appartient en effet à la protubérance et au bulbe, et est marquée par un sillon sur la ligne médiane, dite tige du *calamus-scriptorius*.

La supérieure est formée par les pédoncules cérébelleux supérieurs et la valvule de Vieussens. Ce ventricule communique avec le médian par l'aqueduc de Sylvius, et consécutivement avec les latéraux par les trous de Monro.

Protubérance annulaire. — Elle représente une masse quadrilatère blanche, formant saillie considérable entre les pédoncules cérébraux et le bulbe.

Par sa face antérieure, elle repose sur la gouttière basilaire, et par la postérieure, elle constitue le plancher du quatrième ventricule.

Le bord supérieur couvre l'origine des pédoncules cérébraux, qui vont se perdre dans les couches optiques; latéralement on trouve les pédoncules cérébelleux moyens.

La base du bulbe est séparée du bord postérieur

de la protubérance par un sillon ; mais en arrière, elle se confond avec la face postérieure.

Au-dessus des pédoncules cérébraux se trouvent les tubercules quadrijumeaux, en arrière du ventricule moyen, au-dessous de la glande pinéale.

Le cerveau et le cervelet comprennent une substance grise (corticale) et une matière blanche (médullaire), composées l'une et l'autre des mêmes éléments anatomiques, c'est-à-dire de matière amorphe, de cellules et tubes nerveux, de vaisseaux capillaires, etc.

Les artères du cerveau proviennent des carotides et des vertébrales ; le cervelet reçoit la basilaire.

Méninges. — L'encéphale est enfermée dans des sacs fibreux et cellulo-séreux, dits méninges (qui se superposent, portant des noms différents.)

Le premier de tous, la dure-mère, est une sorte de toile aponévrotique qui ne se fixe intimement qu'aux sutures, aux saillies et aux ouvertures des os.

Par les trois prolongements qu'elle envoie à l'intérieur, la dure-mère forme la faux du cerveau, allant de l'apophyse crista-galli à la protubérance occipitale interne, en passant entre les deux hémisphères, la tente du cervelet qui le sépare des lobes postérieures du cerveau, et enfin la faux du cervelet qui se trouve située entre les deux hémisphères cérébelleux.

Ces différents replis sont évidemment destinés à protéger l'encéphale contre les ébranlements. Au moyen d'autres replis qui s'accolent aux parois de l'os, elle contribue à constituer les sinus qui doivent porter à la veine jugulaire le sang veineux de toutes les parties du viscère.

L'arachnoïde appartient aux séreuses par sa constitution, et se place entre la dure-mère et la pie-mère pour envelopper tout l'encéphale sans pénétrer ni dans ses scissures, ni dans ses circonvolutions. Elle s'unit à la dernière par un tissu cellulaire lâche, où paraît se former le liquide céphalo-rachidien qu'on retrouve partout, protégeant l'expansion de la substance nerveuse, même dans les ventricules où il pénètre par le *calamus-scriptorius* à l'extrémité inférieure du quatrième ventricule.

La pie-mère, véritable membrane cellulo-vasculaire, d'une grande finesse, s'applique immédiatement sur la substance cérébrale, la suit dans ses dépressions et la pénètre par ses vaisseaux, puisque c'est à la pie-mère qu'aboutissent toutes les artères cérébrales avant d'arriver à l'encéphale, c'est-à-dire les carotides, qui pénètrent par le canal du rocher pour gagner les scissures et les vertébrales qui arrivent par le trou occipital pour constituer la basilaire par leur jonction sur la face inférieure du pont de Varole.

Toutes précautions ont été prises, sans doute, pour protéger cette masse si délicate, d'où sortent tous les phénomènes de l'animalité, mais le but ne semble pas atteint. Des parties molles partent les inflammations qui se servent des vaisseaux et du diploé pour pénétrer. Les unes sont serrées et disposées à l'étranglement, les autres sont lâches et ainsi favorables aux épanchements et aux diffusions de l'état inflammatoire. Les os ne lui transmettent pas seulement la phlogose, soit qu'elle vienne du cuir chevelu ou de leur tissu même, ils l'ébranlent, la contusionnent, la compriment, la déchirent ou la livrent aux agents du dehors.

Dans sa résistance, le crâne ne saurait empêcher les oscillations qui suivent le choc et qui tassent la substance nerveuse au point de la priver de tout acte vital.

La contusion ne peut se comprendre sans commotion ; elle en présente d'ailleurs les symptômes, et n'est pas sans conséquences préjudiables, car elle peut aboutir à l'encéphalite, aux collections purulentes, etc.

La compression de l'encéphale a lieu par un enfoncement de l'os, par une esquille ou par tout autre corps vulnérant ; par du sang, de la sérosité ou du pus. Le sang est le mieux supporté de tous, surtout s'il est à l'état fluide.

La compression est d'autant plus dangereuse qu'elle s'étend à une plus grande surface, qu'elle existe à la base, qu'elle se produit avec brusquerie. Je n'ai guère à m'occuper de la compression par les tumeurs, et je n'en parle que pour relater une autopsie qui m'a semblé d'un grand intérêt, car elle démontre toutes les incertitudes des localisations encéphaliques.

La coordination du mouvement qu'on a voulu placer dans le cervelet est ici absolument intacte, et cependant l'organe est fortement atteint.

Quint, cavalier de remonte, fait une chute de cheval et se tue sur le coup. On ne remarque aucune trace de lésion extérieure sur le corps.

La cavité crânienne, les méninges et le cerveau se présentent à l'état normal ; mais en prolongeant mes sections sur le cervelet, qui semble indemne aussi à la surface, je me sens arrêté par un corps assez résistant que je mets à nu avec précaution.

La tumeur siège vers la partie périphérique de la portion moyenne du lobe gauche, où elle adhère d'une manière intime au tissu cérébelleux qui est légèrement dur, et d'une teinte de rouille à la surface de la cavité de réception.

On a affaire à un kyste hématique, à parois lisses et brunâtres, du volume d'un œuf de pigeon et du poids de 3 grammes. Par un étranglement qui siège à la partie supérieure du tiers-moyen, il se trouve divisé en deux parties, dont une de la grosseur d'une groseille, et l'autre d'une cerise.

En la fendant dans le sens de la longueur, je tombe sur un agrégat de matière rougeâtre, qui s'écrase sous les doigts, les teignant d'un rouge intense.

Vue au microscope, elle ne présente que des hématies déformées, colorées en rouge par l'hémoglobine, qui se dissout dans l'eau distillée et l'alcool.

Le sac où elle est contenue en est entièrement bourré ; il est résistant, puisqu'il faut employer une certaine force pour le déchirer, et d'un dixième de millimètre d'épaisseur.

Dans les parties similaires et un peu plus centrales du lobe droit, se trouvent deux petits amas de globules rouges également déformés, à une distance l'un de l'autre de 0m015, ayant le premier, le volume d'un petit pois, et le second, celui d'un grain de blé.

Ils n'ont point d'enveloppe et sont agrégés à la substance ambiante qui est un peu rougeâtre et épaisse.

D'après les renseignements pris au corps, Quint a toujours été employé comme ouvrier sellier et chargé des parties les plus délicates de l'ouvrage.

Il n'a qu'un seul jour d'exemption de service pendant ses seize mois de présence.

Toutes ses journées ne sont pas pourtant bonnes;

il est sujet à la mauvaise humeur, à des colères sans motif. Parfois le cerveau et la vue se troublent; il jette alors ses outils avec emportement, et va respirer l'air libre qui semble le remettre.

Le sommeil est fréquemment mauvais, il fait aussi quelquefois défaut, et on le voit alors se promener la nuit dans la cour pendant trois ou quatre heures de suite.

L'appétit est bon; jamais on ne l'a vu vomir. L'aspect du cadavre est en effet celui d'un homme bien nourri, assez vigoureux. Il est regardé comme un très-bon camarade, et passe pour un travailleur assidu et sobre.

C'est un bon piéton, mais mauvais cavalier, comme le prouve du reste la chute qu'il a faite, et qui n'a été peut-être que l'occasion de la mort.

Les plaies sont moins à craindre lorsqu'elles siègent en dehors des parties inférieures et centrales de l'encéphale. Dans mon observation n° 3 (plaies contuses), la blessure intéresse précisément la portion des lobes, la moins exposée aux accidents ultérieurs.

Il ne faut pas croire toutefois à de pareilles terminaisons; le méningo-encéphalite est d'ailleurs aussi bien la suite des plaies du viscère que de la commotion, de la contusion, de la compression ou d'inflammation de voisinage. Elle est presque toujours mortelle par elle-même ou par les produits qu'elle fournit.

L'encéphalite peut se produire tardivement; elle est inséparable de l'inflammation de la séreuse.

La phlébite est toujours à craindre dans les plaies du crâne, où le système veineux est si largement représenté, et elle entraîne à sa suite les abcès du foie, du poumon, etc.

Moëlle. — Elle forme un long cordon avec des renflements compris presque en entier dans le canal vertébral, depuis le pont de Varole jusqu'à la deuxième vertèbre lombaire, où elle se termine par les nerfs lombaires et sacrés.

Un sillon longitudinal médian, arrêté par une commissure centrale, la divise aussi bien en avant qu'en arrière, en deux moitiés, qui se subdivisent à leur tour en trois portions ou cordons, par des sillons latéraux correspondant aux lignes d'insertion des racines antérieures et postérieures des nerfs.

Au centre se trouve une toute petite cavité recouverte par l'épendyme.

Depuis l'extrémité inférieure de l'entrecroisement des pyramides jusqu'au bord inférieur de la protubérance cérébrale, la moëlle porte le nom de bulbe rachidien, et se couche sur la gouttière basilaire.

A la face antérieure, le sillon médian reçoit l'entrecroisement des cordons antérieurs, qui se renflent en haut sous le nom de pyramides antérieures, à côté desquelles se trouvent deux autres éminences : les corps olivaires.

Le sillon médian postérieur s'élargit dans les deux tiers supérieurs du bulbe pour former une excavation triangulaire faisant partie du plancher du quatrième ventricule, au sommet de laquelle se trouve le bec du *calamus-scriptorius.*

A partir du point où les cordons postérieurs s'écartent, ils prennent le nom de corps restiformes, et vont, au cervelet pour constituer en partie les pédoncules cérébelleux inférieurs, tandis que les cordons antérieurs vont au cerveau.

La moëlle fournit trente-une paires de nerfs qui descendent pour gagner les trous de conjugaison, parcourant un trajet d'autant plus oblique qu'ils naissent plus bas.

D'après un tableau dressé par Jadelot, il est facile d'établir la correspondance entre les lésions médullaires et les parties paralysées.

De l'occipital à la sixième épine cervicale se trouve l'origine des huit paires cervicales; de cette dernière à la quatrième épine dorsale, on a celle des six premières paires dorsales.

L'origine des six dernières paires dorsales va de la quatrième à la onzième épine dorsale.

Celle des cinq paires lombaires se fait entre la onzième et la douzième épine dorsale, etc.

La substance des cordons rachidiens est formée d'éléments nerveux, cellules et fibres, et de tissu connectif ou névroglie; à l'encontre du cerveau, la substance blanche se trouve à l'extérieur et la cendrée à l'intérieur.

La moëlle conserve les trois membranes, que nous avons vues au cerveau. Entre elle et la dure-mère l'espace est plus considérable qu'à l'encéphale; il en est de même de celui qui sépare cette membrane du canal rachidien, où on trouve du tissu cellulo-graisseux, mou et rougeâtre.

L'arachnoïde reste telle que nous la connaissons, pendant que la pie-mère change tout-à-fait de nature en devenant fibreuse et inextensible, au point de rendre tout épanchement dangereux par la compression qu'elle exerce sur le cordon rachidien, ce qui n'a pas lieu à l'encéphale.

Le ligament dentelé, qui fixe la corde dorsale aux parois du rachis, et qui s'étend verticalement entre les racines postérieures et antérieures des nerfs, n'est qu'une émanation de la pie-mère.

La moëlle n'a qu'un faible réseau vasculaire, les

artères spinales d'un faible calibre et quelques ramuscules inter-costaux et lombaires.

Dans l'intérieur du canal, entre la dure-mère et les os, se trouvent des plexus veineux considérables, véritables réservoirs veineux, qui ne sont nullement destinés à recevoir le sang de la moëlle.

La tige médullaire est certainement mieux protégée que le cerveau à l'extérieur, soit par les parties molles qui sont épaisses, soit par les pièces osseuses imbriquées et réunies par plusieurs de leurs faces qui empêchent la pénétration des agents vulnérants et décomposent le mouvement.

La protection n'est pas moins assurée à l'intérieur, aussi bien par les enveloppes fibreuses et le ligament dentelé qui la fixent que par le liquide céphalo-rachidien et la graisse rougeâtre du canal osseux.

Si on n'a guère à se préoccuper des lésions des parties molles, en revanche celles des os deviennent très-graves, lorsqu'ils atteignent la moëlle par compression ou déchirure (luxations et fractures).

La compression, la déchirure et même la section complète de la moëlle sont aussi le fait de corps vulnérants venus du dehors.

Par la perte isolée de la sensibilité ou de la motilité des parties, ou par la perte simultanée des deux, il sera possible de découvrir le siége de la lésion médullaire et de juger de sa gravité.

Suivant l'étendue des désordres, les accidents seront plus ou moins prompts et intenses, mais la terminaison sera généralement fâcheuse.

La commotion se produit surtout dans les chutes sur les pieds ou à la suite d'un violent choc sur le rachis ; elle n'est pas d'habitude grave.

Appareils thoraciques. — *Poumon.* — Il est chargé de l'échange des gaz, c'est-à-dire de l'acte respiratoire.

Des 2,000 litres d'oxygène qu'il reçoit dans les vingt-quatre heures et qu'il livre au sang, 530 litres sont employés aux oxydations organiques.

L'air lui arrive par un long conduit spécial, qui commence au larynx, se continue par la trachée et se termine par les bronches.

Le premier segment du conduit représente une sorte de boite formée de quatre cartilages, surmontés d'un fibro-cartilage (le thyroïde, aux faces antérieures et latérales, le cricoïde en bas, les deux arythénoïdes à la partie postérieure et supérieure, et l'épiglotte à l'entrée).

Le larynx n'amène pas seulement l'air au poumon, il le convertit aussi en son. Il a été muni pour cela de deux paires de languettes, dites : cordes vocales, circonscrivant une cavité qu'on nomme ventricule.

L'air qui traverse la boite s'agite par les vibrations des replis et produit un son qui doit s'articuler ailleurs.

Le second segment ou trachée, forme un canal cylindroïde, de seize à vingt cerceaux cartilagineux, et se divise, au niveau de la troisième vertèbre dorsale, en deux branches, dont une pour le poumon droit, et l'autre pour le gauche : ce sont les bronches, qui conservent la structure du tube d'où elles partent.

Celles-ci se divisent à leur tour en d'autres branches donnant naissance à de nombreuses subdivisions, qui servent d'appui au parenchyme pulmonaire.

Le poumon remplit, sous la forme d'un cône irrégulier, toute la cavité thoracique, à part un faible espace, en avant, occupé par le cœur, depuis la douzième côte jusqu'à la région sus-claviculaire, s'entourant partout d'un sac séreux, la plèvre, qui est destinée à faciliter son glissement dans l'acte de la respiration.

Comme toutes les séreuses, les plèvres sont sujettes à l'inflammation adhésive, et il est très-fréquent de rencontrer des adhérences organisées entre la paroi pariétale et viscérale du sac.

Le parenchyme pulmonaire, d'un rose gris, spongieux, élastique et rétractile, n'est formé en réalité que de tissu cellulaire, élastique et de vaisseaux.

Les canalicules respiratoires, qui lui appartiennent diffèrent, des dernières branches, dont ils semblent la continuation, par une constitution anatomique particulière.

Le poumon est nécessairement l'organe le plus vasculaire du corps, puisqu'il est l'appareil où se vivifie le sang. Ses nerfs lui viennent du pneumogastrique et du grand sympathique.

Les lésions de la plèvre ne paraissent pas possibles sans que le poumon soit intéressé en même temps.

On a fort peu à redouter la pneumonie dans les blessures du viscère, à moins qu'il ne reste soumis à l'action du corps vulnérant.

L'hémorrhagie externe n'est également à craindre qu'en cas de lésion d'un gros vaisseau ; mais le sang peut s'accumuler dans la plèvre, et s'il est trop abondant, on a à craindre la suffocation ou la décomposition putride.

L'infiltration d'air dans le tissu cellulaire, presque toujours localisée, est généralement la suite de plaies anfractueuses et étroites ; mais elle peut se produire sans plaie extérieure, comme il résulte de mon observation n° 4 (fracture des côtes), où l'on trouve un cas d'emphysème généralisé fort rare.

On doit admettre la même étiologie pour le pneumo-thorax traumatique; car la plaie extérieure ou celle du poumon peuvent verser également de l'air dans les plèvres.

Pour que la hernie du poumon se produise, il faut que la plaie pariétale soit large, qu'il n'y ait pas d'air dans la cavité de la plèvre, ni de rétraction pulmonaire.

Cœur. — L'organe central de la circulation est constitué par un muscle creux, recouvert en partie par le poumon et enveloppé en entier dans un sac fibro-séreux, le péricarde, à la partie inférieure du médiastin.

Un sillon longitudinal le divise en deux moitiés, ayant chacune deux cavités, dites : oreillettes, à la base et ventricules, au sommet, communiquant entre elles par des orifices munis de valvules.

Le cœur est obliquement situé d'avant en arrière, et couché sur le centre phrénique du diaphragme par sa face postérieure.

Lorsqu'on ouvre le péricarde, on trouve d'abord le ventricule droit correspondant à la moitié inférieure du sternum, ainsi qu'aux cartilage des troisième, quatrième, cinquième et sixième côtes, et l'oreillette droite qui s'étend à la partie droite de l'os, derrière les cartilages costaux.

Une partie seule du ventricule gauche est en rapport avec les extrémités sternales des quatrième et cinquième côtes.

Les ventricules ont des parois épaisses et des faisceaux musculaires libres dans la cavité, munis ou non de petits tendons pour les valvules auriculo-ventriculaires.

Ils donnent naissance : celui de droite, à l'artère pulmonaire, qui porte le sang veineux au poumon; et celui de gauche, à l'aorte d'où proviennent toutes les autres artères.

Les oreillettes sont comme membraneuses et n'ont qu'une faible épaisseur; elles sont chargées de verser le sang dans les ventricules. A droite, l'oreillette déverse dans le ventricule du même côté le sang qu'elle reçoit des veines caves et de la veine coronaire.

Celle de gauche le reçoit artérialisé par les quatre veines pulmonaires, et le livre au réservoir ventriculaire où il est pris par l'aorte.

Les artères cardiaques naissent des premières branches de l'aorte : les nerfs proviennent du pneumo-gastrique et du grand sympathique.

Par suite de la position du cœur, on comprend que le ventricule droit soit le plus exposé aux blessures ; mais ce sont aussi les ventricules qui les supportent le mieux lorsqu'elles n'ont pas une grande étendue, par suite de l'épaisseur de leur paroi et de la direction différente des fibres superposées qui, en formant plusieurs plans, nuisent ainsi à l'écartement des bords.

Moins graves que celles des oreillettes, elles ne sont pas moins mortelles d'habitude.

Les plaies du cœur tuent plutôt par la sidération du viscère ou l'épanchement péricardique, que par l'hémorrhagie externe ou la péricardite.

Le sang, provenant de la plaie cardiaque, s'accumule dans la péricarde, à chaque contraction, et ne tarde pas à entraîner la paralysie par compression.

Appareils abdominaux. — Les uns flottent librement dans la cavité abdominale, les autres sont fixés et plongés dans du tissu cellulaire, en arrière du péritoine, qu'on trouve dans toute son étendue.

Après avoir tapissé la paroi de l'abdomen, ainsi que le petit bassin, la séreuse péritonéale enveloppe les viscères ou les recouvre par une ou plusieurs de leurs faces, et forme une cavité continue à elle-même, sans présenter partout la même constitution, la même épaisseur et la même adhérence aux parties sous-jacentes.

Le péritoine ne conserve dans toute son étendue que le feuillet épithélial, la couche fibreuse se trouve seulement à la paroi abdominale, et c'est au défaut du tissu lamelleux que sont dûs les accidents graves qui sont la suite de l'ouverture de la cavité.

La couche anhyste qui protège seule les viscères où elle forme vernis, n'étant pas en état de résister aux agents d'irritation par suite de sa grande ténuité, disparait avec promptitude, laissant à découvert des surfaces très-vasculaires, toutes disposées à s'enflammer et à étendre au loin l'inflammation par le frottement qu'elles subissent.

Ajoutons à cela des épanchements probables, s'enfermant dans la cavité où ils subissent sans cesse la pression des viscères et des parois, et nous trouverons encore une cause d'aggravation et d'extension de la phlogose.

L'épiploon n'est que le péritoine doublé, contenant une certaine quantité de graisse, destiné à maintenir dans leur position fixe les parties auxquelles il s'attache, et à les protéger contre les pressions directes et brusques des muscles abdominaux.

En raison de sa position superficielle et de sa grande vascularité, l'épiploon est exposé aux blessures, et occasionne des hémorrhagies intrapéritonéales.

Lorsqu'il fait hernie, il peut donner lieu à des accidents inflammatoires graves, ou se mortifier sur place sans préjudicier en aucune façon la séreuse abdominale. (V. observation n° 19, plaies par instrument tranchant).

Estomac. — Il termine le conduit musculo-membraneux qui, sous le nom d'œsophage, lui apporte les aliments rejetés dans le pharynx par la position buccale de l'appareil digestif.

Le temps d'arrêt qu'ils y subissent pour se transformer en chyme, c'est-à-dire en peptone, sous l'influence de l'acide et de la pepsine du suc gastrique, est précisément celui qui rend les plaies du viscère les plus dangereuses.

Bien qu'enfoui dans l'hypochondre gauche, où il est obliquement couché et caché par les fausses côtes, le lobe gauche du foie et le colon transverse, il ne se met pas moins en contact avec la paroi abdominale, refoulant le colon transverse en bas, une fois distendu par les substances alimentaires.

Les parois se composent de quatre membranes, se superposant : la séreuse, la musculeuse, la fibreuse et la muqueuse ; la deuxième est formée de trois plans de fibres lisses.

Les artères (coronaire-stomachique, gastro-épiploïque, etc.), forment, au niveau des deux courbures, un cercle artériel complet, émettant de nombreux rameaux sur les faces du viscère.

L'estomac reçoit ses nerfs du pneumo-gastrique et du grand sympathique.

L'hémorrhagie est une complication presque inévitable des plaies de l'estomac, et elle se fait plutôt dans sa cavité ou dans celle de l'abdomen qu'à l'extérieur.

Il est rare que les substances alimentaires soient versées au dehors; il faudrait pour cela que la plaie de la paroi abdominale fût très-large, voisine et parallèle avec la blessure stomacale. Il est plus rare encore que l'épanchement se limite aux parties atteintes; rien n'en arrête l'extension, ni la péritonite qui en est la conséquence.

Intestin. — Il suit l'estomac et continue ses actes. Sous l'influence du suc pancréatique et de la bile, les albuminoïdes achèvent de se transformer en peptone; l'amidon devient glycose et la graisse passe à l'état de fines molécules.

La division en intestin grêle et en gros intestin correspond à la valvule iléo-cécale, sorte de barrière opposée au retour des matières excrémentielles du cœcum. A part le duodénum qui reste fixe par les insertions des conduits biliaire et pancréatique, tout l'intestin grêle flotte et ondule d'un point à l'autre de l'abdomem, prêt à s'échapper là où la résistance disparait ou se trouve affaiblie, et c'est presque toujours par ses circonvolutions qui sont opposées à l'insertion du mésentère, qu'il est blessé ou fait hernie.

L'intestin grêle présente les mêmes tuniques que l'estomac; la séreuse y est réduite au feuillet épithélial. Ses artères viennent de la mésentérique supérieure; les veines forment la grande mésaraïque et font partie du système de la veine-porte.

Les nerfs émanent du plexus solaire du grand sympathique.

Le gros intestin forme une ceinture à l'intestin grêle et se fixe plus solidement aux parois abdominales par le péritoine, à l'exception du colon transverse qui est extrêmement mobile.

Pendant que la séreuse péritonéale forme une gaine à la partie grêle du tube digestif, elle ne tapisse souvent que la face antérieure du gros intestin, le colon transverse et l'S illiaque exceptés.

Il reçoit ses artères des deux mésentériques et ses nerfs du grand sympathique.

Les mouvements vermiculaires du canal digestif s'effectuent par la tunique musculeuse où l'on trouve des fibres longitudinales superficielles et des fibres circulaires profondes.

Par leur contraction, elles peuvent, il est vrai, déterminer la hernie de la muqueuse et fermer la voie aux épanchements de gaz et de matières alimentaires; mais c'est d'habitude le contraire qu'on remarque.

J'ai eu un cas où une toute petite déchirure longitudinale, suite de contusions au ventre par coup de pied de cheval, n'a pas moins été suivie d'épanchement stercoral et de péritonite mortelle au bout de cinquante heures.

N'ayant pas alors le feutre à ma disposition, je m'étais empressé de couvrir le ventre de cent sangsues et de provoquer un écoulement de sang abondant par un bain général sans pourtant rien obtenir.

Les plaies étendues ne présentent plus aucun obstacle aux épanchements qui deviennent redoutables par la présence du péritoine lorsqu'ils ont lieu dans sa cavité.

Le colon ascendant, le colon descendant et le cœcum, n'ayant pas d'habitude de mésentère, sont appliqués contre les parois de l'abdomen par la péritoine qui passe au devant d'eux, et il peut ainsi arriver que la séreuse reste indemne, quoiqu'ils soient blessés.

La richesse vasculaire du viscère est elle-même un danger, et, en définitive, une blessure intestinale, même simple et peu étendue, est toujours grave, que l'intestin reste caché dans la cavité ou exposé à l'air.

Foie. — Il est incontestablement chargé de la sécrétion de la bile, et il semble non moins certain que la fabrication du sang et du sucre rentre dans ses fonctions.

Le foie occupe une grande place dans la cavité abdominale, puisqu'il remplit entièrement l'hypochondre droit, traverse la région épigastrique et s'avance dans l'hypochondre gauche, s'appuyant par sa face inférieure à l'intestin, et par la supérieure au diaphragme, où il se fixe par des replis du péritoine qui le font osciller avec le muscle, dans chaque mouvement respiratoire, à l'abri des sept dernières côtes.

C'est à la face inférieure que se trouve le sillon transversal qu'occupent le sinus de la veine-porte, les principales branches de l'artère hépatique et les conduits biliaires.

La surface du foie est formée par une couche d'épithélium péritonéal, au-dessous duquel se trouve la capsule de Glysson, qui pénètre dans l'intérieur de la glande pour isoler chaque granulation.

Son tissu friable et d'une teinte chamois, se compose d'une agglomération de lobules formés d'une substance propre (cellules hépatiques), de canalicules biliaires et de vaisseaux.

Les cellules hépatiques contiennent, outre un noyau, une masse granulée et des molécules de graisse.

Les canaux provenant des canalicules biliaires des granulations aboutissent à deux conduits, l'un droit, l'autre gauche, qui sortent du sillon transverse pour former le canal hépatique, qui deviendra le canal cholédoque en s'abouchant au conduit cystique.

Ce dernier, fait suite au col de la vésicule biliaire, véritable réservoir à bile, fixé par le péritoine dans la fossette antérieure du sillon longitudinal.

Le canal cholédoque est destiné à amener le liquide biliaire dans le duodénum où il doit servir, suivant les uns, à émulsionner la graisse, suivant les autres, à balayer les épithéliums, hors de service; suivant d'autres enfin, à solliciter l'absorption intestinale par son action irritante sur la muqueuse.

Quoiqu'il en soit, cette action devient extrêmement redoutable, si la bile se met en contact avec le péritoine. Elle n'est pas d'ailleurs moins dangereuse pour le sang et le système nerveux si elle manque d'écoulement ou de réservoir pour être emmagasinée.

Dans le cas que je rapporte, les accidents observés sont évidemment la suite d'un défaut d'emmagasinage.

La vésicule biliaire, entièrement oblitérée à son orifice, s'étendait sous forme de boudin, jusqu'à la fosse illiaque droite, et sans les symptômes concomitents, le diagnostic de la tumeur n'aurait pas été sans présenter des difficultés.

Mais le sang s'échappe par les muqueuses et

s'infiltre; la peau est verdâtre, l'urine d'un brun foncé, le pouls ralenti; à la dépression succèdent la somnolence et le coma; la langue et les gencives deviennent fuligineuses, les sphincters se paralysent.

Encore quelques excrétions sudorales et toute manifestation extérieure de la vie aura cessé.

La vésicule formait un kyste, et n'était distendue que par un liquide blanc et filant; le foie était sensiblement augmenté de volume.

Les lésions du foie ne sont pas seulement graves à cause de l'appareil biliaire mais parce qu'il est un des organes les plus vasculaires de l'économie.

Il reçoit en effet une branche artérielle, l'artère hépatique et la veine-porte qui s'y distribue à la manière des artères.

Après avoir traversé tous les lobules, le sang est ramené par des veines d'un fort calibre, les hépatiques qui débouchent dans la veine-cave inférieure.

Ces veines adhèrent d'une manière intime au tissu de la glande, restent béantes lorsquelles sont sectionnées, et se présentent ainsi dans de bonnes conditions pour les hémorrhagies. Aussi les plaies du foie s'accompagnent-elles presque toujours d'écoulements sanguins, et peuvent devenir par là graves, si elles ont une certaine étendue, que l'hémorragie ait lieu à l'intérieur ou à l'extérieur.

Les blessures de la vésicule et des canaux biliaires déterminent une péritonite promptement mortelle.

L'hépatite suppurée est une terminaison rare des traumatismes. On sait combien les abcès de la glande sont fréquents dans l'infection purulente.

Rate. — Elle semble destinée à la fabrication des globules, et se trouve profondément située dans l'hypochondre gauche, derrière les cartilages des 9e, 10e et 11e côtes, dont elle est séparée par le diaphragme.

Sa surface concave se moule sur la grosse tubérosité de l'estomac et s'y fixe lâchement par l'épiploon gastro-splénique.

De son enveloppe fibreuse tapissée par l'épithélium du péritoine partent des prolongements à l'intérieur, destinés à contenir la pulpe splénique. Celle-ci est d'une grande friabilité n'étant composée que d'un réticulum de tissu connectif et d'éléments cellulaires.

L'artère splénique se distribue à la glande par cinq branches ; la même division se retrouve à l'origine de la veine splénique.

Ces vaisseaux sont susceptibles de dilatations et de contractions considérables, qui peuvent entrainer des déchirures mortelles.

Chez un homme de l'atelier des travaux publics, pour lequel j'ai dû faire un rapport médico-légal, la mort avait été immédiate et était la suite d'un coup de feu, dont il n'avait pas été atteint, pendant une tentative d'évasion.

L'organe déchiré dans toute sa hauteur par l'effet de l'émotion avait donné lieu à une hémorrhagie tellement copieuse, qu'elle remplissait presque toute la cavité de l'abdomen.

Les blessures de la rate ne sont pas fréquentes et n'offrent même pas un grand danger, si elles ne s'accompagnent pas d'hémorrhagie abondante.

Rein. — Il est destiné à la fabrication de l'urine. Le liquide urinaire résulte de la filtration du sang au niveau du glomérule de Malpighi, véritable peloton vasculaire situé dans la partie corticale de l'organe.

Le sérum, dépouillé de l'albumine qui est absorbée par l'épithélium des tubes urinifères, suit les conduits jusqu'au sommet des papilles rénales, d'où il suinte dans les calices et le bassinet, pour gagner de là, la vessie, par les uretères.

Le rein est couché sur les côtés des deux dernières vertèbres dorsales et de la première lombaire, dépassant la 12e côte d'un à deux travers de doigt.

On le trouve enchâtonné dans une grande quantité de tissu cellulaire graisseux, en dehors du péritoine, qui le fixe contre la paroi.

Le parenchyne rénal présente une enveloppe fibreuse, propre, et se divise en substance corticale, d'une couleur fauve, et en substance tubuleuse ou médullaire, d'un rouge pâle, également friables l'une et l'autre.

Il reçoit une grosse artère par son bord concave et émet une veine volumineuse.

Ses nerfs lui viennent du plexus rénal du grand sympathique.

L'hémorrhagie et l'infiltration urineuse sont les accidents les plus à craindre dans les lésions rénales.

Les blessures faites par devant intéressent la cavité péritonéale et sont tout-à-fait graves, surtout si elles atteignent les premières portions du conduit excréteur.

En dehors même du péritoine, l'infiltration de sang mêlé à l'urine ne tarde guère à déterminer de vastes foyers de suppuration, en raison de l'abondance et de la laxité du tissu cellulaire des lombes,

Vessie. — Elle forme un réservoir musculo-membraneux, destiné à l'accumulation et à l'émission de l'urine.

Cachée derrière le pubis, lorsqu'elle est vide, elle s'élève dans l'état de distension, déborde le détroit supérieur et pénètre dans la cavité de l'abdomen.

Le péritoine ne couvre que son sommet, sa face postérieure et ses parois latérales. Son tissu est presque entièrement formé de fibres musculaires longitudinales et transversales.

Ses artères lui viennent de l'hypo-gastrique ; les veines forment autour du col un plexus très remarquable qui s'étend au bas-fond et se jette dans la veine hypo-gastrique.

Les nerfs moteurs sont d'origine sympathique et spinale.

Les lésions de la vessie empruntent leur gravité à l'infiltration urineuse dans le tissu cellulaire et à l'épanchement du liquide dans le péritoine, lorsqu'elle est atteinte dans les parties dont elle en est recouverte.

Elles sont d'autant plus graves, que les parois du viscère sont ouvertes sans qu'il y ait de plaie abdominale, ou de communication, lorsqu'elle existe.

*
* *

On vient de voir que, quels que soient le tissu et l'appareil, ils présentent toujours un caractère particulier, généralement favorable aux accidents qui suivent les traumatismes, et il est à peine besoin de dire combien est grave la présence des corps vulnérants ou étrangers. Je n'ai pas plus à les nommer, qu'à les envisager isolément; chacun sait combien ils peuvent varier, à quelles sources ils sont dus, et qu'elle est la différence pronostique qui sépare un biscaïen d'un petit éclat de métal, de pierre, de bois, d'un fragment de tendon ou d'os.

La plaie peut d'ailleurs être contaminée aussi bien par l'agent vulnérant, qui lui inoculera des principes toxiques (venins, poisons, virus), que par les mains et par les instruments du chirurgien, par les eaux de lavage, les éponges, par les pièces de pansement et par les apports de l'air.

Si elle est irrégulière, profonde, on doit craindre la décomposition putride des liquides et l'étranglement.

ARTICLE III

Causes autochthones

L'attention du public s'est plus portée que la nôtre du côté du sang; pour lui les plaies guérissent vite lorsqu'il est bon, et c'est même avec jactance que certains blessés se vantent de la promptitude de la guérison, comme signe de la richesse et de la pureté du sang.

Cette opinion ne manque pas de vérité. Le sang n'est pas un composé fixe apportant toujours la même somme d'éléments, dans un état invariable, à nos tissus; il varie, au contraire, fréquemment, aussi bien dans sa quantité que dans ses qualités, et comme ces variations ne peuvent se faire sans intéresser les tissus qui en émanent, il est rationnel de penser qu'elles s'accuseront dans le travail accidentel que ces tissus, une fois lésés, doivent fournir.

Le sang peut être augmenté, diminué ou altéré dans ses éléments anatomiques et chimiques.

L'augmentation ne se produit que dans la pléthore physiologique : c'est la plus rare. Au reste, cet excès de sanguification n'est souvent qu'illusoire : un sang trop riche stupéfie les actes vitaux ou développe outre mesure l'impressionnabilité des vaisseaux.

Elle prédispose en tout cas aux congestions, aux hémorrhagies et aux inflammations.

Dans la pléthore cachectique, les apparences sont également trompeuses; l'excès de la masse sanguine n'est formé que par la sérosité, les parties rouges sont toujours plus ou moins diminuées.

Cette diminution se présente si fréquemment et dans tant de circonstances que nous en ferons l'objet d'un examen suivi.

Toutes les causes d'appauvrissement conduisent à la désalbuminémie; elle accompagne presque tous nos états morbides et se présente même en dehors d'eux. La chaleur, le froid, les passions, les excès de toute nature, l'ovulation, la puerpéralité, l'encombrement, les localités elles-mêmes la créent de toutes pièces.

Si nous suivons le sang du point où il puise et prépare ses matériaux à l'endroit où il les dépense, nous verrons à quels obstacles il a affaire pour se constituer et conserver ses propriétés stimulantes et nutritives.

Les plus communs se trouvent à son origine

même dans l'appareil digestif, où les substances alimentaires se transforment, se liquéfient ou s'émulsionnent avant d'être absorbées et soumises à de nouvelles modifications, d'où sortent l'albumine, la fibrine et les millions de globules qui doivent former nos tissus.

Mais quel travail peut-il fournir avec ses fréquentes maladies, étant exposé, comme il l'est, à ressentir le contre-coup de lésions étrangères et à supporter sans cesse le contact de toutes sortes de matières dangereuses ?

Les transformations de ces matériaux se font sur un champ trop étendu pour qu'elles ne soient fréquemment entravées par les affections des glandes sanguines et lymphoïdes de la rate, du foie, de la glande thyroïde, des ganglions lymphatiques, des follicules, du tissu adénoïde des muqueuses, etc.

La tâche de l'appareil respiratoire est immense ; sans l'oxygène qu'il fournit au sang, il n'y aurait pas d'hématose, et l'assimilation serait impossible pour nombre de produits introduits par la digestion ; ils resteraient inutiles, sinon nuisibles.

Les maladies du canal qui conduit l'air, comme celles du poumon qui le reçoit, tiennent une trop large place dans nos cadres pathologiques, pour qu'elles ne soient une cause très-commune d'anémie respiratoire : je n'ai qu'à citer celle de la phthisie dont on connait l'effrayante extension.

Le cœur est le grand moteur du sang ; c'est par lui qu'il arrive au poumon, d'où il revient chargé d'oxygène et en état d'être confié aux canaux qui doivent le porter dans les divers départements.

Afin de pouvoir poursuivre son travail qui ne s'arrête jamais, il faudrait que le cœur échappât aux altérations morbides et aux vices de ses stimulants; mais comme tous les autres organes, il a ses maladies (lésions des parois, des cavités, des orifices et des valvules), et plus que tous les autres, il subit facilement l'influence de toute stimulation inappropriée.

Ces états morbides et ces vices se retrouvent d'ailleurs dans les vaisseaux qui le servent et qu'on aurait tort de considérer comme de simples vassaux; ils sont aussi premiers eux-mêmes, car le sang ne conserve ses propriétés qu'à la condition d'être mouvementé par eux. Dès qu'il en est sorti, il ne sert plus à rien, bien qu'il baigne des tissus vivants.

Les accidents qui suivent les brûlures étendues et les maladies à vaste surface de la peau, laissent voir toute l'importance des capillaires, où se passent les phénomènes de nutrition, d'absorption, de sécrétion et de calorification. C'est, au reste, aussi bien aux vaisséaux qu'au cœur que sont dûs les congestions passives des viscères, les infiltrations et les épanchements séreux, les coagulations sanguines (inopexies), les thromboses artérielles et veineuses, la gangrène, les inflammations phlegmoneuses, les ulcérations, les hémorrhagies, etc., etc.

Tous les appareils dont il a été parlé resteraient inutiles si le système nerveux ne les rendait sensibles à leurs agents spéciaux, et ne les animait de la force qui est nécessaire aux préparations et au transport des matériaux qui doivent être fixés ou rejetés. Bien que la névrosité qui se présente sous tant d'aspects divers se rattache, la plupart du temps, aux altérations des humeurs et des tissus, il n'en est pas moins vrai qu'elle peut avoir une existence indépendante et que souvent elle les détermine.

La prédominance constitutionnelle de l'innervation des viscères et des centres qui y président est trop visible pour pouvoir être niée; capricieuse et tyrannique, elle domine tout, s'aidant, il est vrai, de nos excès et de nos agitations morales.

La désalbuminémie n'est pas seulement une conséquence de l'état des appareils dont je viens de parler; c'est par le rein, entre tous, que s'effectuent les spoliations les plus abondantes et les plus visibles.

Les hémorrhagies, les pertes humorales, les cachexies (paludéenne, scorbutique, alcaline, mercurielle, etc.), la chlorose, la fièvre, les maladies aiguës ou chroniques, les états dystrophiques (tuberculose, scrofulose, carcinose, etc., etc.) s'accompagnent tous d'hypoglobulie. Dans la leucocytémie, on peut arriver à avoir deux globules blancs pour un globule rouge, au lieu de 1 sur 300.

L'alcool et la syphilis détruisent les hématies; j'aurai à en parler plus loin à un autre point de vue.

Les effets de l'anémie ne sont pas moins importants à signaler que les causes de sa production. Avec elle le sang diminue ou crée les œdèmes et les hydropisies; les tissus s'atrophient ou perdent la contractilité et la chaleur; le système nerveux ressent moins les sensations et transmet avec moins de fidélité l'excitation; les émonctoires (peau, reins et foie) fonctionnent mal et sont l'occasion d'intoxications excrémentitielles.

Si elle est limitée, on a affaire aux hypérémies avec ruptures vasculaires, à la gangrène et surtout à la dégénérescence graisseuse.

Ce n'est pas sans dessein que je me suis arrêté un peu sur l'anémie, qui semble de prime-abord n'intéresser que médiocrement les traumatismes. Tout ce qui concourt à une mauvaise nutrition de notre milieu ne peut être indifférent à une bonne évolution des phénomènes réparateurs, non-seulement retardés, mais viciés par l'anémie.

Tous ceux qui ont observé les migrations des petits organismes par les veines et les lymphatiques, sont d'accord pour affirmer qu'ils pénètrent, avec d'autant plus de facilité et qu'ils déterminent des accidents d'autant plus graves, que les sujets sont anémiés.

Si nous en appelons au témoignage de la clinique, là aussi nous constatons que ce sont les personnes les plus chétives qui paient tribut en plus grand nombre à la purulence, à la putridité, à la gangrène.

En subordonnant la guérison à la nature du sang, le vulgaire n'a point séparé sa pureté de sa richesse : il se préoccupe beaucoup, au contraire, de ses impuretés et croit aveuglément aux dépuratifs.

Il a encore raison, car un sang vicié a des conséquences autrement graves pour la vie : elle peut s'éteindre sur-le-champ ou rester indéfiniment dans un état précaire.

Par suite de sa solidarité avec les tissus dont il tient tous les principes en dissolution, le sang ne peut s'affecter sans les atteindre, et, par réciprocité, il doit être atteint toutes les fois qu'ils se trouvent altérés. Par où commence l'altération ? il est souvent difficile de le dire.

Nous nous engageons, au reste, en ce moment, sur un terrain qui n'est encore que faiblement éclairé plutôt par les faits que par les investigations de la science.

L'attaque de goutte qui se produit, quelque précautions que l'on prenne contre les influences extérieures, se mit-on dans une coquille d'œuf, et l'accès de fièvre qui se développe par le séjour dans les lieux marécageux, nous mettent seuls sur la voie de leur provenance, sans que nous arrivions à toucher la nature du poison qui les a provoqués.

Il n'est pas moins vrai que nous sommes fixés sur le lieu de leur production; ce lieu, est ici le dehors, là, l'économie elle-même; d'où la division en deux grandes classes de ces poisons, savoir : les poisons endogènes et exogènes.

Poisons endogènes. — Ce sont des produits constitutionnels qui, une fois éclos, tendent à s'assimiler toute la substance vivante : voilà tout ce que nous en savons. Mais comment se forment les diathèses qui les engendrent, comment se constitue le terrain de la tuberculose, de la purulose et du diabète, où tout est appelé à devenir tubercule, pus ou glycose?

Avec les produits de dénutrition, nous arrivons à l'herpétisme, à l'arthritis, à l'uricémie; mais nous avons beau les manipuler, nous n'arrivons pas à en ensemencer un nouveau terrain.

La permanence des poisons diathésiques est indiscutable; il ne se produit de lésion accidentelle sans qu'ils s'y montrent ouvertement ou d'une manière latente, donnant alors lieu à des erreurs diagnostiques, ainsi qu'à des mécomptes curatifs regrettables. Dans leurs propres manifestations, ils mentent même parfois à l'étiquette dont nous les avons affublés; j'en ai un exemple frappant sous les yeux.

Chez une de mes malades, vierge de toute attaque rhumatismale ou goutteuse, l'estomac se montre paresseux et rétif, les aliments ne sont ni demandés, ni conservés. Je n'ai pendant un temps assez long que des résultats palliatifs avec ma médication, lorsque tout-à-coup le viscère se dégage.

C'est alors que l'appareil respiratoire se prend à la base, à droite, et résiste opiniâtrément au traitement habituel. Enfin, le pouce et l'indicateur de la main droite se gonflent, rougissent et deviennent le siège de vives douleurs. A ce moment-là seulement mon erreur se dissipa ; le poison, qui jusque-là n'avait jamais paru, commençait par un point où d'habitude on ne le retrouve que plus tard.

On a avancé que les poisons constitutionnels étaient incompatibles les uns avec les autres; cela n'est pas exact : les fusions sont, au contraire, fréquentes entre la goutte et la dartre, entre celle-ci et la scrofule.

Poisons exogènes. — Ce ne sont plus des produits, mais des principes qui, une fois introduits dans l'économie, y conservent une existence indépendante avec ses phases et sa durée. Incompatibles avec la vie, ils attestent leur présence par les perturbations vitales, les maladies qui dénotent leur travail de multiplication et de séparation.

Pour quelques-uns de ces principes, le problème de la provenance est encore à résoudre ; pour les autres la preuve est matérielle et tangible. Elle est au bout de notre lancette pour les venins et certains virus (morve, charbon, rage, syphilis, vaccin, etc.) Nous voyons ou nous touchons les autres dans la diphthérite, dans la pourriture d'hôpital, dans la septicémie puerpérale ou cadavérique, etc.

Bien qu'un grand nombre de nos maladies échappent à une connaissance exacte du principe, il en est cependant qui n'affirment pas moins leur foyer, car nous savons parfaitement où se récoltent la fièvre intermittente, le typhus amaril, le choléra, les fièvres éruptives, etc. Nous le voyons moins bien dans la fièvre typhoïde et dans la dyssenterie, qui nous intéressent tant; mais là encore, nous nous conduisons comme si la preuve était faite, car sans cela que signifierait l'évacuation des locaux, laquelle est, il faut le dire hautement, notre meilleure sauvegarde?

Bien que Colin, qui a plus que personne creusé le sujet, soit partisan résolu de l'auto-infection, il n'admet pas moins les miasmes humains de l'encombrement et les émanations putrides provenant des matières organiques en décomposition.

Je ne le suivrai pas plus loin dans son étiologie complexe du dehors (états telluriques, atmosphériques, etc.)

Le passage qui suit, de Daga, frappe tellement que je le transcris en entier :

« Dans une chambre d'un bel hôtel de la place Carrère, en apparence très-sain, quatre ordonnances ont été successivement atteints de fièvre typhoïde, à laquelle trois ont succombé.

« Cette chambre, située au premier étage, avait deux fenêtres ouvertes sur une petite cour, d'une ventilation peu active, traversée par un conduit dans lequel se rendaient les matières fécales provenant des différents étages de la maison. Ce conduit, presque à fleur du sol, d'une pente insuffisante, offrait de distance en distance, des regards incomplètement fermés; on y voyait des matières en stagnation, et il s'en dégageait des émanations fétides.

« Sous l'influence du froid persistant de la sécheresse de l'hiver, les égoûts, les branchements, les tuyaux de chute se sont encombrés de matières fécales, d'eaux ménagères qui, lors du dégel, laissaient échapper des gaz infects se répandant dans les maisons, dans les rues, et parfaitement appréciables lorsqu'on s'approchait des bouches d'égoût ou qu'on pénétrait dans certaines habitations. Ces émanations n'ont pas peu contribué à la généralisation de la fièvre typhoïde qui s'est manifestée dans plusieurs quartiers de la ville, dans des maisons qu'on ne pouvait de prime-abord soupçonner d'insalubrité. »

J'extrais de mon Rapport d'inspection générale de 77-78, toute la partie, quoique longue, ayant trait à l'épidémie de fièvre typhoïde que j'observais à cette époque. La simultanéité d'évolution de la fièvre typhoïde, de la dyssenterie et d'autres états morbides du tube digestif semble s'y lier à une origine commune, à des foyers de putréfaction visibles et multiples, ce qui m'a permis de me livrer aux considérations qu'on verra :

« Il s'est présenté dans le courant de l'année 26 cas de fièvre typhoïde, dont 2 en avril, 1 en août, 2 en septembre, 1 en octobre, 5 en novembre, 10 en décembre, 4 en janvier et 1 en février.

« Les invasions se rapprochent en novembre, décembre et janvier; elles se condensent tellement en décembre où nous avons trois entrées le même jour, que nous n'hésitons plus à admettre l'existence d'une épidémie et à la combattre par des moyens appropriés.

« Par lettre adressée à M. le commandant supérieur, nous indiquons les mesures de préservation nécessaires en lui signalant les causes d'insalubrité qui existent en ville.

« En effet, en dehors des immondices qui circulent avec les eaux sales dans des rigoles ouvertes, d'autres, amassées en tas, stationnent aux portes des maisons et même à l'intérieur, dans les cours.

« Les excreta confiés aux fosses sont d'ailleurs autrement dangereux. Celles-ci sont sans tuyau d'évent, souvent même sans tuyau de chute, et bien entendu sans obstacle d'aucune sorte à l'issue des gaz délétères qui s'y forment. Nous voulons bien que le courant du col s'en empare en partie et les atténue, mais il vaudrait mieux encore les empêcher d'arriver dans les appartements et s'opposer autant que possible à leur formation.

« Quant aux quartiers militaires, il y avait peu à faire pour les tenir dans le plus grand état de propreté.

« En même temps que la fièvre typhoïde, se montrent d'autres affections du tube digestif.

« Nous avions en septembre 2 fièvres gastriques, 4 dyssenteries, 2 fièvres typhoïdes.

« En octobre, 4 fièvres gastriques, 1 ictère, 1 fièvre typhoïde. Nous dirons une fois pour toutes que l'ictère, dont nous constaterons assez fréquemment l'existence, est toujours d'origine gastro-duodénale.

« En novembre, 1 fièvre gastrique, 1 diarrhée, 7 dyssenteries, 2 ictères, 5 fièvres typhoïdes.

« En décembre, 4 embarras gastriques, 1 dyssenterie, 3 ictères, 10 fièvres typhoïdes.

« En janvier, 2 dyssenteries, 1 ictère, 4 fièvres typhoïdes.

« En février, 1 dyssenterie, 1 fièvre typhoïde.

« La coïncidence de ces différents états morbides appartenant tous au même département organique, au moins en tant que lésions anatomo-pathologiques, nous frappe et sollicite toute notre attention.

« Si nous les trouvons aux mêmes moments et dans le même appareil, c'est qu'ils ont aussi bien un lien de cause que de siège.

« Pour ne croire qu'à de simples rencontres accidentelles, il faudrait au moins qu'elles fussent rares; mais elles se répètent avec une telle fréquence et en un si court espace de temps, qu'elles ne sauraient plus être le fait du hasard. Il y a là certainement une raison qui nous est inconnue et que nous avons intérêt à découvrir.

« Rien sans doute ne vaut le contrôle rigoureux des sens; mais ils ont un horizon très-restreint que nous sommes obligés de franchir par l'esprit, pour nous rendre compte des choses qui ne sont plus de leur ressort, et alors nous interprétons bien ou mal.

. . . .

« La multiplicité et même la simultanéité des atteintes ne sauraient admettre des prédispositions individuelles préparant au même instant chez plusieurs individus à la fois, dans des conditions souvent différentes, un agent morbigène autochthone. Elles affirment plus vraisemblablement une provenance extérieure, un agent formé au dehors, singulièrement dangereux pour les personnes en état de réceptivité qui se trouvent dans sa zone d'action, comprenant à la fois le lieu de sa formation et les voies de transport ou de pénétration au sein de l'organisme.

« S'il se forme à l'extérieur, ce qui ne paraît guère douteux, il ne pourra s'engendrer que dans le sol, où nous comprenons tout, d'où il sera livré en partie à l'atmosphère, aux aliments, à l'eau.

« Mais qu'est-il et quelle est sa constitution? Il est évident que, puisqu'il échappe à nos sens et qu'il ne peut être surpris sur le fait, il ne saurait être nommé. C'est un inconnu, nous ne le connaissons encore point, mais c'est quelque chose, car les effets ne se produisent pas sans cause.

« Parmi les causes de nos maladies, s'il en est qui sont, pour ainsi dire, tangibles (air trop chaud ou trop froid, fulguration électrique, agents de traumatisme, venins, poisons corrosifs, etc. ; états organiques particuliers, etc., etc.); d'autres, quoique ayant une existence avérée, échappent à une connaissance exacte, et nous nommons poisons quelques-unes d'entre elles, ne pouvant préciser davantage.

« C'est ainsi que nous qualifions celles qui appartiennent aux maladies infectieuses, et, il faut le dire, sans profit aucun pour la prophylaxie et la thérapeutique, qui continueront à être incertaines, jusqu'au jour où nous serons fixés sur le contage transmissible par diffusion, comme nous le sommes déjà pour le contage fixe auquel nous pouvons résister d'une manière sûre.

« La fièvre typhoïde est rangée dans la classe des maladies transmissibles par diffusion du poison. Ce mot est bien vague, il ne spécifie rien, nous le répétons; nous ne savons même pas s'il s'agit d'un poison solide ou gazeux.

« Il n'y a pas lieu, pensons-nous, de croire à un poison gazeux qui serait singulièrement atténué par la prompte dispersion dans l'atmosphère où il se répand immédiatement après sa formation.

« Par cette élimination, nous sommes forcément amenés à lui reconnaître une forme solide, et sous cet aspect, nous ne voyons plus que les organismes inférieurs par lesquels nous sommes inondés de tous côtés. Serait-ce trop se hasarder en disant qu'au champignon du choléra, qui paraît admis aujourd'hui sans conteste, succèdera probablement le vibrion de la fièvre typhoïde, dont il est déjà possible de constater l'existence chez le typhique?

« Les micro-organismes couvrent le sol, infectent les eaux et pullulent dans l'air; leur multiplication est indéfinie, car ils dérivent de la matière organique.

« Nous croyons être dans le vrai en disant que leurs foyers augmentent avec le temps, avec les productions organiques et avec les masses humaines, ce qui nous conduit à un accroissement d'actes. Aussi est-il rationnel de penser que les maladies infectieuses qui en découlent seront encore plus communes dans l'avenir, les effets étant toujours en raison directe des causes.

« C'est, à notre sens, à ces microbes qu'est dû le poison de la fièvre typhoïde et de la plupart des affections infectieuses. Ils ont accès dans l'économie par les voies respiratoires et par le tube digestif. Nous pouvons dans le cas négliger ce qui lui arrive par l'air, le siège des lésions anatomiques se trouvant dans l'intestin, où ils sont abondamment charriés par les substances alimentaires solides et liquides qui les contiennent, les admettent et les reproduisent même.

Là ils ont ce qui leur convient, un espace restreint, abrité, chaud, continuellement pourvu de substances organiques, même à l'état de déchet (cellules épithéliales) et de liquides (sucs intestinaux) auxquels s'ajoutent les apports du dehors. Destructeurs énergiques des principes immédiats de nos tissus et de nos humeurs, ils doivent commencer, aussitôt admis dans la cavité intestinale, leur travail de destruction et jouer le rôle de ferments.

« Avec les altérations qui en dérivent et qui paraissent devoir dépendre du nombre et de l'activité de ces microbes ainsi que des conditions favorables du millieu, apparaitront les troubles organiques, c'est-à-dire la maladie.

« Elle sera tantôt un état morbibe, tantôt un autre, suivant le plus ou moins grand nombre de germes, suivant leur activité, le milieu et le point de stationnement.

« Ainsi se trouve expliquée l'échelle pathologique que nous connaissons, et la fièvre typhoïde pourra être considérée à juste titre comme l'apogée de la puissance de ces germes, dont les effets fâcheux s'étendront dans la circonstance au-delà de l'intestin.

« Ils auront vicié et altéré le sang qui se régénère par lui (l'intestin) et suscité ainsi de grands troubles dans d'autres appareils, spécialement dans ceux de la respiration et de l'innervation. Il va de soi que les accidents les plus remarquables se manifestent sur place même ; les épaississements et les mortifications étendues des glandes intestinales en sont la preuve irréfragable.

« Si nous avons su donner à chaque fait sa véritable signification, il ne nous reste plus qu'à formuler la proposition suivante : la fièvre typhoïde, maladie essentiellement zymotique, est une conséquence immédiate du poison développé dans la cavité intestinale par les germes venus du dehors avec les ingesta.

« Une fois cela constaté, les indications prophylactiques et curatives, qui en sont la conséquence, se présentent naturellement à l'esprit. Là même, l'observation vient à l'appui de ce qui a été dit.

« Chacun sait quelles sont les mesures qu'on oppose aux épidémies de fièvre typhoïde, et combien elles sont efficaces si elles sont rigoureusement exécutées.

« La plus rationnelle et la plus sûre de toutes, c'est l'évacuation des lieux où elle sévit. En raison des difficultés qui se présentent, elle est peu appliquée, et généralement on se borne à faire de l'hygiène locale.

« C'est ainsi qu'on prescrit l'enlèvement des immondices, la propreté des rues, le badigeonnage des murs, le lavage des planchers, la désinfection des lieux d'aisance, la ventilation des appartements, etc.

« Tout cela est bien et se concilie avec l'existence d'un agent extérieur qu'on a raison de chercher à détruire. Mais ce n'est pas tout, d'après nous, car il faudra aussi l'anéantir dans les substances alimentaires solides et liquides, qui se sont trouvées dans la zone des germes où elles se sont infectées, et qui seules le font pénétrer dans l'intestin. Il y aura donc à se préoccuper de leur provenance, et à les tenir à l'abri de toute contamination ; il faudra de plus les assainir avant de les consommer.

« Dans l'incertitude où l'on se trouve au sujet de l'emplacement des foyers, il sera prudent d'éviter les eaux provenant d'un sol suspect d'imprégnations organiques, ainsi que les aliments qui manquent de fraicheur et de pureté. Pour plus de sécurité on devrait soumettre les unes et les autres à une coction prolongée, afin de faire périr les micro-organismes qu'elles peuvent contenir.

« Autre est la difficulté pour les atteindre, une fois reçus dans l'intestin. S'il était directement accessible aux agents antagonistes de ces germes, leur annihilation serait facile et lèverait même toute incertitude sur la nature de la cause.

« Les recherches qu'on parait vouloir faire en ce sens n'ont encore rien donné, mais l'espoir est permis, et elles seront peut-être un jour couronnées de succès.

« En attendant, on fait une thérapeutique palliative, si l'on veut, mais s'appuyant sur les idées émises (propreté, grande aération pour éviter l'accumulation et la pénétration des germes, — purgatifs doux à la première période pour provoquer les expulsions, — toniques fixes et diffusibles (extrait de quinquina, vin, alcool), — soustraction de calorique (lavages à l'eau froide) pour augmenter la résistance des malades, etc., etc.)

« On ne saurait être surpris de notre insistance sur la question étiologique; elle est capitale en ce sens que seule elle peut nous fournir les éléments d'une médication rationnelle, d'autant plus nécessaire que nous sommes en présence de résultats désastreux qui paraissent devoir se continuer, si nous persistons dans la voie suivie jusqu'à ce jour. Il nous importe absolument de changer notre manière de voir, et d'agir et de nous pénétrer des nécessités qui nous sont imposées par les causes inconnues. Il suffit de se reporter à ce qui a été dit pour savoir ce qu'il y a à faire au point de vue de la prophylaxie, qui est tout pour nous. Elle nous donne, en effet, les moyens d'atteindre la cause et de supprimer par le fait la maladie elle-même.

« Il est, croyons-nous, important de ne pas perdre de vue ce qui a été exposé, et dans ce but, nous nous résumerons sous forme concise en disant :

« La localisation anatomo-pathologique au même appareil de la fièvre typhoïde et des autres affections observées concurremment, entraîne nécessairement la même localisation étiologique.

« L'une et les autres sont le résultat d'actes du même agent dont elles manifestent la faiblesse ou la force, suivant la bénignité ou la gravité qu'elles présentent.

« Cet agent ne saurait être endogène; il provient du dehors où il est préparé abondamment par les matières organiques en décomposition. Sans être absolument affirmatif, nous dirons qu'il est constitué par des organismes vivants (microphytes, microzoaires) qui agissent sur l'intestin où ils sont introduits avec les aliments.

« La fièvre typhoïde marque le point culminant de la puissance de ces germes qu'il faut chercher à atteindre, et dans leurs foyers de production, et dans les substances alimentaires qui servent à leur transport.

« La prophylaxie de la maladie est autrement importante que la médication elle-même : par la première, on peut supprimer la cause et, partant, la maladie; par la dernière, on ne supprime rien du tout, du moins actuellement. »

L'origine extérieure, j'ajouterai même organique, du poison dans les différentes affections dont je viens de parler, me semble devoir être définitivement admise.

C'est déjà un grand pas de fait; avec notre illustre Pasteur, les découvertes ne se borneront point, je l'espère, à celles que j'ai fait connaitre aux causes hétérochthones. Les agents qui nous échappent anatomiquement aujourd'hui, et que je qualifierai volontiers de semences morbigènes, pour ne rien préjuger, seront peut-être les microbes demain.

Ce serait aller à l'encontre de la vérité de croire que, chaque fois, venins, virus et semences morbifiques impressionnent l'organisation animale d'une manière constante et au même degré. Ici encore, il faut dichotomiser et séparer les réfractaires des impressionnables.

Comme facteurs de la vulnérabilité anatomique et vitale, nous avons l'âge, le tempérament, l'état de la constitution et des forces, les excès de toute nature, les habitudes, les localités, l'habitat, et surtout l'air stagnant et vicié.

J'ai eu tant de fois sous les yeux les figures de la syphilis, de l'impaludisme et de l'alcoolisme, qu'il me serait possible, si j'avais le talent du dessinateur, de les crayonner très-exactement avec toutes leurs dégradations ; je vais néanmoins essayer de les esquisser.

L'Arabe reçoit la syphilis en héritage et la transmet. Avec ces transmissions successives, les formes pures caractéristiques se perdent, et l'on trouve souvent à leur place la scrofulose, la tuberculose ou la scrofulo-syphilis, laquelle est, sans contredit, la plus commune.

Le virus syphilitique n'épargne pas plus le sang que les tissus ; il marque le premier des signes de la chloro-anémie, en détruisant les globules rouges, et il n'arrête souvent sa marche qu'après avoir parcouru successivement toutes nos couches et s'y être installé.

Je n'ai pas à le suivre dans ses différentes étapes lorsqu'il les franchit toutes, pas plus que je n'ai à décrire les phénomènes qu'il suscite à chacune d'elles et qui offrent nécessairement des variantes suivant qu'il s'arrête dans les muqueuses, dans les lymphatiques, dans la peau, dans les tissus cellulaire, musculaire et fibreux, dans les os et dans le parenchyme des viscères : ceci est du domaine des ouvrages spéciaux. Le sujet qui est sorti de son œuvre d'ensemble les montre dans leurs résultats définitifs : il est faible, chauve, déformé, aphone. Les appareils de l'audition, de la vue, du goût et de l'odorat sont plus ou moins endommagés ; un vaste hiatus palatin conduit les aliments dans les fosses nasales, où on ne trouve plus qu'une cavité unique tourmentée par des affaissements. Le corps est sillonné de douleurs, couvert de bosses, de cicatrices, de croûtes, d'ulcères et de trajets fistuleux ; il est ankylosé ou perclus.

J'ai eu à traiter personnellement, chez une femme indigène, une paraplégie syphilitique que je suis arrivé à améliorer considérablement par l'iodure de potassium.

J'exagérerais en disant que le virus syphilitique est un véritable danger pour les blessés ; les guérisons rapides que j'observe tous les jours chez les indigènes, où il ne serait guère possible de le nier, me démentiraient. Les plaies ne prennent nettement l'aspect syphilitique, ne se retardent dans leur cicatrisation et ne s'ulcèrent, que s'il existe des efflorescences du virus ou si le sujet est débilité.

Il est toutefois prudent de s'en méfier. Je l'ai vu reparaître sous l'influence des blessures, et je ne néglige jamais de le combattre dans les lésions anciennes qui traînent, car elles ne marchent à aucun moment aussi bien que lorsqu'on met en usage le traitement anti-syphilitique.

Comme le virus syphilitique, le poison paludéen trouve ici un de ses foyers de prédilection. Nous le retrouvons partout et toujours ; malheur au praticien qui s'en désintéresse ! il ne peut avoir et il n'aura de sécurité et de succès que par le quinquina.

Je n'émets pas à cette heure une opinion neuve ou isolée ; tous ceux qui, comme moi, ont passé leur vie médicale en Afrique, ont été ramenés à cette opinion par la force des choses, et elle est devenue pour eux une conviction.

Doué d'une extrême activité et d'une grande résistance, le poison paludéen peut annihiler la vie avec la plus grande rapidité, ou l'empoisonner progressivement dans ses sources. A son maximum d'intensité, nous trouvons les intoxications foudroyantes, où tout succombe avec les centres nerveux qu'il atteint d'emblée. Par lui le sang perd son albumine et les hématies, qui servent alors à une formation exagérée de pigmentum circulant avec le liquide sanguin, et s'infiltrant dans nos tissus pour donner naissance aux inflammations des viscères, aux infarctus, aux oblitérations emboliques, aux hémorrhagies, aux dégénérescences, à la nécrobiose.

La rate en est gorgée et s'en affecte; après la période hypérémique, surviennent les exsudations qui s'organisent et donnent au viscère un volume considérable. Le foie grossit à son tour, et l'on arrive alors à ces gros ventres que l'ignorance du vulgaire veut mettre à tout prix sur le compte de la quinine.

Le tableau de l'intoxication chronique n'est pas moins sombre : la peau prend la teinte grise caractéristique, le tissu cellulaire et les cavités s'emplissent de sérosité, l'estomac devient paresseux et précipite l'abattement des forces. Si le rein est intéressé, les spoliations albumineuses se continuent, ou l'on a d'interminables diarrhées qui attestent sa dégradation amyloïde. Tout l'organisme est imprégné du poison : tout est occasion pour son réveil. Les plaies ne le rappellent pas moins que les autres maladies et ne le ressentent pas moins;

elles se retardent et se prêtent mieux à l'infection purulente et à l'érysipèle.

Je termine par l'aloooolisme, qui aurait dû passer au premier rang et dont je n'ai pas à montrer la source.

On vient de compter ses morts, le chiffre en est effrayant; ils sont : 300,000 par an pour les États-Unis, 50,000 pour l'Angleterre, 40,000 pour l'Allemagne, 10,000 pour la Russie, 4,000 pour la Belgique, 1,500 pour la France.

L'Algérie n'a pas été recensée ; les boissons alcooliques y sont cependant en très-grande faveur, sous prétexte qu'elles corrigent les eaux, tempèrent la soif et donnent du cœur pour le travail; nul n'ose avouer l'excitation qui les fait rechercher. Buveur et boisson prennent le masque; le poison est dissimulé, il n'y a qu'elle en apparence dans la coupe. Il ne tardera guère à se montrer, semant partout le désordre par les altérations des liquides et des solides, qui passeront à l'induration ou à l'état granulo-graisseux. Sclérose et stéatose dominent l'anatomopathologie de l'alcoolisme.

A ce moment-là il n'y a plus qu'à constater des ruines. Le cerveau, qui en est saturé, reçoit, en échange des impressions fugaces qui l'ont captivé et endormi, les hypérémies, les raptus hémorrhagiques, le ramolissement, le delirium tremens, les hallucinations, l'épilepsie et l'aliénation mentale.

Au tube digestif, qui l'a accueilli sans mesure, échoient la dyspepsie, le catarrhe, la gastro-entérite et le cancer.

Les organes qui l'ont laissé passer ou qui l'ont transporté, ne sont pas moins bien partagés : le foie s'atrophie ou devient graisseux, la rate se ramollit, le cœur et les vaisseaux se couvrent de plaques d'athérome et ne charrient plus qu'un sang appauvri. La misère est partout avec l'affaiblissement des forces plastiques : il n'y a plus que de faibles synergies vitales.

La figure est abrutie, la main tremble, les jambes vacillent ou n'obéissent plus, lorsque la sclérose est maitresse de la moëlle; l'intelligence, frappée d'obnubilation, échappe aux manifestations volontaires, et ne manie qu'au hasard ou en aveugle les rênes de la vie animale.

Les traumatismes s'impressionnent de tous ces désordres; ils faiblissent à la réparation et sont parfois l'occasion de phlegmons gangréneux et même de morts foudroyantes.

Je signalerai seulement les poisons gazeux provenant du méphitisme; ils ne doivent leurs dangers ultérieurs, les seuls en jeu, qu'aux semences pathogéniques qui les accompagnent et dont l'examen a été fait plus haut.

Je n'ai encore rien dit de la part qui doit être faite, dans l'état constitutionnel, à ce que j'appelerai la personnalité et la destinée de l'organisme. Il est exposé à naitre avec ses vices originels, héréditaires, diathésiques, avec une faible charpente ou des systèmes défectueux en excès, dont il ne se débarrassera plus dans la suite. Lorsqu'il parcourt tout le cercle de la vie, il a à passer par trois phases successives et distinctes : l'enfance, la virilité et la vieillesse, qui le mettent toutes dans des conditions particulières par rapport aux lésions.

Chez l'enfant, la nutrition est très-active, et les petits traumatismes se réparent avec facilité, mais la résistance n'est pas encore assez développée pour pouvoir supporter impunément ceux qui présentent une grande étendue.

L'âge adulte est sans doute le mieux partagé; mais c'est l'époque des passions, des excès, et, chez la femme, celle de la puerpéralité qui ne veut être troublée d'aucune façon, sous peine de voir survenir des hémorrhagies, des inflammations violentes et même la septicémie.

Chez les vieillards, les veines l'emportent sur les artères, le sang veineux sur le sang artérialisé, les déchets balancent les apports; il est donc tout disposé à l'infection purulente, et ce n'est qu'avec peine qu'il utilise de mauvais matériaux pour combler ses brèches.

En somme, à toutes les étapes se trouvent des circonstances défavorables qui s'aggravent par les conditions sociales, les habitudes, etc., etc.

Les pages qui précèdent sont le résultat d'une expérience personnelle; je n'avais pas, au reste, à aborder la question dans ses grandes lignes après les travaux remarquables d'un des plus illustres représentants de la chirurgie française, Verneuil.

CHAPITRE II

INDICATIONS CAUSALES ET CURATIVES

L'étude des causes porte en elle les données de la médication.

Avant de dire comment on pourra les rendre impuissantes, comment on en atténuera les effets, il importe de connaître les agents capables de les combattre.

Le coton, la glycérine et le camphre constituent les éléments principaux de la médication, qui trouve son origine et sa base dans les propriétés spéciales à chacune de ces substances.

Coton. — Le coton est une matière filamenteuse qui entoure les graines de plusieurs plantes de la famille des mauves.

On distingue plusieurs espèces de cotonniers, dont deux principales sont cultivées en vue de produire cette substance, qui rend tant de services à l'homme : la première est une plante herbacée annuelle de 50 à 60 centimètres, ou un arbuste de $1^{m}60$

à 2 mètres; la seconde, ou cotonnier arborescent, est un arbrisseau qui atteint jusqu'à 6 mètres de hauteur. Je l'ai vu communément au Mexique, à l'état naturel.

Les graines du cotonier se trouvent dans une capsule à quatre loges, sèche et ligneuse, et c'est dans cette capsule, autour des graines, qu'est le coton.

A l'époque de la maturité, la capsule s'ouvre d'elle-même, et quelques jours après, on enlève le duvet avec la graine, en laissant la capsule sur le pied; la récolte se fait au mois d'août, de septembre ou d'octobre, suivant les pays, car la culture de cette plante est répandue sur des régions du globe extrêmement étendues.

Il s'agit ensuite de séparer la graine de la matière textile. Le procédé primitif, élémentaire, consiste dans un triage à la main ; mais ce travail demandant un temps considérable, on n'a pas tardé à construire des machines qui le font avec une grande rapidité.

Ces machines sont des sortes de moulins à cylindres, désignés sous les noms de Roller gin, Mac-Carthy gin, Saw gin.

Aux États-Unis, un seul de ces moulins dirigé par un homme suffit pour nettoyer 2,000 à 2,500 kilog. de coton par jour, quand un Indien ne peut en trier qu'un seul kilogramme.

Lorsqu'on examine au microscope le coton encore dans la période de croissance, on reconnait qu'il est formé de tubes fermés aux deux extrémités; mais en mûrissant, ils s'aplatissent en forme de rubans irréguliers, tordus et bordés d'espèces d'ourlets.

Les cotonniers sont tous originaires des pays chauds. Ils croissent en Arabie, en Egypte, en

Perse et en Amérique, principalement aux Etats-Unis.

On en a essayé aussi la culture en Algérie pendant les guerres de sécession et elle y a parfaitement réussi. Mais le prix trop élevé de la main-d'œuvre à dû le faire abandonner car on ne pouvait produire le coton au même prix que l'Amérique. Ils sont originaires aussi de diverses contrées de l'Amérique continentale et des Antilles ; ce qui le prouve, c'est que Christophe Colomb, lorsqu'il débarqua en Amérique, y trouva des étoffes de coton.

Ce ne fut cependant qu'assez tard, vers la fin du XVIIIe siècle que cette précieuse matière devint l'objet d'une grande culture et d'un commerce important, ce qui a permis de mettre à la portée de tous, des vêtements forts chers auparavant.

Le coton a fait depuis longtemps son entrée en chirurgie, surtout dans les brûlures. Entre les mains de Guérin, il a constitué, à lui seul, le traitement des plaies par l'occlusion. On ne peut en effet lui reconnaitre qu'un pouvoir mécanique.

Là n'est pas seulement l'avantage de mon feutre, car il est aussi l'excipient de la glycérine et du camphre, dont je vais parler, et devient par là antiseptique.

Glycérine. — De toutes les découvertes de la chimie moderne, celle de la glycérine est peut-être une des plus importantes, car elle est appelée à rendre les plus grands services par son emploi dans la thérapeutique.

La glycérine est extraite des graisses et des huiles, qui sont traitées en vue de la production des savons et de l'acide stéarique dont on fabrique les bougies.

Produit secondaire de ces industries, résidu primitivement sans grande valeur, peut-être l'emportera-t-elle un jour sur les produits principaux, en rendant la santé à tant de pauvres êtres souffrants.

Les corps gras : huiles, graisses et suifs, sont composés de deux principes, dont l'un est constant (c'est la glycérine), et l'autre variable.

Le second entre dans les divers savons ou constitue la matière première des bougies ; nous n'avons pas à nous en occuper ici. Disons seulement que dans les savonneries et dans les fabriques de bougies stéariques, on traite les corps gras en vue de la production du savon, ou de l'acide stéarique ; quant à la glycérine, elle est le résidu de ces opérations.

Que l'on traite les huiles et le suif par la potasse ou la soude, pour obtenir les savons ou le suif par la chaux, pour obtenir l'acide stéarique, on obtient toujours, outre le produit cherché, de la glycerine plus ou moins impure, que la médecine ne peut employer en cet état, car outre qu'elle est mélangée à une grande quantité d'eau, elle renferme des matières étrangères : potasse, soude, chaux. On a donc dû chercher les moyens de la purifier.

On a employé de préférence celle qui provient de la saponification du suif par la chaux, qui ne contient, comme impureté, que cette dernière. Pour l'éliminer, on ajoute à la dissolution aqueuse de glycérine, de l'acide sulfurique, qui précipite la plus grande partie de la chaux à l'état de sulfate de chaux ; on concentre la liqueur jusqu'à ce qu'elle marque 10° Baumé, on ajoute un peu de craie réduite en poudre pour éliminer l'excès d'acide sulfurique, et on évapore de nouveau jusqu'à 24° Baumé. On laisse ensuite refroidir, et du sulfate de chaux se dépose.

Ce procédé est assez simple ; malheureusement, il reste encore un peu de chaux dans la glycérine, et pour l'avoir complètement pure, on est obligé de la distiller dans un courant de vapeur surchauffée.

On obtient de grandes quantités de glycérine pure, dans les usines où l'on saponifie les corps gras, par la vapeur d'eau surchauffée. On introduit ces derniers dans des alambics munis de réfrigérants convenablement disposés et préalablement chauffés ; on fait ensuite arriver dans la masse de la vapeur d'eau surchauffée, en veillant à ce que la température reste comprise entre 288° et 315° du thermomètre centigrade.

Sous l'influence de la vapeur et de la chaleur, la glycérine se sépare des corps (acide margarique, oléique, stéarique, etc.) avec lesquels elle était combinée, et après la distillation, on la trouve séparée de ces derniers et mélangée avec de l'eau.

Il suffit ensuite de la concentrer par l'évaporation, pour l'obtenir pure et dans un état convenable pour les usages médicaux.

La glycérine, concentrée dans le vide, est un liquide sirupeux, incolore ou légèrement coloré en jaune, d'une saveur sucrée ; cette saveur l'a fait désigner par les anciens chimistes sous le nom de *principe doux des huiles*. Elle est soluble en toutes proportions dans l'eau et l'alcool.

Elle ne s'altère pas à l'air ; comme les huiles, les graisses et les autres substances lubrifiantes, elle soustrait les corps à l'action de l'atmosphère ; comme l'alcool, elle les dissout en assez grand nombre.

Nul cosmétique n'est plus répandu dans les masses; la peau s'assouplit et la laisse passer par ses pores, associée ou non à des substances médicamenteuses.

Ses propriétés lénifiantes sont connues de longue date en médecine; mais on a manqué de persévérance, et l'on s'est ainsi privé d'un des meilleurs agents de la médication résolutive et antiphlogistique.

Sous l'influence du pansement, où elle joue le principal rôle, les parties qui étaient, la veille, engorgées, tendues et rouges, ont notablement changé d'aspect le lendemain; le fait est tellement visible, que les malades eux-mêmes appellent chaque fois notre attention sur un changement aussi subit.

Ces modifications sont régulières, presque constantes, et ne peuvent laisser aucun doute sur ses avantages dans les états congestifs ou inflammatoires.

La purulence et l'exubérance des bourgeons trouvent en elle un modérateur sérieux; le fait est sans doute moins apparent, mais il est non moins réel.

On sait que les matières organiques peuvent rester longtemps plongées dans la glycérine, sans subir aucune altération, et cela me semble suffire à démontrer sa vertu antiseptique.

Les surfaces blafardes, suppurantes, fétides, putréfiées et gangréneuses, prennent sous son influence un aspect rosé, perdent leur odeur et se détergent, au point de ne laisser aucun doute sur ses propriétés détersives.

Admirablement propre par son état glutineux à la récolte des microbes, elle a dû cependant être laissée de côté, car elle ne livre que des cadavres ou des invalides prêts à succomber.

Dans de pareilles conditions, nul médicament ne m'a paru plus apte à empêcher ou à modifier les maladies des plaies.

Si aux propriétés que nous connaissons et qu'elle ne peut certainement perdre dans son emploi à l'intérieur, nous ajoutons son action laxative, on comprendra qu'elle doit contenir, dans un certain nombre d'affections des voies digestives, soit qu'on la donne par la bouche associée à l'eau de seltz ou au lait, comme je le fais, ou en lavement dans un véhicule qu'on pourra varier, suivant les indications.

On semble vouloir, depuis quelque temps, l'introduire dans la thérapeutique des voies respiratoires, surtout de la phthisie. Le point de départ n'est peut-être pas sûr ; ce n'est pas comme stimulant que la glycérine doit agir, car elle représente un alcool, mais comme modificateur des voies digestives dont elle relève les fonctions qui profitent tant aux phthisiques. Je m'occupe à cette heure de sa pulvérisation dans les alvéoles pulmonaires, et j'espère beaucoup de cette sorte de pansemant.

Camphre. — Encore une de ces substances que la nature offre à l'homme pour soulager ses souffrances et se défendre contre l'attaque des infiniments petits, qui le menacent d'une destruction prématurée.

On trouve le camphre dans les canaux médullaires du tronc et des branches de plusieurs arbres de la famille des laurinées, principalement du *laurus camphora*, qui croît particulièrement au Japon, à Java, à Sumatra et à Bornéo.

L'extraction en est très-simple : tantôt, comme au Japon, on découpe le tronc et les branches en fragments, que l'on introduit dans un alambic avec de l'eau; le chapiteau de ce dernier est rempli de paille ou de roseaux sur lesquels le camphre se dépose pendant la distillation; tantôt on se contente, comme à Bornéo et à Sumatra, de trier à la main, les fragments de camphre, après avoir découpé le bois qui le renferme.

Le camphre brut obtenu dans les opérations précédentes est ensuite raffiné. Pour cela, on le mélange avec un peu de chaux vive et de charbon, et l'on introduit le tout dans des fioles de verres hémisphériques, à fond plat; on chauffe au bain de sable et doucement, de manière à faire sublimer le camphre, qui va se déposer dans les parties froides des fioles.

Le camphre a été, entre les mains de Raspail, une panacée universelle, et il reste encore un remède très-populaire.

On a évidemment exagéré ses propriétés bienfaisantes, mais ses détracteurs sont tombés dans une autre exagération, en les niant absolument.

L'éminent chimiste n'avait été conduit à l'emploi du camphre, dans tous les cas, que parce qu'il attribuait l'universalité des maladies aux parasites.

Conséquent avec ses idées, il les attaquait partout avec les vapeurs camphrées qu'il savait impropres à la vie.

Elles ont, en effet, une grande puissance délétère pour les petits organismes, qu'elles détruisent rapidement, et même pour les oiseaux et les grenouilles, qui succombent au bout d'un quart d'heure.

Peu importe qu'elles les tuent par intoxication ou par asphyxie, l'essentiel est qu'elles les fassent périr, et cela n'est pas contestable. Cette léthalité est tellement connue, qu'il est peu de ménages où l'on ne fasse la chasse aux mites avec le camphre.

Suivant l'état de division, les effets locaux varient; mais ils restent toujours les mêmes, lorsqu'il est finement divisé. Quelle que soit la quantité de poudre que je verse sur la plaie, il ne se produit jamais d'action générale, tout se borne à une douce chaleur, avec légère cuisson, rapidement suivie d'un calme agréable.

Les abaissements phlogistiques qui se remarquent après l'emploi du pansement, ne peuvent être attribués exclusivement à la glycérine. Malgaigne l'a employé avec succès contre les inflammations érysipélateuses; je m'en suis servi à mon tour, et l'on trouvera aux observations, des faits confirmatifs de son efficacité.

La sédation, je l'ai déjà dit, est accusée par tous les malades; on sait au reste quelle est la vogue de l'eau sédative et de l'alcool camphré dans la médecine populaire, soit qu'il s'agisse de combattre une douleur ou de dissiper un engorgement; comme réfrigérant et sudorifique, il doit, en effet, soustraire de la chaleur et des liquides.

On connait moins dans le vulgaire ses propriétés antiputrides, quoiqu'elles soient indéniables et qu'elles aient été souvent mises à profit dans la gangrène, dans la pourriture d'hôpital, dans les ulcères scorbutiques, etc.

Il n'est pas jusqu'aux locaux infectés où le dégagement des vapeurs du camphre ne produise des effets utiles.

Pris à l'intérieur et à petite dose, le camphre est également sédatif et réfrigérant; une vive stimulation et la sidération consécutive ne peuvent être que l'effet de doses trop fortes.

Ces propriétés, s'ajoutant à celles que j'ai déjà indiquées, justifient son emploi dans la fièvre typhoïde, dans la variole et dans les affections des voies respiratoires, où je le fais arriver au moyen d'un petit appareil.

Le camphre entre dans la composition d'une pommade, qui est vivement recherchée par les malades; je la ferai connaitre en parlant des lésions oculaires.

Par l'association des différentes propriétés des trois substances dont il a été question, nous devons arriver à des effets curatifs en rapport : j'aurai soin de les montrer plus tard.

On les connait publiquement ici; le feutre enduit est aujourd'hui accepté dans la médecine populaire, et je vois avec plaisir qu'il est également entré dans la pratique de quelques-uns de mes confrères. M. le médecin de colonisation du Dahra veut bien lui reconnaitre des propriétés sédatives antiphlogistiques; je n'envisage pas autrement l'extrait d'une lettre que je transcris, où il ne figure qu'accidentellement : « . . . . je viens d'employer votre pansement pour un phlegmon de la main avec extension inflammatoire à tout l'avant-bras et au tiers inférieur du bras.

« Après 14 heures d'application, l'inflammation du bras et de l'avant-bras était tombée, et les douleurs qui étaient intolérables n'existaient plus.

« J'ai ouvert le foyer purulent qui existait à la main, et tout va bien maintenant. »

ARTICLE PREMIER

Causes provenant du dehors

Il n'est ni possible de dépouiller l'air ambiant de ses principes dangereux, ni praticable de choisir le milieu qui convient. Il faut le subir tel qu'il est, et il est généralement détestable dans nos hôpitaux qui sont, il faut le dire, presque le seul terrain de de la chirurgie.

L'assainissement de la plaie ne peut être obtenu qu'autant qu'on en empêche le contact avec l'air ou qu'on neutralise son action.

Je satisfais à ce double besoin au moyen des trois substances dont je viens de parler, suivant certaines dispositions qui constituent un pansement.

C'est également par ce moyen que je remédie aux conséquences des phénomènes nuisibles de l'atmosphère.

Tous les détails concernant le pansement, en vue duquel j'ai fait ce travail, sont renvoyés à un chapitre à part, qui doit être complété par d'autres articles et se relier au restant.

ARTICLE II

Causes provenant de la plaie

L'étude déjà faite des tissus, des systèmes et des appareils va trouver ici son application.

Nous verrons, chemin faisant, comment les soins varient pour les uns et les autres; en attendant, nous devons constater un besoin général pour tous, c'est l'abri, même comme protection du travail réparateur, qu'ils doivent fournir pour revenir à l'état régulier.

Nous ne pouvons certainement refaire un organe broyé, mais il n'est pas au-dessus de nos forces d'aider à sa restauration lorsqu'il n'est pas fatalement compromis.

Tout doit être dirigé en vue de maintenir les conditions normales; si l'agent de protection fait défaut, il faudra commencer par le remplacer, car tout vit et fonctionne à l'abri de la peau.

Le feutre, dont j'aurai à parler bientôt, m'a semblé dans les conditions voulues pour remplacer le tégument; mais il ne pouvait m'échapper que cette protection avait besoin d'être secondée pour empêcher les déviations du travail de réparation qui est la suite forcée de toute blessure. Il a donc été complété par la glycérine et le camphre : on verra plus tard dans quel but.

Le feutre enduit se retrouvera dans toute ma médication, et je m'en servirai parfois pour l'emploi de la glace, dont on pourra manier presque avec sécurité le pouvoir réfrigérant, soit qu'on varie l'épaisseur et l'étendue du feutre, soit que l'on gradue la quantité de l'agent frigorifique.

Le calorique par rayonnement, qui devrait avoir une si large place dans mes observations, n'y figure presque point; je le regrette d'autant plus, que je le considère comme un puissant moyen de médication. L'expérimentation a été tardive..

Là se bornent les particularités de la méthode que j'essaie de faire connaitre aujourd'hui; en dehors de cela, il ne peut entrer dans mon esprit de m'éloigner des grandes bases de la thérapeutique chirurgicale, dont les assises ont été si solidement jetées par tant d'illustres maitres, parmi lesquels les nôtres figurent avec éclat. Dans la chirurgie militaire, nous arrivons, nous, à la vie médicale, l'esprit rempli des leçons de la dernière heure, et nous y restons attachés. Elles m'ont servi de guide depuis 1859, et m'en serviront encore en ce moment.

A — Systèmes

Peau. — La réunion est naturellement indiquée par la facilité avec laquelle la peau se prête à l'inflammation adhésive, excepté dans le cas où les tissus sous-jacents sont appelés à suppurer. Celle qui se pratique avec les bandelettes est tout-à-fait inoffensive, mais elle ne saurait suffire dans les divisions des lèvres et des paupières où l'on a en perspective les coches, qu'on n'évite pas toujours, même avec la suture entortillée ou à points séparés. Au cou, il vaut mieux abandonner tout moyen d'union, pourvu qu'on assure, autant que possible, son immobilité. (V. observation nº 5, Décollation. — Plaies par instrument tranchant).

Les lambeaux décollés dans les plaies contuses seront conservés et réappliqués.

Les épanchements étendus, donnant lieu au décollement sur une grande surface, commandent l'aspiration, les incisions et, au besoin, les contre-ouvertures.

Le feutre enduit met la peau à l'abri de l'érysipèle, le combat lorsqu'il existe et limite la mortification. Les poils des abords de la plaie doivent être rasés.

Tissu cellulaire. — En raison de son peu de vitalité, le tissu cellulaire n'oppose qu'une barrière fragile à l'inflammation phlegmoneuse dont il est le siége.

Lorsque la marche n'en aura pu être arrêtée par la position et par le feutre qui agit à la fois par ses principes médicamenteux et par la compression, il sera nécessaire de le dégager (le tissu cellulaire) par le bistouri.

Les épanchements de peu d'étendue seront livrés à l'absorption; mais s'ils sont abondants et de mauvaise nature, c'est encore à l'évacuation qu'il faudra recourir par le moyen du bistouri, ou par l'aspiration.

Les incisions sont de toute nécessité dans les infiltrations urineuses, dans l'emphysème généralisé et dans l'œdème arrivé à sa dernière limite.

L'injection antiseptique doit suivre l'aspiration.

Le réchaud trouve son emploi dans les dernières périodes du phlegmon, avec décollement et mortification.

Système séreux. — Par la richesse vasculaire de leur troisième feuillet, par la délicatesse de leurs tissus, par le frottement auquel elles sont soumises, les séreuses ne supportent ni les agents d'irritation, ni l'afflux du sang.

L'air et les liquides irritants, qui deviennent si dangereux par la répulsion moléculaire qui les étend à de vastes surfaces, veulent être écartés ou enlevés, de même que l'afflux du sang demande à être détourné.

L'occlusion par le feutre n'étant pas suffisante,

on devra l'assurer par des bandelettes et, au besoin, par la suture.

Les saignées locales, le bistouri, l'aspiration, sont destinés à combattre l'inflammation et les épanchements qui n'ont pu être prévenus ou combattus par le feutre.

Le réchaud, les pointes de feu, les vésicatoires, les injections irritantes conviennent aux périodes ultérieures.

Cavités séreuses du tissu cellulaire. — Si l'inflammation est suppurative, le bistouri est seul en état de la combattre, et il est encore préférable pour le traitement de l'hygroma chronique, car il permet l'évacuation complète du sac et la médication directe qui doit l'effacer ou le détruire.

Cavités séreuses des tendons. — L'inflammation peut suivre l'action d'une cause directe ou arriver du voisinage.

Elle ne manque pas de gravité, car elle passe facilement à la suppuration, et trouve devant elle des conduits fibreux tout prêts à véhiculer ses produits.

Dans les cas où le feutre échouerait, comme agent de résolution et de compression, il sera bon de faire des évacuations locales, et de débrider au besoin.

Cavités séreuses articulaires. — J'aurai à m'en occuper en parlant du traitement de l'arthrite ; en attendant, je dois faire remarquer à quels accidents elles exposent, du côté du tube digestif, du cerveau et du sang lorsqu'elles s'enflamment et suppurent, à la suite des plaies, des contusions, des fractures et des collections traumatiques auxquelles elles sont soumises.

Cavités séreuses viscérales. — Leur médication se

confond avec celle des organes qu'elles recouvrent, car ils sont d'habitude lésés en même temps : nous les retrouverons avec les appareils.

Tissu fibreux. — Son peu de vitalité et sa résistance le mettent presque à l'abri de l'inflammation et des dégénérescences, et il n'y aurait point de médication particulière à recommander, si nous n'y trouvions les tendons dont l'importance est si grande, car ils peuvent entrainer la paralysie des muscles.

La réunion des deux bouts se fait par première ou deuxième intention, si l'écartement est limité; dans le cas contraire, ou si le tendon coupé se trouve dans une gaîne synoviale, les deux bouts s'unissent aux tissus voisins, et l'action du muscle est définitivement abolie.

La suture des tendons est diversement jugée; elle irrite les parties en y introduisant un corps étranger, et il me semble qu'on doit s'en abstenir toutes les fois que par la position aidée du bandage roulé, on pourra rapprocher suffisamment les parties séparées et les soustraire à l'air, ce qui est possible avec le feutre.

C'est justement contre cette union qu'on est obligé d'intervenir dans la ténotomie.

Système vasculaire. — Les plaies artérielles ne doivent leur gravité qu'aux hémorrhagies primitives ou consécutives, et à l'anévrysme qui peut en résulter : soit qu'il se forme immédiatement (anévrysme faux primitif), ou au bout de quelques jours (anévrysme faux consécutif), soit qu'il s'étende ou non aux veines pour former l'anévrysme artérioso-veineux, — s'il existe une poche intermédiaire entre l'artère et la veine, — ou la varice anévrysmale, — si les deux vaisseaux lésés communiquent directement. —

L'artérite localisée ne donne lieu à aucune réaction générale; si elle est diffuse, elle provient d'habitude de toute autre cause que du traumatisme, et elle a généralement pour suite la paralysie et la gangrène sèche des parties.

Dans un cas comme dans l'autre, le feutre enduit est naturellement indiqué.

L'hémostase chirurgicale compte de nombreux moyens : l'eau froide, les substances styptiques et absorbantes peuvent sans doute réussir pour les sections des petites artères ; mais je compterais davantage sur la compression directe et à distance, aidée par la position.

Voici ce que j'ai fait dans une plaie de l'arcade palmaire profonde, à la suite de coup de couteau ayant ouvert largement la région hypothénar.

L'artère humérale étant comprimée sur l'os par un aide, j'ai débarrassé la plaie des caillots de sang, et j'ai ensuite affronté exactement les bords par deux bandelettes de diachylon superposées, faisant trois fois le tour de la main.

Le feutre, d'une bonne épaisseur, a été maintenu par une bande décrivant de nombreuses circulaires autour de la main et du poignet.

Une heure après, la compression par les doigts était remplacée par un rouleau de feutre aplati sur une de ses surfaces et assujetti par une bande. Le sang ne coula plus.

Au bout de trois semaines, je fus avisé par M. le juge d'instruction que mon blessé se mourait dans sa tribu d'une hémorrhagie de la main.

Nous dûmes partir en transport; mais, comme je l'avais prévu, nous allions au devant d'une mystification. Le sang n'avait, en effet, coulé que de la saignée d'un pauvre chevreau égorgé pour la circonstance.

C'est aussi par la compression et la position qu'on obtiendra de bons résultats dans le traitement de l'anévrysme.

Nous retrouverons bientôt le feutre uni à la glace dans les hémorrhagies des viscères.

La ouate feutrée ou sèche représente aussi un bon hémostatique; mais est-il besoin d'ajouter que le meilleur de tous c'est la ligature des deux bouts de l'artère dans la plaie.

Veines. — L'hémorrhagie veineuse s'arrête mieux par la compression, puisque les parois des veines s'affaissent naturellement, excepté dans les cas où elles sont fixées aux tissus avoisinants.

La suture latérale et la ligature peuvent être employées dans les cas où la compression, aidée ou non du feutre muni de glace, échouerait.

Le feutre enduit sera aussi utile pour prévenir la phlébite que pour la combattre, lorsqu'elle existe, à part, bien entendu, les cas d'abcès inter-veineux qui ne peuvent être justiciables que du bistouri.

Lymphatiques. — Le traitement de la lymphangite repose à peu près sur le feutre, employé comme agent de médication ou de compression. Il sera également nécessaire, lorsqu'on aura fait usage du bistouri, s'il y avait du pus.

Système nerveux. — La douleur, qui peut suivre les traumatismes des troncs nerveux, sera traitée par le chauffage et par le feutre enduit arrosé de chloroforme et de teinture d'opium.

La faradisation cutanée et les bains sulfureux

gardent leurs avantages dans les cas chroniques.

La médication des paralysies et des spasmes rentre dans celle des muscles dont je vais parler.

Système musculaire. — Dans les plaies en travers, c'est plutôt à la position et aux bandages qu'il faudra recourir, qu'à la suture.

Le feutre enduit, arrosé comme précédemment, ne peut qu'être utile contre les spasmes de la contraction et contre la rétraction qui suit l'inflammation de la gaîne cellulaire. Quant à la rétraction permanente, elle a d'habitude d'autres causes (syphilis, rhumatismes, etc.) qui échappent à mon sujet.

La paralysie locale, qu'elle soit d'origine musculaire ou nerveuse, demande à être traitée par les mêmes moyens.

L'utilité du chauffage et des bains sulfureux n'est pas à démontrer, mais le traitement par la faradisation est, à mon avis, autrement important. Le massage et l'exercice forment le complément de l'électricité, qui semble être le stimulant spécial du muscle.

Elle y appelle le principe incitateur (l'influx nerveux) qui avait disparu, et y réveille le principe vivifiant, en développant la calorification, la nutrition et la contractilité dont il était privé.

L'électricité demande à être employée à une époque assez tardive, car elle réveillerait des foyers d'irritation ou compromettrait des cicatrisations inachevées.

Ses succès sont réellement remarquables dans la paralysie traumatique, à la condition d'un emploi rationnel.

L'électricité statique et galvanique doit être rejetée; le courant induit ne doit être énergique que pour les grosses masses musculaires profondément situées.

La faradisation du muscle lui-même est bien plus avantageuse que celle du tronc qui l'innerve.

Les séances d'électrisation ne doivent guère dépasser une quinzaine de minutes, et les excitateurs seront tenus le plus près possible dans la zone seule des fibres rouges.

L'excitation n'a lieu que par la recomposition électrique et non par le courant qui passe.

Comme moyen d'excitation musculaire, l'acupuncture, l'électro-puncture et les armatures aimantées semblent aujourd'hui reléguées parmi les vieilles reliques.

Système osseux. — Il a fallu l'étonnant génie de la nature pour assurer la nutrition des os sans nuire à leur solidité.

Elle a su tout prévoir, car des vaisseaux ténus pouvaient seuls être appropriés à de fins canalicules jetant leurs ramescences partout; et, comme ils n'auraient supporté le contact d'un corps aussi dur, sans s'affecter, elle les a appuyés sur des toiles et sur des sucs qui en assurent l'intégrité. Se mouvant dans ces conduits inextensibles, ils ne peuvent y apporter une trop grande quantité de sang sans les entamer et les livrer à la désagrégation moléculaire.

Tout agent d'irritation, appelant un afflux de sang anormal dans les conduits, devient par là une cause d'altération; les expériences faites à ce sujet sont toutes confirmatives.

Les os découverts, exposés à l'air, demandent donc à être abrités par les lambeaux, lorsque c'est possible, et, à défaut, par le feutre qui les protège suffisamment, comme il ressort des observations qu'on trouvera plus loin.

Il sera encore utile lorsque l'inflammation est parvenue à la suppuration, à l'ulcération et aux mortifications, et lorsqu'elle siège dans les tissus avoisinants, ce qui est la règle; mais il aura aussi besoin d'être suppléé par le couteau, par l'évidement et par les modificateurs locaux, en tête desquels doit figurer le fer rouge et, après lui, le chauffage.

Faute d'extension à l'extérieur, par l'enveloppement de la coque compacte, les inflammations du tissu spongieux, qui sont les plus fréquentes, s'étendent du côté des parties saines dont la préservation n'est parfois possible que par le sacrifice du foyer qui les menace.

J'ai écrit un chapitre à part pour les fractures, je n'en parlerai donc pas en ce moment.

Système cartilagineux. — J'ai traité par la suture à points séparés et par la ouate feutrée, les blessures des cartilages du nez et du pavillon, auxquelles j'ai eu affaire.

Le feutre sert à appuyer les parties et à bien les contenir, en se prêtant à leurs irrégularité de surface.

Muqueuses. — Leur médication se trouve subordonnée à celle des parties qui sont atteintes concurremment.

La glycérine, associée au camphre, sera portée utilement sur les surfaces lésées.

Je n'ai pas besoin de faire remarquer que l'adhésion facile par les bords, et impossible par les couches épithéliales, n'autorise la suture que pour les premiers seulement.

B — Appareils

Appareil articulaire. — Dans toutes les plaies articulaires, on doit s'attacher à soustraire l'articulation de la manière la plus complète au contact de l'air et à lui assurer une immobilité absolue.

L'étranglement, avec ses terribles conséquences, est la suite de l'inflammation des tissus de l'articulation et de la résistance fibreuse des parois.

Lorsque la plaie aura peu d'étendue, les bandelettes suffiront à un bon affrontement; dans le cas contraire, on pourra l'abandonner à la protection du feutre, qui sera continué pendant la période inflammatoire, si l'arthrite se manifeste.

On trouvera aux observations des cas favorablement terminés dans les conditions dont je viens de parler.

Lorsqu'il y aura suppuration, le pus sera évacué par des incisions plutôt multiples qu'étendues.

Dans les épanchements sanguins et dans les hydarthroses traumatiques, il ne faudra évacuer le liquide qu'après que les autres moyens auront échoué. (Saignées locales, position, frictions, compression, révulsifs).

L'ankylose vraie est une suite heureuse dont il faut savoir se contenter; quant aux rigidités articulaires et aux fausses ankyloses, elles se trouvent bien du massage, du chauffage, des bains, de l'exercice, etc.

Le couteau seul peut conjurer le danger des fracas osseux des grandes articulations.

Appareil nerveux central. — Encéphale. — Toutes les lésions de l'appareil protecteur doivent être traitées avec le plus grand soin, car, si elles n'atteignent pas immédiatement l'encéphale, elles le menacent.

La ligature des vaisseaux et la suture des parties molles seront remplacées par la compression directe et par de longues bandelettes de diachylon, qu'on devra relâcher, si les parties affrontées ou les lambeaux se laissaient gagner par l'inflammation.

Le bistouri sera employé sans hésitation aucune, si l'inflammation était phlegmoneuse, ou s'il existait des foyers purulents.

Dans ces différents cas, aussi bien que dans la contusion simple, on aura toujours à se servir du feutre.

Il conserve encore son utilité dans les plaies de la substance cérébrale, comme on le verra aux observations; mais en dehors de cela, il doit être remplacé par la médication habituelle.

Dans la commotion, on réveille les fonctions par les frictions et par les stimulants.

L'expectation doit prévaloir dans la compression par épanchement sanguin. (V. observations n° 1, Contusions).

Avec un épanchement de pus, on a d'autres désordres qui rendent l'évacuation inutile.

On doit se préoccuper, à divers points de vue, de la compression qui provient de la présence du corps vulnérant. Il est à peine besoin de dire qu'il doit être enlevé, comme dans toutes les autres circonstances d'ailleurs, lorsque cela est possible. C'est le seul moment où le trépan me semble indiqué.

Le feutre chargé de glace pourra empêcher l'évolution de la méningo-encéphalite; mais dès qu'elle sera confirmée, il faut recourir aux saignées locales par la méthode de Gama, au calomel, au tartre stibié, à dose rasorienne, etc.

Moëlle épinière. — Les lésions osseuses échappent d'habitude à une action directe; il va sans dire qu'on devra tenter la réduction dans les cas voulus, et extraire les corps étrangers lorsqu'on le pourra.

Le feutre chargé de glace se recommande comme moyen de contention douce, ajouté à la gouttière, et comme agent préventif contre l'inflammation.

Les saignées locales sont le seul remède applicable aux accidents inflammatoires.

Les lésions de la moëlle exposent aux irritations intestinales et à la cystite; il sera donc nécessaire de tenir l'intestin et la vessie libres.

J'ai déjà eu à signaler l'efficacité du traitement électrique dans la paralysie; qu'elle soit d'origine médullaire ou cérébrale, on ne devra pas se hâter, dans la crainte de réveiller des foyers mal éteints.

Appareils thoraciques. — *Poumons.* — Il ne faut pas tirer hâtivement du sang pour prévenir la pneumonie.

Lorsqu'elle existe, on se servira plutôt des saignées locales; le tartre stibié est toujours indiqué.

Dans l'hémorrhagie externe, on affrontera les bords de la plaie par de longues bandelettes de diachylon; mais si le danger était imminent, on réunirait par la suture et on recouvrirait les parties avec le feutre en plusieurs doubles, muni de fragments de glace.

L'immobilité du thorax sera favorisée par un bandage de corps assez serré. Lorsque l'hémorrhagie se fait à l'intérieur, il faut donner issue au sang par la plaie extérieure, si elle était menaçante pour la vie; mais on s'empressera de fermer la plaie, dans les cas où les forces baisseraient d'une manière inquiétante.

Cette manœuvre pourra être répétée plusieurs fois.

On ne doit pas se hâter d'intervenir en présence d'un épanchement modéré qui pourra disparaître par absorption; en tout cas, on n'est autorisé à l'évacuation qu'autant que l'hémorrhagie interne est arrêtée.

L'empyème se pratiquera aux parties les plus déclives avec toutes les précautions voulues contre l'introduction de l'air; il sera d'autant plus nécessaire, que l'épanchement est très-abondant, stationnaire ou atteint d'altérations; en ce cas, l'évacuation sera suivie de l'injection antiseptique (glycérine et camphre dissous).

L'emphysème localisée est sans la moindre gravité. Lorsqu'il se généralise, comme dans le cas que nous allons voir, on se trouvera bien de faire des saignées d'air.

Dans les pneumo-thorax, si l'air vient de la plaie thoracique, on devra s'empresser de la fermer, sans se préoccuper de celui qui se trouve dans la plèvre, car il se résorbe avec facilité.

Les ponctions aspiratrices sont réservées aux cas avec suffocation.

Les hernies du poumon sont très-rares; elles demandent à être réduites, hors les cas où il y a un commencement de mortification, et où il faudra se contenter de l'enveloppement par le feutre, jusqu'à la chute de la tumeur.

Cœur. — Dans toute plaie du cœur, il est indiqué de la fermer et de recouvrir la région avec le feutre garni de glace, afin de favoriser la formation d'un caillot en diminuant la force d'impulsion du viscère. S'il se produisait des accidents de suffocation par l'accumulation du sang dans le péricarde, on suivra les recommandations déjà faites au sujet des hémorrhagies intra-pleurales.

Lorsque l'épanchement abandonné à lui-même ne tend pas à disparaître ou s'altère, ou doit l'évacuer, mais avec modération et d'une manière successive, afin de ne pas laisser toute liberté d'emblée au cœur, ce qui serait préjudiciable à l'adhésion des bords de la plaie.

La péricardite est un accident de peu d'importance, comparativement aux autres ; comme toutes les autres inflammations, elle veut être traitée par les antiphlogistiques.

Appareils abdominaux. — La péritonite est la suite habituelle des plaies de la cavité abdominale, soit qu'elle survienne primitivement ou qu'elle soit la conséquence des épanchements produits.

Avec le feutre emprisonnant des morceaux de glace, on diminue l'afflux du sang, et on arrivera peut-être ainsi à la prévenir.

L'inflammation confirmée, on remplacera la glace par l'enduit, qui sera arrosé avec du chloroforme et de la teinture d'opium.

Pris à l'intérieur, l'opium diminue la sensibilité des parties et ralentit les mouvements.

On n'a plus à attendre grand chose des onctions mercurielles ; au moment où elles pourraient être utiles par leurs propriétés altérantes, la rapidité des désordres ne les admet plus.

Si l'épiploon est sain et depuis peu à l'air, il sera réduit ; dans le cas contraire, ou si la réduction était difficile, il vaut mieux le laisser au dehors en l'enveloppant dans le feutre. Je n'ai eu qu'à me féliciter d'une pareille conduite dans le cas déjà indiqué.

Estomac. — L'hémorrhagie et les épanchements alimentaires qui sont le plus à craindre doivent être traités par le feutre garni de glace; celle-ci sera donnée en même temps à l'intérieur.

Il est à peine besoin de dire que le décubitus dorsal, l'immobilité et l'abstinence sont de toute rigueur.

On ne doit se dispenser de faire la suture de la plaie stomacale que si l'organe est irréductible.

Dans tous les autres cas, même lorsque la plaie siège dans la cavité abdominale, il est indiqué, après avoir amené l'estomac au dehors, de pratiquer des sutures et de réduire ensuite.

Intestin. — Lorsqu'il fait hernie, il doit être réduit, s'il est sans lésion.

On agrandira la plaie abdominale , si le taxis était difficile pour la suturer après.

Dans le cas où il serait lésé, il faut encore réunir, et on le retirera pour cela de la cavité de l'abdomen s'il y était resté. On peut sacrifier, sans plus d'inconvénient, toute une partie du tube, si les dilacérations étaient trop étendues.

On sait avec quelle facilité a lieu l'adhésion des séreuses, et c'est bien le cas de mettre à profit cette propriété pour la suture intestinale.

Dans le procédé de Gelly, qui représente la suture perdue, elles s'adossent bien, en fermant la plaie d'une manière exacte, ce qui permet de réunir celle de la paroi.

Les épanchements de sang peuvent déterminer la mort avant l'établissement de l'inflammation ou après ; il est donc commandé de les combattre en se servant du feutre garni de glace, de la position, de l'immobilité, des boissons glacées, etc., etc.

C'est par ces moyens que je viens de juguler une hémorrhagie intestinale chez un typhique, ayant fourni tout d'un coup deux litres de sang.

Le feutre favorisera plus tard la résorption, lorsqu'on substituera à la glace la glycérine et le camphre.

Le bistouri ne peut être employé qu'autant que l'épanchement est réuni en foyer avec fluctuation manifeste et accidents inflammatoires intenses.

Dès que l'évacuation est faite, on doit injecter la solution de glycérine et de camphre, et l'on maintiendra l'ouverture par un tube à drainage, sous la protection du feutre.

Quant aux épanchements alimentaires et stercoraux, ils sont peu accessibles à nos moyens, tellement ils se font et s'enflamment avec rapidité. La plaie abdominale sera en tous cas agrandie, si on arrive à temps, afin de pouvoir suturer l'intestin et enlever les matières par le lavage.

Foie. — Le feutre muni de glace servira à modérer l'afflux du sang et à empêcher l'hémorrhagie externe. Si on n'arrivait point au résultat voulu, on fermerait la plaie pour la rouvrir, si l'épanchement se faisait à l'intérieur.

Je n'ai rien à ajouter à ce que j'ai dit ailleurs au sujet des épanchements abdominaux et de la péritonite qui est tant à craindre, surtout lorsque l'appareil biliaire est lésé; rien ne saurait alors conjurer le danger.

L'hépatite et les collections purulentes, suite de traumatisme, demandent les anti-phlogistiques et le bistouri, lorsque l'abcès est accessible et bien délimité.

Rate. — Le danger des blessures de la glande réside presque en entier dans l'hémorrhagie qu'on combattra par le feutre muni de glace, l'immobilité, etc.

Je me répéterais en faisant connaître à nouveau le traitement des épanchements et de la péritonite.

Reins. — Le feutre, avec la glace, se recommande pour combattre l'hémorrhagie, et comme moyen préventif contre l'inflammation.

Les anti-phlogistiques doivent être employés largement, lorsque l'état inflammatoire se déclare.

On devra veiller à l'émission de l'urine, sans négliger d'entretenir la liberté du ventre. Rien ne peut remplacer le bistouri dans les accidents de l'infiltration urineuse.

Vessie. — Dans toute plaie de la vessie, avec épanchement, il faut avant tout maintenir la vacuité de la poche, en plaçant une sonde à demeure. L'aspiration de l'épanchement sera suivie de l'injection antiseptique.

Il est rare qu'on puisse pratiquer la suture.

Le feutre ne devra être abandonné à aucun moment.

La présence dans les tissus, quels qu'ils soient, de l'agent vulnérant et des corps étrangers dont il peut être la source, est une complication assez fréquente et généralement dangereuse.

On devra donc les extraire, surtout s'ils sont de nature organique; mais il sera prudent de s'abstenir, si l'opération devait entraîner de sérieux dangers.

Les caillots de sang, les parties entièrement détachées ou fatalement destinées à la mortification, les esquilles libres devront également disparaitre.

Si la plaie est contaminée, on devra la laver soigneusement et même la cautériser, surtout s'il s'agit d'agents toxiques et virulents.

Le chirurgien ne devra se servir que d'instruments d'une propreté absolue, et il aura à veiller à la sienne.

Pour les lavages, l'eau sera portée préalablement à l'ébullition; la burette remplacera l'éponge.

Les pièces à pansement seront pures, réfractaires aux germes, aux agents infectieux et inaltérables.

Ces qualités sont acquises au feutre enduit.

Quant aux plaies profondes, on ne devra les inciser latéralement que dans des cas exceptionnels, pour empêcher l'étranglement et rendre le trajet accessible à la glycérine et au camphre.

ARTICLE III

Causes provenant de l'état constitutionnel

Dans nos chambres de malades civils, chaque lit représente, pour ainsi dire, un débilité.

Les uns souffrent d'affections héréditaires, les autres sont des victimes du travail agricole ou industriel; d'autres enfin sont les épaves des cabarets où ils se sont empoisonnés par l'alcool qu'ils y ont absorbé et par l'air qu'ils y ont respiré. Il faut encore établir une troisième catégorie pour ceux qui récoltent les suites des plaisirs impurs.

Chez les premiers, les fonctions organiques et les facultés intellectuelles s'exécutent bien, comparativement aux seconds, où la déchéance physique et intellectuelle se poursuit sans relâche. Ils sont peu impressionnables aux remèdes, tellement ils ont abusé des stimulants alcooliques, s'éteignent avec rapidité ou traînent sans se refaire, et deviennent de véritables piliers d'hôpital.

La débilitation se présente aussi comme suite et conséquence de la syphilis.

En somme, pour tous ces malades, la médication tonique est une véritable nécessité; mais les préparations pharmaceutiques ne sont pas toujours bien tolérées; souvent même on fait fausse route dans leur emploi, en se servant à contre-temps d'une substance à la place d'une autre. Des circonstances diverses, qu'on n'entrevoit pas clairement, peuvent aussi tromper sur l'opportunité des unes et des autres.

Le tonique par excellence, celui qui échappe à tous ces inconvénients, est, sans contredit, l'air pur; mais quelque précautions que l'on prenne pour l'aération et la ventilation, il est impossible de l'avoir vraiment pur dans nos salles empestées, véritables fosses d'immondices.

L'introduction de l'air par les ouvertures ne manque pas d'ailleurs d'inconvénients, car les courants opposés ou trop forts troublent la caloricité et la circulation, s'ils agissent seulement sur une partie du corps, ce qui arrive pour les malades alités.

Il serait facile, à mon avis, de remédier à ces vices et à ces inconvénients par la suppression des fenêtres que remplaceraient de larges portes ayant accès sur une galerie longeant tout le bâtiment, avec vérandahs et stores mobiles. Au moyen d'une disposition particulière qui permettrait le déplacement et le glissement du lit, le malade pourrait passer, sans quitter sa couchette, de la salle à la galerie, où il resterait toute la journée. Il serait ainsi en possession de deux salles qui seraient alternativement inondées d'air et purifiées pendant le temps de repos.

Le climat d'ici (d'Algérie) permet, à n'importe quel moment de l'année, ces alternances ; pour les pays froids, d'autres dispositions seront, il est vrai, nécessaires, mais elles ne sauraient offrir de véritables difficultés. Les dépenses que ces transformations entraîneraient ne doivent pas être un obstacle, car elles seront économiques à bref délai par la diminution des journées d'hôpital.

Dans mon service, tout est réglé en vue des avantages de l'air du dehors. Les malades sont divisés en trois catégories :

La première comprend tous ceux qui peuvent circuler, et qui ne doivent se trouver dans les salles que pour les visites et les repas.

La deuxième se compose de ceux qu'on transporte au dehors, où ils sont installés en plein air du matin au soir. A cette catégorie appartiennent les malades profondément débilités, les cachectiques, les amputés et principalement les typhiques, qui paraissent en profiter le plus.

Ces sortes de malades sont à cette heure l'objet de préoccupations sérieuses, à cause des contingents qui arrivent et des colonnes qui font expédition, ce qui me dispose à parler de ceux que j'ai eus ici et que j'ai dû traiter personnellement, étant seul chargé de tout le service, afin de montrer quels sont les avantages de l'air pur et libre.

Sur les 563 entrants, reçus du 20 juillet au

15 novembre 1881, il y a 254 militaires qui proviennent à la fois des troupes de la place (95) et des colonnes du Sud oranais (159).

La garnison nous fournit 8 fièvres typhoïdes graves, 4 légères et 8 rémittentes typhoïdes.

Un seul cas de typhus abdominal, chez un jeune sous-lieutenant, nous arrive directement de la colonne de Méchéria, affectant dès le début une forme grave.

Quatre malades, dont trois évacués de l'hôpital de Saïda, tous convalescents de rhumatisme généralisé, de dyssenterie et de fièvre rémittente, contractent la maladie à l'hôpital même.

Chez les civils, nous avons 8 cas, dont 4 graves et 4 légers, observés à la fois sur des enfants de 6, 10, 11, 12, 15 ans, et des adultes de 28, 30 et 36 ans. Presque tous ces malades proviennent du village d'Aboukir, où la maladie sévit à l'état épidémique.

La fièvre rémittente tiyphoïde n'a que 3 cas. Le diagnostic est posé chaque fois avec précision, grâce au thermomètre et à l'éruption rosée.

L'étiologie banale et les caractères cliniques seront laissés de côté, car je n'ai en vue que les résultats curatifs qui sont remarquables, puisque notre seul décès appartient à un malade qui n'a pas profité de l'air du dehors.

Bien que la nature du poison des affections zimotiques soit difficile à déterminer d'une manière rigoureuse, la plupart des observateurs s'accordent néanmoins à lui assigner une origine organique extérieure; quelques-uns même lui donnent la forme solide.

Véhiculé par l'air qu'on respire, comme par les liquides et les solides qu'on ingère, il semble, dans la dothiénentérie, avoir pour siège de prédilection l'intestin, où se produisent les phénomènes les plus importants et les altérations caractéristiques de la maladie.

Avec ceux qui admettent cet ordre d'idées sur la genèse de la fièvre typhoïde et sur la constitution solide des germes morbifiques, la médication trouve un point de départ sûr qui l'empêche de s'égarer.

Dès que les premières atteintes se manifestent, il faudra se hâter de chasser l'ennemi de la place ou de le rendre impuissant. J'ai cru pouvoir atteindre ce double but par des lavages fréquents de l'intestin (purgatifs légers et grands lavements à la glycérine) et par ma potion germicide à la glycérine et au camphre.

Le traitement ne peut sans doute se borner à cela ; il y a aussi à combattre les effets du poison qui enraye ou trouble les fonctions organiques.

L'alcool et l'extrait de quinquina, qui entrent dans la potion germicide, sont destinés à venir à leur aide en leur imprimant de l'énergie et de la force.

Le sulfate de quinine complète la base de la médication interne. Je le donne, dès l'entrée, à la dose d'un gramme, jusqu'à deux même, et je ne cesse son administration que lorsque la vivacité de la fièvre a disparu, ou lorsqu'il y a de l'adynamie vraie et du collapsus. Sans le secours de cet agent précieux, dont l'action sédative sur l'encéphale et le cœur est incontestable, l'activité vitale, qu'il modère et fortifie, ne tarderait pas à être en danger par l'excès d'excitation et de chaleur des premières phases de la maladie.

Par ses propriétés antiseptiques, le sulfate de quinine joue un rôle non moins utile, en maintenant les affinités de la chimie vitale et s'opposant aux altérations moléculaires, qui constituent la putridité.

Il y en a, il est vrai, qui le trouvent dangereux; mais pour que cela soit vrai, il faut qu'il soit employé d'une manière tout-à-fait irrationnelle et intempestive.

A doses trop élevée, il précipite la sidération; si elles sont faibles, elles ne sont pas assez excitantes pour relever les fonctions animales lorsqu'elles sont tombées trop bas.

Il faut absolument le laisser de côté dans le dernier cas pour lui substituer les stimulants diffusibles : le musc, l'acétate d'ammoniaque, l'éther même qui peuvent seuls les réhabiliter.

Pendant la période de la convalescence, je donne l'extrait de quinquina associé à l'alcool ou au vin, et j'imprime ainsi à la convalescence une marche plus prompte et plus sûre.

Nulle contre-indication n'existe pour le transport des malades au dehors, où ils passent toute la journée, n'ayant d'autre abri que les murs du bâtiment qui les protègent contre le soleil. Des chalits, placés à demeure, en regard des ailes Est et Nord, sont occupés alternativement, suivant l'orientation du soleil, par les patients, qu'on y transporte avec des brancards sur un matelas qui ne doit servir que le jour.

L'air libre et pur n'est sans doute qu'un moyen hygiénique, mais c'est aussi un des adjuvants les plus utiles, soit parce qu'il excite les forces radicales de la vie par ses impressions répétées sur le corps, soit parce qu'il lui enlève une partie de la chaleur qui le consume, soit enfin parce qu'il est bien moins chargé de lies dangereuses que celui des salles.

Mon camp de typhiques a, à mon avis, une très-grande importance; telle est aussi l'opinion de M. le général Delebecque, commandant la province, et de MM. les intendants-inspecteurs Gaillard et Lecomte, qui tous l'ont visité avec intérêt pendant l'inspection de l'hôpital (1).

Ces sortes de camps peuvent être installés, l'été, dans tous nos hôpitaux sans la moindre dépense, et j'ai la conviction que leur utilité les imposera comme un devoir à tous ceux qui se trouveront aux prises avec cette redoutable maladie, dont les progrès s'accentuent tous les jours.

Du typhus abdominal, je passe à la variole, qui n'est guère moins dangereuse, pour ne dire que deux mots des deux cas à forme confluente que j'ai eus à traiter en même temps. L'un d'eux concerne une femme enceinte de six mois, avortant le jour même de l'entrée.

A eux aussi j'ai donné ma potion germicide de glycérine et de camphre, et de l'air aussi pur que possible, par une bonne aération de la pièce.

Ces deux malades ont guéri.

Dans la troisième catégorie, se trouvent tous ceux qui ne quittent ni la salle, ni le lit, et pour lesquels l'air libre n'est pas d'une nécessité absolue.

---

(1) Depuis que ces lignes ont été écrites, l'hôpital a été visité par le nouveau commandant de la province, M. le général Thomassin, qui a vu, lui aussi, mes typhiques à l'air libre, et donné son entier assentiment à ce genre de médication. J'ai accueilli cette adhésion avec d'autant plus de plaisir, que cet officier général a fait de l'étude de l'hygiène un des devoirs de son commandement. La conservation des armées n'est, en effet, qu'au prix de l'exécution rigoureuse des lois de l'hygiène. Malheureusement, elles manquent de formule précise, obligatoire et de sanction pénale.

Tout est à faire en ce sens.

De même que le laboureur est obligé d'amender le terrain pour avoir de bonnes cultures, de même le chirurgien se trouve dans l'obligation de corriger les défauts de l'organisme pour obtenir une réparation satisfaisante.

La sève qui alimente le végétal, comme le sang qui nourrit le corps, ne peuvent être aptes à remplir leur rôle qu'autant qu'ils sont abondants, de composition normale et exempts de principes étrangers nuisibles.

Mais ce ne sont que des humeurs, qui ne peuvent agir et constituer les tissus, que grâce à des appareils, dont le fonctionnement n'est pas toujours régulier. Lorsqu'ils n'obéissent plus au stimulus dont elles sont chargées, il faut leur venir en aide. A l'agriculture, suffit l'excitateur par excellence, l'air à une certaine température; en médecine, on fait davantage, en employant des artifices pharmaceutiques ou hygiéniques, qui représentent la médication tonique.

L'alimentation et les toniques doivent donc être de règle dans les traumatismes.

Ce n'est pas tout : s'il existe des principes dangereux, il faut les expulser ou les rendre impuissants.

En agriculture, ils sont d'ordinaire inconnus; la matière n'a pas été fouillée. C'est à peine si on vient de jeter les yeux de ce côté, en présence des ravages du phylloxera; il ne s'agit pas de lui, bien entendu, en ce moment.

La plante est destinée à périr : on ne s'en occupe guère. L'homme a été moins négligent, lorsque sa personne s'est trouvée en jeu. Tout a été mis en œuvre pour reconnaitre ces principes et les atteindre.

Sa peine n'a pas toujours été couronnée de succès; s'il en est qu'il connait et dont il se rend maitre, il en est d'autres qui lui échappent ou lui résistent. Contre ceux-ci, non plus, il n'est pas tout-à-fait désarmé; la physiologie et la clinique lui montrent ce que peuvent les altérants, les excitants, etc., etc.

Je concluerai en disant que la médication diathésique ne se recommande pas moins que l'alimentation et les toniques.

CHAPITRE III

ARTICLE PREMIER

Pansement

PRÉPARATION DU PANSEMENT

J'ai encore quelques mots à dire des substances employées pour le pansement.

Ouate. — Celle qui est destinée au feutrage doit être blanche, homogène, à longs filaments, exempte de tous corps étrangers, non gommée et disposée par couches faciles à séparer.

Glycérine. — Elle sera neutre aux réactifs colorés, pure, limpide, tout-à-fait inodore, de saveur douce et de consistance sirupeuse.

Camphre. — On n'emploiera que celui qui est extrait du *laurus camphora.*

Il sera pur, blanc, transparent, cristallin, de saveur chaude, amère et d'odeur très-aromatique.

La pulvérisation se fera au moyen d'une rape fine; c'est sous la forme pulvérulente qu'il réussit le mieux, en raison sans doute de l'atmosphère médicamenteuse qu'il constitue par sa volatilisation.

Ouate feutrée (Fig. 1). — Elle forme le corps du pansement. Nous allons faire comprendre sa préparation en prenant une feuille de 0m50 de longueur sur 0m25 de largeur et 0m05 d'épaisseur, avec une superficie de 0mc1250, que nous suivrons pendant toutes les phases du travail préparatoire.

Elle est d'abord étalée sur une planche, dans une des salles de bains, où l'eau de la chaudière me donne un liquide à température élevée mortelle pour les germes, dont j'arriverai ainsi à affranchir le tissu que j'aurai prochainement.

Au lieu du jet du robinet, qui déchire et perce la ouate, je me sers des légers filets de la pomme en arrosoir d'un bidon, qui suffisent à mouiller et à affaisser la ouate.

Les deux faces ayant été successivement bien imbibées, et le liquide ayant pénétré de l'une à l'autre, il ne me reste plus qu'à la soumettre à un bon battage sur place avec la main, et à la presser pour en exprimer l'eau.

Ceci fait, la feuille est pliée en trois doubles, pressée vivement à nouveau avec la main, aidée du poids du corps, et livrée enfin à la presse de la pharmacie pendant une minute, entre deux feuilles de toile cirée.

Si nous la suivons dans ces différentes manipulations, voici ce que l'on constate :

Poids. — De 37gr, monte à 225, descend à 135 et tombe à 69.

Epaisseur. — Elle passe de 0m05 à 0m003.

Dimension. — Elle gagne 0m03 en longueur, 0m02 en largeur, et 0mc0181 de superficie.

Aspect et résistance. — A la place d'une masse molle et sans cohésion, nous trouvons un tissu dur, résistant, où l'on peut tailler avec les ciseaux comme dans une étoffe ; les fibrilles serrées et entrecroisées ne se sépareront plus, à moins qu'on ne provoque une évaporation complète de l'eau qu'elle contient, par l'exposition prolongée au soleil ou à une forte chaleur.

La texture se maintiendra, même en faisant subir un certain nombre de divisions à la feuille-mère, et c'est là un avantage appréciable, puisque de la même feuille, on pourra tirer des pansements d'épaisseur variable, suivant les circonstances.

Le nouveau tissu, tel qu'il est sorti de la presse, n'est pas encore en état d'être employé pour les traumatismes ouverts d'une certaine étendue, qui ne peuvent s'accommoder, à mon avis, de l'humidité; il a encore besoin d'être desséché.

Pour ce faire, je détache un carré de 0m25 de côté, représentant la grandeur d'un bon pansement, et je le place sur la plaque du réchaud, où il se chauffe et perd de son eau.

Le poids, qui était de 32gr, tombe à 28 pour remonter à 62 avec la glycérine, et à 66 avec le camphre, qui doivent compléter le pansement et le rendre susceptible d'un emploi immédiat.

Je diminue l'épaisseur du feutre pour les blessures légères, en vue de ménager la ouate; mais je l'augmente pour les contusions et les fractures surtout, en lui laissant une bonne partie de son eau, car il acquiert en cet état une grande résistance, au point de former un corps dur, reproduisant exactement la forme des parties qu'il embrasse et qu'il maintient dans la coarctation, en remplissant l'office de moule.

Le contact des exsudats et du sang, lorsqu'ils sont peu abondants, le durcissent, au point qu'on ne l'entame pas sans difficulté avec les ciseaux, et que souvent il faut un lavage prolongé pour le détacher des parties auxquelles il adhère d'une manière tout-à-fait intime.

Les liquides ne le traversent qu'avec la plus grande difficulté; lorsqu'ils sont abondants, ils se fraient plutôt un passage par les bords.

Quoiqu'il soit fortement mouillé, il ne conserve pas toujours sa texture et sa solidité.

Lorsque la plaie est sèche, le feutre ne perd rien de son aspect primitif; quelle que soit la durée de son application, à peine présente-t-il une tache brunâtre au point où siège la lésion, et il n'y a aucun inconvénient à le réappliquer, après avoir fait disparaître la tache.

Afin d'éviter des préparations journalières, je me constitue un stock de grandes feuilles que je tiens à l'abri de l'air, dans un étui de toile cirée, et j'y puise, au fur et à mesure des besoins, en donnant toujours au pansement une dimension supérieure des deux tiers à celle de la blessure, et autrement étendue pour les contusions et les fractures.

La ouate sèche, qui forme le complément du feutre, ne demande aucune préparation.

On la taille de la grandeur et de l'épaisseur voulues, suivant les cas; mais il n'y a pas lieu de les exagérer.

Je me sers communément d'une feuille épaisse de 0m07 à 0m08, et d'une étendue double de celle de la ouate préparée.

Dans la pratique civile, où il ne faut guère compter sur les commodités des hôpitaux, la ouate est trempée et débarrassée de ses gaz, dans une cuvette d'eau où elle immerge; puis, elle est battue et tassée sur une table ou une assiette. Elle est exprimée le plus possible, et immédiatement appliquée avec ses enduits, après avoir été chauffée, si on a du feu à sa disposition.

ARTICLE II

Outillage

Dans les différents postes où je suis passé, je l'ai toujours fait confectionner à l'hôpital même, sans dépense appréciable.

Il se compose d'une burette à lavages (Fig. 2 *a*), d'un réchaud (Fig. 3), d'une burette à glycérine (Fig. 2 *b*), d'une poire à camphre (Fig. 4), et de deux planchettes (Fig. 5.)

Les deux premiers se recommandent tellement comme auxiliaires hygiéniques et médicamenteux, qu'ils me semblent appelés à avoir une place dans tout service de chirurgie, qu'on se serve ou non de mon pansement.

Les derniers le concernent exclusivement; ils facilitent sa préparation, son emploi et la médication immédiate de la plaie.

Burette à lavages (Fig. 2 *a*). — Elle a la forme d'une poire munie d'un couvercle à ajustement exact, et d'un tube recourbé qui monte du fond en se rétrécissant.

Par suite de la forme conique, même sous un petit volume, le jet a une force suffisante pour faire tomber les caillots et les matières visqueuses.

Les avantages de cet instrument, en apparence insignifiant, sont faciles à voir, à côté des inconvénients des éponges, dont on se sert ordinairement. D'habitude on les retrempe dans l'eau qu'elles ont déjà portée à la plaie, et de la sorte, elles y ramènent les corps étrangers. L'éponge ne nettoie qu'à la condition de frotter, d'où irritation de la plaie; c'est de plus un corps mou, qui pompe superficiellement plutôt qu'il n'entame les caillots adhérents et les lames épaisses des sécrétions morbides.

Avec la burette, on a un jet constamment pur et de force variable, par conséquent toujours en état, suivant la hauteur de chute, de nettoyer du premier coup toute la plaie sans dommages et sans peine.

Tous ces avantages sont encore plus appréciables si la plaie est inégale, anfractueuse, souillée de fragments de terre et de sable, ou si l'on a affaire à des poches, à des décollements et à des lambeaux, où l'on peut porter à volonté le jet, et le rendre au besoin ascendant, en raison de la courbure du tube.

Dans les affections des yeux, le jet me sert à enlever les sécrétions irritantes, et à débarrasser la conjonctive palpébrale, une fois mise à jour, des déchets épithéliaux qui s'y trouvent emprisonnés.

Dans les petites hémorrhagies, il suffit du choc du jet liquide sur les sections vasculaires pour déterminer une crispation qui arrête d'habitude l'écoulement sanguin.

Je m'en sers également pour les petites opérations où il me permet de mieux suivre les tissus à diviser, soit parce qu'il empêche le sang de couler, soit parce qu'il l'enlève. L'emploi de la burette n'exclut pas celui de la seringue lorsqu'il s'agit de nettoyer un trajet étroit.

Réchaud (Fig. 3). — Je me suis servi dans le principe du réchaud à cautères, surmonté d'une plaque mobile, n'ayant en vue que le chauffage du feutre; mais de nouvelles indications s'étant présentées depuis, j'ai dû lui substituer une sorte de boite métallique renflée en avant, avec de gros trous pour les échanges de l'air.

Elle est également munie d'une grille pour séparer le cendrier de la chambre à charbon, et d'un couvercle pour le feutre. Au moyen d'un manche fixé en arrière, l'appareil peut être promené à différentes distances de toutes les parties du corps, avec faculté de graduer l'intensité de la chaleur émise, et de varier sa durée.

On pourrait, à la rigueur, se contenter d'une simple pelle à main.

L'utilité de ce petit appareil ressortira naturellement de l'action toute favorable de la chaleur sur les phénomènes de la vie organique.

Il est de connaissance vulgaire que les traumatismes suivent une tout autre marche, suivant que la température ambiante est basse ou élevée. Les pays et les mois froids entravent la réparation et l'entourent d'écueils; les saisons et les régions chaudes l'activent, au contraire, et l'exemptent des complications.

Les Arabes, dont j'observe les procédés curatifs depuis de nombreuses années, sont entièrement ralliés à la chaleur et à l'occlusion. Ils emploient fréquemment le fer rouge, et ne négligent jamais d'abriter les plaies avec de la bouse, de la terre glaise, de la cotonnade et de la laine. Je n'en ai pas trouvé un seul qui ne se soit récrié contre l'emploi de l'eau froide: ils ne veulent pas en entendre parler.

Bien que les avantages de la chaleur soient affirmés par les conditions climatériques des localités et des saisons, et par la longue expérience des indigènes, dont j'ai tenu à parler, bien peu cependant s'en servent en chirurgie.

Je n'ai, il est vrai, usé au début du calorique par le rayonnement que pour chauffer le feutre; mais à la suite d'essais heureux, il est employé aujourd'hui pour les traumatismes et même pour d'autres états morbides, qui ont besoin d'excitation ou de révulsion. Les faits appartenant à cette dernière catégorie sont encore peu nombreux, l'expérimentation ne datant que de quelques mois; mais ils présentent une si grande importance, que je crois devoir en dire deux mots.

On sait que, par le fait de l'inflammation, l'incitabilité se perd, et que les tissus atteints sont moins aptes à résorber, à éliminer et à réparer, si on n'a pas soin de réveiller leurs propriétés vitales.

Le calorique, que Récamier considère avec raison comme le meilleur stimulant des forces radicales de la vie, est, de tous nos agents d'excitation, celui qui satisfait le mieux aux besoins des actes biologiques dans les circonstances indiquées.

Je relaterai à ce sujet l'observation d'une enfant scrofuleuse de 11 ans, dont on n'a pas voulu ou dont on s'est fatigué dans deux autres hôpitaux :

Elle n'est plus qu'un corps inerte, immobilisé par le marasme et par les lésions dont nous allons parler.

La scrofulose montre partout ses désordres et entame la plupart des systèmes. Au cuir chevelu, aux orifices du nez et à la partie inférieure des deux bras, apparaissent des croûtes épaisses d'un jaune noirâtre, dissimulant des surfaces excoriées ou largement ulcérées. Des sécrétions visqueuses agglutinent les rebords palpébraux et soustraient ainsi le bulbe à la lumière, dont il ne saurait supporter le contact. La phlogose frappe aussi bien la conjonctive que la cornée, où elle affecte l'état phlycténulaire, suivi d'ulcérations et d'épaississements.

Les mains, les doigts, les pieds, volumineux, empâtés, déformés, d'un rouge vineux, sont couverts d'ulcères, sillonnés de fistules et inondés d'une sanie fétide. Aux appendices, comme aux bras, les accidents sont symétriques.

La tumeur blanche est constituée, avec tous les signes de la deuxième période, au genou gauche, dont la circonférence dépasse de 12, 14 et 15 centimètres les dimensions des parties contiguës, et du genou sain. Aucun mouvement n'est plus possible, la demi-flexion est constante, invariable.

Deux vastes ulcérations occupent les niveaux des condyles du fémur, livrant passage à un liquide infect, grumeleux, abondant, et à deux énormes fongus rouges, qui naissent de la partie spongieuse de l'os.

On ne trouve nulle part à l'extérieur de chapelets ganglionnaires, ni d'adénité isolée ; le ventre est volumineux, dur, sans tumeurs appréciables, et il y a lieu de croire que les ganglions de la cavité abdominale sont indemnes. Tout le tube digestif paraît en souffrance, les aliments sont vomis, et il n'y a pas moins de cinq à six selles dans les 24 heures.

Pour relever les forces vitales qui fléchissent et les tissus qui se désagrègent, les toniques généraux ne sauraient suffire ; il nous est donc commandé de stimuler en même temps, et c'est grâce aux bains de calorique, administrés matin et soir, et suivis d'enveloppement avec le feutre chaud, que nous assistons tous les jours à un progrès.

La petite malade n'est dans nos salles que depuis deux mois et demi, et déjà nous n'avons plus ni croûtes, ni ulcères, ni impuissance visuelle. A la place des ulcérations des mains, des doigts et des pieds, on ne trouve que des taches vineuses d'une certaine épaisseur, dures ou molles, libres ou adhérentes. Le genou a peu perdu de son volume, mais en revanche, il offre moins de lignes veineuses et d'empâtement.

Un des fongus a disparu, il est de niveau avec la peau; celui du condyle interne est réduit des deux tiers, mais il continue à conduire le stylet dans l'excavation de l'os, et à s'entourer à sa partie inférieure d'un ulcère excavé, grisâtre. De tous les trajets, c'est le seul qui subsiste, donnant du pus épais, verdâtre.

A part quelques légers troubles qui surviennent de temps en temps, les fonctions digestives s'exécutent d'une façon presque régulière.

Les effets du chauffage local ne semblent guère contestables dans ce cas, puisque les canaux des parties fistuleuses se remplissent et versent leurs sécrétions au dehors, chaque fois qu'on les chauffe, et que, par cette sorte de drainage, les tissus se dégorgent en même temps que les trajets se nettoient.

Après avoir fait la part du traitement interne (sirop antiscorbutique iodé, huile de foie de morue, etc.) et de l'air fortifiant du dehors, il faudra donc retenir celle du calorique, qui a servi à exciter les tissus, à les dégorger et les débarrasser de leurs sécrétions nuisibles.

Si le succès n'est ni complet ni définitif, il représente au moins un temps d'arrêt qui ne peut qu'être profitable. (Vue par M. le médecin-inspecteur Daga.)

Quoi que l'on fasse, et quelle que soit la source

où l'on puise, il est rare que l'on se rende maitre de l'uréthrite d'une manière prompte et définitive.

Un de mes malades, qui a hâte de guérir, a tout mis en œuvre pour se débarrasser d'une blennorrhée de six mois qui résiste à tout, même aux spécifiques les plus prônés à la 4e page des journaux. Au moment où il vient à nous, il est en outre affecté d'un rétrécissement.

Ne sachant à quelle médication recourir, car elles ont toutes été employées inutilement, je me décide pour le chauffage local, après avoir traité la coarctation par le cathétérisme, et j'ai la satisfaction d'obtenir un résultat complet au bout de vingt jours.

Ce résultat ne pouvait être perdu de vue, bien que le cas auquel j'avais affaire, quelques jours après, ne se présentât plus dans les mêmes conditions.

Il s'agissait en effet d'une uréthrite de six jours, avec balano-posthite et rétension d'urine.

Comme dans le cas précédent, j'ai chauffé, mais, cette fois, j'ai en outre massé les parties avec la glycérine et le camphre, et je les ai maintenues dans le feutre enduit. Comme résultat immédiat, j'ai eu aussitôt après la première opération, une émission abondante d'urine, puis l'inflammation et l'écoulement vont en s'affaiblissant d'une manière progressive, au point d'avoir disparus en seize jours.

Je me borne à ces deux faits qui établissent suffisamment l'efficacité des bains de calorique, à n'importe quelle période de l'uréthrite.

La verge est chauffée et massée consécutivement deux fois par jour; comme d'habitude, l'écoulement s'active, pendant le chauffage, dans les premières séances.

J'ai également soumis au calorique rayonnant le

rhumatisme chronique, les inflammations sous-cutanées, les engorgements froids, l'œdème, les affections des lymphatiques, et là aussi, il s'est montré bienfaisant, utile; mais nulle part les effets ne sont aussi remarquables que dans les ulcères atoniques, dans les plaies à mauvais aspect.

Comme agent de révulsion, le calorique local est utilement employé, toutes les fois que l'inflammation est peu étendue, à son début, ou lorsque, après avoir disparue, elle laisse un état d'irritation qui devient la cause incessante d'un appel fluxionnaire.

Si les viscères sont profondément situés, ils se trouveront évidemment dans de moins bonnes conditions que ceux qui se rapprochent de la peau où doit se faire la transposition.

Dans le maniement du calorique rayonnant on doit s'astreindre à certaines précautions, dont il ne faudra guère se départir, car il agit surtout par son pouvoir fluxionnant, qui est de courte durée. Il sera donc nécessaire de l'employer avec persévérance et de le répéter fréquemment, au moins deux fois par jour. On devra en outre chauffer fortement la peau jusqu'au rouge vif sur une large surface et conserver le plus longtemps possible la nouvelle chaleur en recouvrant les parties avec une feuille de ouate bien chaude, aussitôt après l'opération.

Dans les catarrhes du tube digestif, de la vessie, de l'utérus et de l'appareil respiratoire, j'étends le chauffage à toute la paroi abdominale ou thoracique.

Pendant qu'on chauffe le thorax, le malade pourra inspirer, s'il y avait utilité, de l'air chaud, et l'on aura ainsi les effets combinés de l'excitation et de la révulsion.

Quoiqu'il soit constant que la température extérieure peut s'élever ou s'abaisser d'un grand nombre de degrés, sans qu'il y ait jamais d'équilibre avec l'organisme vivant, ce fait ne saurait exclure l'élévation de la température locale, qui va jusqu'à 3° après le chauffage et son extension en profondeur.

Il sera donc possible, dans les affections de la plèvre et du péritoine, qui revêtent les cavités pariétales, de faire à la fois de l'excitation et de l'irritation transpositive.

Des effets identiques peuvent être admis pour le poumon. Le bien-être éprouvé par les phthisiques (dans la forme torpide), qui respirent mieux et expectorent plus facilement, doit aussi bien se rapporter à l'air chaud, qui traverse les canalicules respiratoires, qu'à celui qui baigne la paroi de réception du viscère. Encombré, alourdi, surmené par les tubercules, les processus pneumoniques, lès infiltrats et les stagnations sanguines, il ne peut que profiter de tout ce qui éveille sa fonction et allège sa charge.

Les révulsifs on eu leur temps de vogue et de discrédit dans la médication de la tuberculose pulmonaire ; ils reprennent faveur en ce moment, car plus que jamais on se sert, et avec raison, des cautères, des vésicatoires, des pointes de feu et de l'iode.

Les premiers de ces agents ont été et sont encore proscrits par quelques-uns, par peur de la spoliation, bien que reconnus utiles comme révulsifs.

Le calorique fait, comme eux, de la révulsion, sans spolier, et à ce titre il leur serait certainement préférable, si son action était continue. On ne saurait nier en tous cas qu'il ne les seconde puissamment, soit en leur imprimant une plus grande activité, soit en étendant la surface de révulsion.

J'emploie concurremment les exutoires et le chauffage ; des avantages plus sûrs étant acquis à cette action combinée.

Burette à glycérine (Fig. 2 *b*). — La burette à glycérine sert à verser cette substance sur la plaie et sur le feutre, où elle est étalée en couche unie au moyen d'une spatule ou avec la main.

Poire à camphre (Fig. 4). — Le camphre est projeté tant à la surface de la lésion que sur le feutre par une poire en métal, d'où il ne peut s'échapper qu'en poudre, grâce aux trous dont le couvercle est perforé.

La poire à camphre n'est pas plus indispensable que la burette à glycérine ; on peut suppléer à la première par une spatule ou les doigts, et à la seconde par l'ouverture du flacon ou un fort pinceau de charpie.

Planchettes (Fig. 5). — Elles sont en bois, légères et munies d'un manche.

L'une d'elles, d'assez grande dimension, est destinée à la feuille-mère, au moment où l'on procède à la préparation du feutre enduit.

La seconde, plus petite, reçoit le feutre préparé pour le pansement et le maintient sous la plaie pendant qu'on la couvre de glycérine et de camphre. De cette façon on évite les pertes et les souillures.

ARTICLE III

Application du Pansement

Après les ligatures et les extractions, lorsqu'elles sont nécessaires, je procède à un lavage minutieux avec l'eau chaude et j'essuie au moyen d'un linge fin préalablement chauffé, afin que la glycérine puisse mieux adhérer à la surface desséchée de la plaie.

J'ai renoncé sans regret aux lavages phéniqués, que j'employais au début ; c'est à peine si j'ai encore recours à une solution au 1/50, lorsque j'ai à panser une blessure en état de putridité et d'infection.

Le chauffage n'est entré que depuis peu dans ma pratique ; mais si j'en juge par les résultats que j'observe, il ne se séparera plus du pansement et il ne contribuera pas peu à ses succès.

Son action a été déjà expliquée et justifiée.

Les lambeaux sont respectés, même les plus compromis ; j'aime mieux en laisser l'élimination à la nature.

Une fois ces premiers soins donnés, je passe à la médication immédiate de la plaie, que je recouvre partout de glycérine et de camphre en poudre.

Si elle présente un trajet profond, anfractueux, inaccessible à ces substances, je me sers alors d'une sonde ou d'un tube à drainage et de la seringue pour les faire pénétrer par injection, me dispensant autant que possible de tout débridement.

Le camphre est préalablement dissous, pour ces

circonstances, par l'alcool et injecté en solution à 1/15, mêlé à parties égales de glycérine.

La réunion immédiate a sans doute ses avantages ; mais elle a aussi de vrais inconvénients, et je crois qu'on ne doit l'employer en toute sécurité, que lorsqu'elle est nettement indiquée, comme dans le plus grand nombre des plaies superficielles par instrument tranchant.

Avec les bandelettes, la position et le feutre, on peut arriver à des affrontements convenables, dont on devra se contenter le plus souvent.

Le feutre médicamenteux forme, avec la ouate sèche, ce que j'appelle l'appareil à pansement.

L'un et l'autre s'appliquent séparément.

On commence d'abord par accoler avec douceur le centre du feutre, enduit de glycérine camphrée, à toute la surface de la plaie, on l'applatit ensuite partout et on le fait adhérer intimement de tous côtés, afin de chasser l'air et d'en empêcher l'accès.

Une feuille de ouate sèche couvre entièrement le feutre en le dépassant et s'assujettit par des tours de bande.

La partie lésée est ensuite placée dans la position la plus favorable soit à la circulation de retour, soit à l'écoulement des liquides, soit à la réunion, suivant les indications, et maintenue immobile, bien abritée contre le froid. Il est bien entendu que l'écoulement du liquide est toujours assuré par des drains laissés à demeure, lorsque la nécessité s'en présente. Ces drains sont préalablement trempés dans la glycérine camphrée.

Pour les maladies des yeux et pour les régions à surface régulière, lorsque le traumatisme est peu étendu, je supprime la ouate sèche et je maintiens solidement le feutre, qui s'adapte bien partout, en raison de sa grande souplesse, par des bandages polygonaux en ruban de fil traversés de diagonales et susceptibles des formes les plus variées.

J'en ai toujours de prêts, mais il m'arrive quelquefois de les fabriquer à l'instant, avec quelques points de couture ou des épingles, lorsque j'ai à leur donner les formes qui me sont imposées par les circonstances.

Le pansement s'applique et réussit à toutes les périodes du traumatisme, mais le moment le plus favorable appartient aux plaies récentes, surtout à celles qui viennent de se produire.

ARTICLE IV

Renouvellement du Pansement

Il ne peut être établi de règle fixe à ce sujet. Les traumatismes étendus, donnant abondamment et déjà altérés, commandent une tout autre conduite que ceux qui se présentent dans les conditions opposées.

D'habitude je ne fais mon second pansement que le cinquième ou sixième jour ; mais si l'appareil est fortement mouillé et que le thermomètre indique une température élevée, j'enlève tout.

Lorsque la plaie marche bien, je n'y touche point, je me contente seulement de couvrir de glycérine et de camphre. Mais si elle est baignée de liquides, je fais un bon lavage et je panse comme la première fois.

Tout me dispose à laisser l'appareil longtemps en place, soit parce qu'il est inaltérable, soit parce que la plaie suit d'habitude une bonne marche, soit aussi parce qu'elle ne peut que souffrir de son exposition à l'air, des manipulations et des traumatismes auxquels elle est forcément soumise.

On a souvent la main forcée par le blessé, qui veut savoir ce qui se passe, et j'avoue avoir trop souvent partagé sa curiosité.

Pour les lésions sans aucune gravité, un pansement unique peut suffire.

Il va de soi que plus on s'éloigne des premiers jours du traumatisme, moins les pansements seront fréquents.

Règle générale. — Pansements tardifs et rares.

ARTICLE V.

Marche des plaies sous le pansement

Comme les affections cycliques, les plaies ont des étapes marquées d'avance, qu'elles doivent parcourir.

Elles se débarrassent d'abord des liquides inutiles; puis, en même temps qu'elles éliminent les parties qui ne peuvent vivre, elles organisent les exsudats en éléments anatomiques, destinés à combler les pertes ou à unir les tissus divisés.

Ces actes nécessaires s'accomplissent avec régularité, si rien ne les trouble, mais bien souvent les complications et les accidents surviennent, et c'est à les prévenir et à les atténuer, lorsqu'ils existent, que tendent les méthodes curatives.

On ne peut évidemment juger de leur valeur qu'en les suivant sur ce double terrain, dans le domaine des faits.

J'aborderai incessamment la relation de tous ceux que j'ai recueillis, et il sera facile à chacun de constater que nos lésions suivent habituellement une marche favorable, et qu'elles ne sont ni le siège ni la porte d'entrée des intoxications qui compromettent avec elles tout l'organisme.

Les cas ne sont pourtant pas triés pour la commodité de la méthode.

Six fois les corps étrangers restent longtemps ou d'une manière définitive dans les tissus, et dans tous les cas l'inflammation est restreinte, la suppuration manque ou n'a rien d'exagéré; les corps s'enkystent ou s'éliminent par de petits abcès, qui ne s'étendent guère au loin.

(Obs. 4, 10, 14, 15, coups de feu; — 2e et 3e cas, lésions oculaires).

Les épanchements se résorbent ou sont évacués, sans qu'on constate les accidents graves qui surviennent communément dans les cas observés.

(Obs. 2, contusions; — 4 fractures).

Je n'ai pas, évidemment à m'occuper des épanchements sanguins, qui ont, avec les désordres des viscères, précipité la mort, que rien ne pouvait empêcher. On trouvera plus loin les observations qui les concernent, aux cas mortels.

L'épiploon reste hernié et se mortifie sans retentissement sur la séreuse abdominale.

(Obs. 19, coup de couteau).

Le testicule subit une destruction partielle, sans que le restant de la glande soit compromis par la suppuration.

(Obs. 14, coup de feu).

Les appareils à air et à matières alibiles sont perforés ou exposés à l'air sans aucun danger pour les viscères.

(Obs. 17, 18 et 20, coups de couteau).

Les observations 4 et 5 (coups de feu) comportent des lésions absolument mortelles et n'infirment rien.

Dans l'observation n° 10 (plaies contuses), l'incurie des parents est seule en cause; des soins immédiats auraient eu peut-être un tout autre résultat.

Les lésions cérébrales échappent à la méningo-encéphalite dans l'observation n° 3 (plaies contuses) ; elles sont mortelles dans l'observation n° 2 (plaies par instrument tranchant).

Le dernier malade nous est arrivé avec les phénomènes de la première période de la maladie; la terminaison ne pouvait d'ailleurs qu'être fâcheuse, en raison de l'étendue de la coupure et de la contusion.

Je ne vois dans aucune de mes observations ni les accidents locaux des lésions des nerfs (paralysies, douleurs), ni les phénomènes généraux qui suivent l'ébranlement nerveux (excitation, stupeur).

Lorsque les grandes articulations sont complétement à jour (obs. 18, coup de feu), largement ouverte (obs. 12, coup de couteau), ou manifestement intéressées (obs. 15, plaies contuses), l'arthrite traumatique, favorisée par l'air et la résistance des tissus albuginés, se produit presque toujours, passant avec rapidité à la purulence, entamant tout et s'étendant souvent au loin, sous forme de fusées purulentes et d'abcès.

Rien de pareil ne se voit dans nos cas. La même immunité s'observe pour les petites articulations, qui sont atteintes en assez grand nombre. L'observation n° 2 (explosion de mines), doit être signalée d'une manière toute particulière.

Les lésions osseuses, qui présentent parfois de véritables fracas (obs. 1, coup de feu ; 5, plaies contuses ; 3, fractures du maxillaire) ne donnent lieu ni aux inflammations suppuratives de longue durée, ni aux corps étrangers esquilleux, pas plus qu'à la carie et à la nécrose.

Celles des os phalangiens sont fréquentes, étendues, et pourtant ils arrivent toujours à une bonne consolidation exempte de tout accident.

L'inflammation, qui est la suite la plus commune des traumatismes, puisqu'elle nait de l'afflux du sang, qui accompagne toute lésion, se présente toujours avec un caractère modéré, lorsqu'elle existe. Elle manque cinq fois dans les plaies d'armes à feu (obs. n° 1, 2, 3, 14 et 18).

L'érysipèle cutané et phlegmoneux, le phlegmon diffus, l'étranglement, les abcès, les fusées purulentes, qui proviennent des inflammations sous-aponévrotiques, nous sont totalement inconnus.

La gangrène est extrêmement rare dans nos observations, elle se limite toujours à une partie restreinte des lambeaux, qui sont atteints de contusion au troisième degré (qu'elle s'y montre d'emblée ou consécutivement à la réaction qui dépasse la résistance (obs. 8, coup de feu ; 2, explosion de mine ; 4, explosion de fusil ; 6 et 17, plaies contuses).

Sa marche semble avoir été enrayée chez le tirailleur évacué d'Ammi-Moussa (obs. 21, coup de feu).

Les accidents gangréneux se présentent avec la forme la plus grave chez le malade atteint de fracas du fémur (obs. nº 8, cas mortels, coup de feu à la cuisse) et entrainent la mort.

Ils se compliquent de septicémie aiguë dans le fracas du calcanéum (obs. nº 21, écrasement du calcanéum) et nécessitent l'amputation.

Chez ces trois malades la gangrène était nettement confirmée, lorsqu'ils ont été reçus dans nos salles.

La pourriture d'hôpital ou putridité des plaies, avec ses formes variées, et la diphtérite font complétement défaut.

Jamais nous n'avons eu d'hémorrhagies consécutives, soit au commencement, soit à la fin de l'inflammation, soit à la chute des escharres.

La fièvre des traumatismes, qu'elle dérive d'irritations ou d'inflammations locales (fièvre traumatique simple, fièvre traumatique inflammatoire), ou qu'elle provienne d'intoxications générales, et spécialement des microbes (comme le démontrent les expériences de Pasteur, qui crée la fièvre putride avec le vibrion septique et la fièvre purulente avec le vibron pyohémique), n'est observée que dans les deux premières formes, avec une durée généralement courte, et une faible ascension thermique. Très-peu de cas font exception à la règle.

La pyohémie et la septicémie n'ont pas cependant manqué de circonstances favorables; puisque nous avons des amputations, des fractures compliquées de plaies, des plaies articulaires, des lésions du diploé, des caries à trajets fistuleux, des poches purulentes ouvertes, etc., etc., comme on le verra aux observations.

L'absence du tétanos est peut-être due à autre

chose qu'à sa rareté habituelle. Il a pour lui les blessures articulaires, les plaies des tissus serrés, riches en filets nerveux, la présence des corps étrangers et pourtant il ne se produit guère.

L'impression subite d'un froid humide, des courants d'air, n'est guère spéciale aux localités, et nos malades n'en sont pas plus préservés que les autres.

Je viens d'en observer un cas dans le Dahra, survenu au quinzième jour, d'une plaie superficielle de la plante du pied, traitée par l'acide phénique.

Qu'il me soit au moins permis de penser que le dénouement fatal aurait pu être prévenu par l'emploi du feutre enduit.

ARTICLE VI

Indications remplies par le pansement

J'ai dit au commencement ce qu'était l'air pour les traumatismes, et si je me suis entièrement rallié aux idées de Pasteur ; si j'ai accordé toute prépondérance aux germes ferments, je n'ai pas moins admis l'action simultanée des autres éléments de l'atmosphère.

Je n'ai rien exclus, j'ai tout admis, et c'est en partant de ce principe que je suis arrivé à une médication collective, tout en visant les microbes d'une manière plus particulière.

A moins de fermer les yeux à l'évidence, il faut bien admettre qu'ils sont pour quelque chose dans les accidents des plaies, puisqu'on peut en déterminer expérimentalement d'identiques avec eux. L'inflammation, la purulence, la putridité, la fièvre ont leurs ouvriers, les vibrions phlogogènes, pyogènes, septogènes et pyrogènes.

Ce sont des destructeurs énergiques des tissus et et des humeurs, et pourtant on ne craint pas de les y déposer en masse, lorsqu'on fait de la médication avec l'air et l'eau où ils abondent.

Les théories ne sont pas toujours des conceptions heureuses; les mirages sont splendides de loin; mais si on en approche trop, ils s'évanouissent.

Il ne faut pas cependant condamner les théories en bloc, s'il en est qui sont stériles ou qui avortent, il en est d'autres qui produisent, et qui résistent à l'épreuve du temps, leur maitre à toutes.

Oui, le temps et l'expérience les rejettent, les consacrent ou en font naître de nouvelles; car bien des découvertes ne sauraient avoir d'autre origine.

Je ne suppose point que la théorie ait amené les Arabes ignorants des tribus à mastiquer les plaies avec la terre glaise pour les soustraire à l'air.

L'expérience, et elle remonte bien loin (car ils ont toujours été armés pour la lutte), a pu seule leur montrer où était le mal et où se trouvait le remède.

S'ils ne se servent guère de l'eau froide qui est partout à leur portée, c'est qu'apparamment l'expérience leur a montré aussi qu'elle nuisait aux blessures.

Le masticage donne des résultats satisfaisants et ils doivent certainement être attribués à l'oblitération et à l'isolement.

Les fameuses terres sigillées, autrefois si usitées en médecine, ont été précisément abandonnées comme étant tout-à-fait inertes.

Avec mon pansement je fais comme eux de l'oblitération, mais je la rends médicamenteuse pour combattre les germes, que je crois surtout dangereux.

Je les attaque de tous côtés; j'enlève et je détruis ceux qui sont déposés sur la plaie par l'air ambiant, qui en contient toujours, en la lavant avec l'eau chaude et la couvrant de glycérine et de camphre.

D'un autre côté j'empêche l'accès et j'obtiens l'annihilation de ceux qui flottent au-dehors et qui sont un danger constant, en leur opposant l'appareil ouaté et l'enduit où ils succombent.

Je me sers pour les lavages d'eau chaude, préalablement portée à l'ébullition, et je supprime de cette façon une de leurs sources; ils sont ainsi mis dans l'impossibilité d'agir, où qu'ils soient et d'où qu'ils viennent.

L'appareil à pansement n'est plus qu'un obstacle matériel, mais d'une grande efficacité, pour les poussières et les corpuscules organisées qui ne peuvent le traverser, aussi bien que pour les fluides nuisibles, pour l'humidité, le froid et les mouvements de l'air, dont il contrarie l'accès et atténue les effets.

Il me semble avoir satisfait à toutes les indications, en débarrassant la plaie de tout ce qui lui nuit et en la protégeant contre tout ce qui peut lui être préjudiciable.

L'appareil remplace et constitue pour ainsi dire le tissu de protection normale qui fait défaut.

Je viens d'exposer longuement la théorie des causes et de la médication; il ne me reste plus qu'à en appeler au témoignage des faits.

CHAPITRE IV

RÉSULTATS

Il ne m'échappe point que pour étayer solidement la méthode, il m'aurait fallu des faits plus nombreux, plus importants et mieux suivis, mais on voudra bien m'accorder que je n'ai pas été le maitre pour choisir mon service et mes malades.

La plupart des observations concernent des indigènes, et ja n'ai pas besoin de dire à ceux qui ont pratiqué en Algérie, quelle est leur répugnance pour l'hôpital. Ils y viennent tard, sont toujours pressés d'en sortir, et ils disparaissent complètement pour le médecin une fois rentrés dans leurs tribus.

J'ai tenu d'ailleurs à ne présenter que des faits authentiques, observés à l'hôpital, et suivis par le personnel médical de l'établissement.

Il n'est fait exception que pour une plaie pénétrante du crâne d'une très grande importance dont la médication a eu, elle aussi, pour témoin M. le médecin aide-major Georges (Obs. 3. — Plaies par instrument contondant).

Par suite du système de pansement qui a été exposé, il n'est guère possible de donner le tableau journalier de l'état des plaies. Il faut d'ailleurs reconnaître que ces narrations quotidiennes, n'ajoutent pas beaucoup à la valeur de l'observation, et que bien souvent elles sont la cause d'une fatigue inutile pour le lecteur, qui demande à être rapidement renseigné et impressionné.

Je signale l'état des lésions à mesure que le pansement est renouvelé, à ces moments-là, nous sommes presque toujours en présense d'une situation saillante, qui frappe et attire l'attention.

Mes observations présentent plutôt le fait en bloc, sous forme sommaire, tout en signalant, pendant le chemin parcouru, les divers incidents lorsqu'ils se produisent.

J'ai dû élargir mon cadre pathologique pour les caser toutes, car elles n'intéressent pas exclusivement les traumatismes.

J'ai divisé ceux-ci en deux classes, suivant que les tissus atteints sont ouverts ou fermés à l'air. Cette division s'explique par tout ce qui a été dit au sujet de l'atmosphère.

Ma troisième classe embrasse les traumatismes osseux, exposés à l'air ou non; elle comprend les fractures et les luxations.

Tous les cas sont rapportés suivant l'ordre des régions, en commençant par la tête.

Si les trois classes qui suivent ne touchent qu'accidentellement aux traumatismes, ce n'est point une raison pour que je laisse de côté les faits qui les constituent et qui ne manquent pas d'importance chirurgicale.

Elles comprennent :

1° Les lésions inflammatoires ;

2° Les lésions virulentes et envenimées ;

3° Les lésions oculaires.

PREMIÈRE CLASSE

TRAUMATISMES OUVERTS

ARTICLE PREMIER

Coups de Feu

Les blessures par les petits projectiles ne manquent généralement pas de gravité, car des ouvertures en apparence insignifiantes peuvent répondre à des désordres étendus; et si le coup est tiré de près, suivant une certaine incidence, les délabrements et les fracas seront souvent considérables.

Les accidents inflammatoires sont ici plus à craindre que partout ailleurs ; il y a des escharres à éliminer, des pertes à réparer, des résistances à vaincre. Leur médication n'est donc pas simple ; mais grâce aux injections médicamenteuses et à l'appareil, les résultats se montrent favorables, comme nous allons le voir.

OBSERVATIONS

—

N° 1. — *Coup de feu sous le menton.*

J..., du 4e régiment de Chasseurs d'Afrique, a tenté de se suicider en se tirant un coup de feu, à bout portant, à la région sus-hyoïdienne, dans l'aire du triangle du digastrique, immédiatement derrière le maxillaire inférieur, au côté gauche.

La balle est sortie du même côté, tout près de la commissure labiale, au-dessous du rebord alvéolaire du maxillaire supérieur.

Il n'existe à proprement parler d'orifice, ni d'entrée, ni de sortie, ni trajet, il y a eu par éclatement fracture du maxillaire inférieur et dilacération des parties molles. La plaie n'est qu'un vaste hiatus, découvrant la cavité buccale.

La joue est séparée en lambeaux, dont les divisions intéressent les lèvres. Vers leur sommet surtout, ces lambeaux sont meurtris, déchiquetés, infiltrés de sang et à peu près insensibles à la piqûre d'une épingle. Il en existent d'autres qui conservent leur union avec les fragments du maxillaire auxquels ils répondent.

Le maxillaire supérieur n'a point de lésions; deux incisives et la canine ont été fracturées au-dessous de la couronne.

Le corps du maxillaire inférieur, au contraire, est le siège de fractures multiples, détachant complètement des fragments de grandeur variable, plus ou moins esquilleux, seulement adhérents aux parties molles, avec lesquelles la pesenteur les entraine vers le cou.

A la région mentonnière, deux fragments supportent intactes, l'un les deux incisives droites, le deuxième les deux autres incisives; un troisième fragment, finissant à l'origine de la branche montante est détaché du corps de l'os et abandonné à l'action musculaire; enfin deux esquilles libres sont extraites sur le champ.

La plaie est débarrassée des caillots de sang par le jet d'eau chaude de la burette. Deux petits fragments complètement isolés sont enlevés; on conserve les autres à cause de leur volume et de leur adhérence aux parties molles, bien que celles-ci ne fassent plus suite à celles du cou que par un pédicule étroit et que par conséquent la vitalité des fragments soit aléatoire.

Ils sont relevés et remis en place non sans difficulté, à cause des esquilles qui gênent la réduction, et des muscles qui, agissant en sens différent, tendent à la détruire.

Les lambeaux ne sont pas rafraîchis, bien que fortement contus. Remis en place avec soin, on les réunit par des points de suture entrecoupée.

Glycérine à leur surface et, autant que possible, dans l'intervalle qui les sépare.

Application du pansement : une fronde placée sous le menton soutient les os et applique les dents contre la gouttière que forme un moule de gutta-percha.

Dans la soirée, il se déclare un léger mouvement fébrile qui dure une quarantaine d'heures.

Le pansement est enlevé le cinquième jour, en même temps que les points de suture. Il y a un peu de pus à sa surface; quelques gouttes sortent par la pression, de l'intervalle des lambeaux, qui ne présentent pas de tuméfaction, sont bien en place et offrent des bourgeons en voie de formation. Le malade se lève, il a bon appétit.

Renouvellement du pansement huit jours après. A peine du pus, les lambeaux sont déjà réunis entre eux; leur séparation ne se reconnait qu'à une ligne de bourgeonnement régulier.

Le moule de gutta-percha détérioré est remplacé par un autre : pansement habituel.

A partir de ce moment, le blessé se porte comme à l'état normal, et la fracture se trouve consolidée, grâce à des jetées osseuses, vers le quarantième jour.

La cicatrisation terminée depuis longtemps, la région blessée se présente dans l'état qui suit :

L'orifice buccal n'est rétréci que d'une manière insensible et très-peu dévié. Les dents inférieures sont sur la même ligne, sauf un léger chevauchement de la canine sur l'incisive. L'angle de la mâchoire est un peu porté en dedans, l'arcade dentaire inférieure ne correspond pas d'une manière assez convenable à la supérieure pour permettre une bonne mastication.

J... est évacué sur l'hôpital d'Oran avec une demande de réforme. (Vu par M. le médecin-inspecteur Quesnoy).

N° 2. — *Autre coup de feu sous le menton.*

G..., 22 ans, l'âge des passions et des blessures de cœur.

La balle d'un révolver de moyen calibre pénètre à 0,01 du menton, à peu près sur la ligne médiane de la région sus-hyoïdienne, et sort par l'aile droite du nez, après avoir traversé le plancher sublingual, la langue, la voûte palatine et le cartilage nasal.

L'orifice d'entrée, de la forme d'une étoile à trois branches, mesure 0,04 en longueur, et 0,02 en largeur; les bords sont déchirés et pendants.

A la langue on découvre à peine la plaie inférieure qui est dissimulée en grande partie par l'attache du frein; celle du dos est irrégulière, de 0,025 de longueur et 0,019 de largeur; le bord postérieur fait saillie.

La voûte du palais est perforée, à sa partie moyenne, à droite, à partir de la ligne médiane; la partie du bord alvéolaire qui fait suite se détache en avant, comprenant la canine et les deux incisives droites, qui sont l'une et l'autre fracturées au collet, et mobiles.

L'ouverture de sortie représente une sorte de croissant, formé d'une simple déchirure, ayant une corde de 0,02, et son angle supérieur au niveau de la jonction de la branche montante du maxillaire et de l'os nasal. On ne trouve nulle part d'esquilles libres.

L'hémorrhagie, abondante par la bouche et par le nez, a pu être promptement arrêtée par un rouleau de feutre dans la fosse nasale, et par un carré épais maintenu dans la bouche.

Je me sers du dernier qui n'empiète que sur les deux tiers de la cavité, le dernier tiers restant libre en vue de l'alimentation liquide, pour médicamenter les plaies et maintenir le fragment osseux préalablement placé dans un moule en gutta-percha.

Le carré est fixé au dehors par la lame qui s'en détache. Je complète la contention au moyen d'un gros morceau de feutre, s'appuyant sur la lèvre supérieure, où il est maintenu par une fronde.

A ma visite du lendemain, je constate une vaste ecchymose de toute la région orbitaire externe droite.

— Salivation abondante, paralysie linguale, prononciation impossible, déglutition des liquides difficile.

Levée de l'appareil le surlendemain. Léger engorgement de la région sus-hyoïdienne; exsudats à la surface des différentes plaies; une simple rougeur autour de celle du dos du nez.

La bouche s'ouvre avec facilité, il y a moins de mobilité du rebord alvéolaire et de ses appendices; l'ecchymose est un peu décolorée. — Lavages avec la seringue et la burette; pansement; je supprime le carré de la bouche. Pendant trois jours, je me borne à des lavages de la cavité buccale et à des applications successives de glycérine et de camphre; je surveille attentivement la langue qui ne s'engorge à aucun moment.

Le quatrième jour, pansement général. — Petite tache de pus sur le feutre à l'orifice d'entrée, qui est un peu grisâtre au centre; les bords de la blessure sont affaissés sans zone d'engorgement; la plaie linguale est rosée et presque unie. La langue devient mobile; elle peut être appuyée contre la voûte, mais elle ne dépasse guère les arcades dentaires et ne peut encore servir à rejeter les aliments solides dans le pharynx. Quoique l'articulation du son soit facile, la voix reste nasonnée. Diminution de l'écoulement salivaire; point grisâtre à la voûte palatine; fragment assez bien abouché; gencives gonflées, rouges, saignantes; mucus purulent dans la fosse nasale droite qui continue à rester libre; plaie au dos du nez unie.

Dernier pansement, huit jours après. Toutes les plaies sont cicatrisées, y compris celle de la voûte palatine. L'alimentation solide est possible; le rebord alvéolaire se consolide très-bien. Les dents fracturées restent en place toujours mobiles. Le blessé a demandé à les conserver; il a sans doute ses motifs pour cela...... J'accède à son désir, bien qu'il n'y ait peut-être rien à attendre pour leur union qui, possible pour les fractures longitudinales, ne le semble plus pour celles qui ont lieu en travers.

Il n'y a eu de fièvre à aucun moment.

N° 3. — *Coup de feu à l'épaule.*

M..., indigène, présente deux plaies à trajets distincts : l'une d'elles intéresse le deltoïde, qui est traversé de dehors en dedans à sa partie moyenne et antérieure; l'autre a son ouverture d'entrée à la partie moyenne et supérieure de la fosse sous-épineuse, et celle de sortie au-dessous de la clavicule, près de l'articulation scapulo-humérale.

Ces divers orifices sont petits, sans cercle ecchymotique, peu déchirés et à peine mouillés d'un liquide séro-sanguinolent.

L'exploration des trajets ne révèle la présence d'aucun corps étranger ; le projectile n'a touché ni le poumon, ni les gros troncs vasculaires ou nerveux.

Les ouvertures s'obstruent d'exsudats qui se transforment rapidement en bourgeons : la cicatrisation est complète au bout de quinze jours, sans qu'il survienne ni fièvre, ni inflammation, ni suppuration.

Il y a eu, comme on le voit, cicatrisation par première intention.

N° 4. — *Coup de feu à l'aisselle à bout portant.*

B..., tirailleur algérien attente à ses jours, en faisant partir son fusil dans le creux de l'aisselle.

Les parties molles sont seules atteintes ; le projectile a simplement traversé la paroi postérieure du creux axillaire, sans intéresser l'omoplate dont il a rasé le bord.

L'ouverture d'entrée est énorme de forme elliptique, noire, avec perte de substance ; celle de sortie est largement éclatée. Presque toute la bourre se trouve dans le trajet, d'où elle est extraite. Je pratique des lavages répétés avec la seringue à hydrocèle, et je bourre la cavité avec le magma de gycérine et de camphre.

Dès l'entrée le gonflement est indolent, mou et sans chaleur, mais il ne tarde guère à devenir douloureux, rénitent et chaud. L'inflammation se confirme et s'accompagne de fièvre vive; les escharres se détachent et s'éliminent peu à peu avec une suppuration abondante. La cicatrisation se fait, elle aussi, lentement ; par suite d'une destruction assez étendue du tissu aréolaire, qui s'est prêté à la fonte par sa laxité.

B..., n'a quitté l'hôpital qu'au bout de soixante-dix jours, après 7 pansements.

N° 5. — *Coup de feu au bras.*

M..., a été blessée d'un coup de révolver par son mari, qu'on s'est empressé de relâcher aussitôt arrivé à Mostaganem.

Nos lois tutélaires de la famille, ont admis de pareils droits, afin de sanctionner le juste châtiment des mauvaises mères.

La blessée a été soignée pendant quatre jours avec des cataplasmes, avant l'entrée à l'hôpital, où elle arrive fatiguée par un trajet de 40 kilomètres.

La balle a pénétré à 0,01 en avant de l'épitrochlée

du bras gauche, et s'est arrêtée sur le bord externe du deltoïde d'où elle a été extraite.

Il n'existe aucune lésion de l'humérus, qu'on trouve pourtant sur la ligne du trajet.

Elle présente un peu de fièvre; le bras est rouge, tuméfié, chaud, sous la menace d'un phlegmon; les orifices donnent de la sérosité brunâtre, à mauvaise odeur. — Chauffage et pansement.

La fièvre est tombée le lendemain. En pratiquant des pressions j'amène un fragment d'étoffe à l'orifice externe. Chauffage, qui fait couler de la sérosité purulente; injections et pansement.

Deuxième pansement le troisième jour. Le gonflement inflammatoire a disparu; l'appareil est moins mouillé; les mouvements du bras deviennent faciles, ce qui permet à la malade de s'occuper de l'enfant qu'elle a au sein. Elle commence aussi à faire quelques pas dans la salle et me demande sa sortie, que je lui accorde, le quatorzième jour. L'adhésion est complète dans toute l'étendue du trajet; les orifices excavés présentent de beaux bourgeons et à peine de pus ; ils ne peuvent tarder à se cicatriser.

N° 6. — *Coup de feu à la main.*

M..., colon à Bosquet, reçoit une charge de plomb dans la main, en prenant son fusil par le bout du canon.

Le coup est reçu au niveau du talon de la main, qui est largement ouverte, à son tiers supérieur et à la partie inférieure de la commissure du pouce et de l'indicateur ; la charge s'est disséminée en éventail dans presque toute l'étendue de l'appendice. Le deuxième métacarpien est seul fracturé, à la partie moyenne; pendant l'exploration du trajet sous-cutané et des parties avoisinantes je tombe sur de la bourre et des grains de plomb qui sont extraits immédiatement. Il n'apparait rien au dos de la main, à part la fente de la commissure.

Le pansement reste en place six jours, quoiqu'il soit un peu mouillé ; le malade est presque sans fièvre, mais il accuse une douleur vive.

Ni à mon premier examen, ni à ceux qui suivent, je ne constate aucun mouvement inflammatoire qui puisse m'inquiéter ; au dos de la main, seulement, il se produit de l'engorgement œdémateux, dans la zône d'un petit abcès superficiel, dû à quelques grains de plomb venant des parties profondes.

Douze jours après l'accident je trouve encore de la bourre et une assez grande quantité de plomb dans le trajet, qui en avait été débarrassé précédemment.

Ils quittent tous les parties profondes du gril métacarpien pour se porter vers la plaie ou vers le dos de la main, où ils n'accusent leur présence que par une vive démangeaison, qui sert au malade pour me guider dans mes recherches.

Conduit par cette simple indication, je plonge le bistouri dans les quatrième et premier espaces intermétacarpiens, où se trouvent de véritables nids de plomb. Ils sont enfin épuisés et rien n'arrête plus les dernières phases de la cicatrisation.

Malgré la présence de ces nombreux corps étrangers, malgré leur dissémination, l'inflammation et la suppuration sont presque insignifiantes et la plaie conserve toujours un aspect excellent. Les phénomènes de réparation sont si peu entravés que le deuxième métacarpien, atteint de fracture et placé au centre de ces corps étrangers, est arrivé à la consolidation comme si la fracture eut été simple.

La cicatrisation est complète le jour de la sortie, (soixantième jour), mais elle s'accompagne d'ahdérences qui brident les mouvements de la main et des trois premiers doigts.

Un véritable sillon cicatriciel correspond au bord externe de l'aponévrose palmaire, dans toute la hauteur de la main, et enlève toute mobilité aux téguments.

N° 7. — *Coup de feu oblique à bout portant à l'éminence du thénar.*

M. B..., colon à Tiaret, est atteint accidentellement d'un coup de feu oblique à la partie inférieure de la région thénar.

L'articulation métacarpo-phalangienne est ouverte, la phalange est éclatée en bas, la phalangine a disparu avec le bout du pouce.

J'ampute sur le champ ce qui reste de la phalange et je recouvre la tête du métacarpien avec des lambeaux pris à la face dorsale.

Quarante-huit heures après, il se déclare un peu de fièvre; les tissus atteints s'engorgent; enfin une légère inflammation se déclare suivie d'un peu de pus. Les bourgeons cicatriciels se forment, mais ils n'évoluent pas franchement, et ce n'est qu'au trente-neuvième jour que tout est terminé d'une manière favorable.

N° 8. — *Coup de feu au pouce.*

J..., également colon à Tiaret, a l'extrémité du pouce presque mutilé par une balle, il n'y a d'intact qu'un faible lambeau à la partie interne, où se trouvent des fragments de la phalangine qui est, au reste, fracassée en entier.

Je suis obligé d'amputer ce qui reste, et je n'ai pour recouvrir la tête de la phalange qu'un lambeau de peau froide, insensible, destinée à la mortification.

J'ai à me préoccuper de son élimination qui doit laisser la surface articulaire découverte.

Je recule devant l'amputation de la phalange, je panse et j'attends.

L'inflammation et la suppuration qui surviennent sont nécessaires, elles sont la première phase des phénomènes, qui s'accomplissent par le détachement du lambeau, qui n'a pas survécu et pour l'enveloppement de la phalange, qui est enfin abritée par un mince tissu fibroïde, au bout de cinquante-sept jours.

Je trouve dans mes notes deux autres coups de feu au pouce, que je laisse volontiers de côté comme étant insignifiants.

N° 9. — *Coup de feu oblique à bout portant à l'indicateur.*

Le blessé, fils d'un officier indigène, a été vu aussitôt après l'accident par MM. les aides-majors Chenu et Kleinpeter, qui veulent amputer sur le champ. Le doigt ne présente, en effet, qu'un vaste fracas dans toute sa longueur et ne tient que par un lambeau dorsal d'un centimètre de largeur.

Je tente la conservation en reconstituant de mon mieux le squelette avec toutes sortes d'esquilles, qui ne peuvent être recouvertes qu'en parties. Le doigt est placé dans le feutre et immobilisé.

A la levée de l'appareil le cinquième jour, les esquilles se montrent encore à ciel ouvert et ne tiennent pas bien en place, mais l'inflammation est de bon aloi et la suppuration commence à se faire.

Au second pansement qui a lieu sept jours après, on voit la membrane granuleuse organisée partout, et il ne reste plus qu'une grosse esquille à découvert.

La cicatrisation fait de plus en plus des progrès aux pansements qui se succèdent, et nous arrivons à avoir un doigt effilé et ankylosé, après soixante-deux jours de soins.

N° 10. — *Coup de revolver à bout portant à l'indicateur.*

Ce cas est à peu près analogue au précédent, mais ici les lésions n'intéressent que la phalange qu'on trouve éclatée en grosses esquilles.

Le doigt ne se soutient aussi que par un mince lambeau à la partie interne.

Le blessé est alcoolique et âgé d'une quarantaine d'années. Chez celui-ci l'inflammation est plus étendue et la suppuration assez abondante, mais la guérison a lieu aussi au bout de deux mois.

Le doigt reste froid, livide, engorgé, douloureux, le malade demande à en être débarrassé ; mais je ne me laisse point gagner par ses désirs. Je rencontre assez souvent ce pauvre maçon, et il ne sait assez me remercier aujourd'hui de ne l'avoir pas écouté, car il se sert bien de son doigt qui a recouvré le mouvement et la vitalité ; la deuxième articulation phalangienne est seule légèrement ankylosée.

Un autre coup de feu à l'indicateur avec fracas de la phalangette ne mérite guère une mention spéciale.

N° 11. — *Coup de revolver à l'annulaire qui est traversé de part en part avec fracture de la phalangine.*

Lorsque le malade arrive à l'hôpital, le doigt et la main sont déjà gonflés, tendus, rouges et très douloureux; les ouvertures sont grisâtres, presque à sec. La fièvre s'accompagne d'agitation et d'insomnie, la langue est saburrale.

Le pansement s'étend à toute la main qui est placée dans une gouttière, suivant un plan incliné.

A la visite du lendemain, on constate un mieux sensible, dans l'état général et local; l'amélioration se poursuit les jours suivants; la suppuration arrive et avec elle les bourgeons, mais il ne nous est pas permis de suivre davantage le patient qui exige sa sortie, prétendant qu'il est guéri, puisqu'il ne souffre plus.

Dix-septième jour, bourgeonnement en bonne voie.

N° 12. — *Coup de revolver presque à bout portant sur la ligne médiane du sacrum, à son tiers supérieur.*

R..., soldat, à la Légion étrangère, est blessé accidentellement par un de ses camarades.

L'os est perforé obliquement, la sonde suit un trajet de 0,04 sans rencontrer ni esquilles, ni projectile.

La fièvre s'allume vingt-quatre heures après et ne cesse pendant une semaine. Le malade est très agité; les premiers jours, il délire et vomit; il n'y a rien dans les selles, ni dans les urines qui indique une lésion du rectum ou de la vessie.

La suppuration s'établit avec une certaine abondance et s'accompagne de bourgeons qui ne tardent pas à combler le trajet.

La cicatrisation est terminée depuis sept jours, lorsqu'une nouvelle suppuration vient la compromettre, sans amener aucun corps étranger. Elle se tarit de nouveau et ne reparaît plus pendant les vingt jours que le malade passe encore à l'hôpital.

Le blessé est dirigé sur son corps à Bel-Abbès avec une bonne cicatrice, après soixante-dix jours de traitement.

N° 13. — *Coup de feu à l'abdomen.*

Chose rare chez les arabes, où le suicide est presque inconnu, A..., se tire un coup de revolver dans le ventre pour se donner la mort.

L'orifice d'entrée siège à un centimètre en avant de la onzième côte et au même niveau; il est arrondi, à bords contus. On sent la balle, on arrive sous la peau, à six centimètres, en dehors de l'épine dorsale, et à cinq au-dessous de la douzième côte; son extraction est faite sur le champ.

Dans la crainte d'accidents graves, par suite de la lésion du péritoine qui me semble très probable, si l'on tient compte de la direction de la blessure et du trajet, après le pansement habituel, je recommande au malade l'immobilité la plus absolue dans le décubitus latéral, le tronc légèrement infléchi. Il ne se produit rien pendant les trois jours qui suivent, ni dans l'état général, ni du côté de l'abdomen, ce qui me dispense de toucher au pansement. A la levée de l'appareil, les orifices sont obstrués d'exsudats mélangés à de petites croûtes sanguines ; il se montre à peine quelques taches brunâtres sur le feutre ; nous sommes encore en présence d'une cicatrisation par première intention.

Le malade ne veut plus se soumettre à un régime rigoureux et exige impérieusement sa sortie. Dix jours après il reprenait son travail dans les champs, d'après ce qui m'a été rapporté par le maitre chez lequel il était employé.

N° 14. — *Coup de feu à la région de l'aine à gauche.*

La marche du projectile est assez singulière : l'ouverture d'entrée est à 0m03 en dehors du pubis à gauche et celle de sortie à la partie moyenne de la raînure interfessière.

Le cas se rapproche de celui de l'épaule par son extrême bénignité :

Des deux côtés, l'état des ouvertures laisse supposer que le trajet n'a pas été fortement contusionné et qu'il n'est pas appelé à fournir des escharres d'élimination.

Le blessé (indigène) reçoit son exeat le douzième jour. C'est ma troisième réunion par première intention.

N° 15. — *Coup de feu presque à bout portant traversant le scrotum et la cuisse droite.*

M..., armurier indigène, laisse tomber un fusil chargé à balle, qui part, lui traversant le scrotum et la cuisse droite.

Le testicule pend à moitié broyé, à travers l'ouverture d'entrée, qui occupe le scrotum à gauche.

J'abats à coups de ciseaux les parties désorganisées, et je rentre le restant de la glande, après l'avoir bien lavée et recouverte de glycérine et de camphre.

Il y a déjà de la fièvre dans la soirée, et des douleurs dans les lombes ; le surlendemain, le scrotum est légèrement gonflé, rouge, chaud, mouillé d'une sérosité sanguinolente.

Le deuxième pansement est fait huit jours après ; il n'existe plus de gonflement inflammatoire, la suppuration s'établit.

La fièvre n'a duré que deux jours et a été très-modérée.

Mon troisième pansement a lieu le quinzième jour ; en ce moment les tissus sont affaissés, le pus est épais et couvre de beaux bourgeons.

Du côté de la cuisse, la plaie s'est réunie par première intention.

Le malade se lève, circule dans la salle et dans la cour ; il se trouve en état de regagner son domicile, et me demande instamment sa sortie le vingt-unième jour.

La cicatrisation était très-avancée.

N° 16. — *Coup de feu au scrotum qui est traversé de part en part.*

K..., indigène, a le scrotum perforé transversalement, comme dans le cas qui précède ; le testicule gauche est seul entamé à sa face antérieure ; il y a du sang infiltré dans les enveloppes scrotales qu'on trouve tendues. Chez ce malade, aussi, il y a de la fièvre, des douleurs lombaires et même quelques vomissements.

L'inflammation se déclare, mais elle se localise à la plaie; l'épanchement est repris par absorption, et la cicatrisation est complète le quarantième jour, époque à laquelle le malade reçoit son exeat.

N° 17. — *Coup de feu aux deux cuisses à bout portant.*

F..., a reçu un coup de plombs, pendant qu'elle était endormie ayant la cuisse droite croisée sur la gauche.

La charge a traversé obliquement et profondément toute l'étendue de la face interne de la cuisse droite, et s'est perdue dans la gauche.

Le premier trajet est très-large, fortement contus, avec des morceaux de vêtement et des plombs; le second ne loge que des plombs, qui sont disséminés à une profondeur de 0m04.

Malgré toutes mes recherches, je n'arrive point à tout enlever; les pansements ultérieurs me donnent encore des plombs, qui sont mobilisés par la chute des escharres et entraînés à la fois par le pus et par les fortes injections que je pratique.

La fièvre est peu développée et ne parait nullement en rapport avec les accidents locaux, qui n'ont pas manqué d'une certaine intensité; il y a eu du gonflement inflammatoire, des exsudations séro-sanguinolentes et purulentes, et enfin du pus en assez grande abondance, avec élimination des parties mortifiées.

La malade a quitté l'hôpital au bout de quarante-six jours, avec une cicatrisation presque complète.

N° 18. — *Coup de feu à la cuisse droite.*

B..., lieutenant au 2e tirailleurs, a reçu un coup

de feu, le 9 juillet, à l'affaire du Kreider, où les bandes de Bou-Amema ont été mises en déroute, et a dû faire un trajet de cinq kilomètres, perdant du sang, avant d'être pansé.

Les officiers qui l'entourent, le commandant de la colonne et le médecin de l'ambulance sont tous d'accord pour se servir du pansement, qui est connu des uns et des autres. B... est pansé avec le feutre enduit, qui n'est renouvelé qu'au moment de l'évacuation sur l'hôpital de Mostaganem, cinq jours après.

La blessure siège au tiers moyen de la cuisse, ayant les orifices d'entrée et de sortie situés sur une ligne qui traverse, d'arrière en avant, toute l'épaisseur du membre, en intéressant le fémur qu'on ne trouve pas lésé ; ils sont couverts d'exsudats, de sang desséché et entourés d'une ecchymose de 0,07 de rayon, de forme circulaire. Les tissus mous sont souples partout, sans trace d'engorgement, excepté à l'orifice d'entrée en arrière, où l'on constate profondément un point induré.

Trois jours après, je trouve le malade levé; depuis ce moment, il va et vient à mon insu, et ce mouvement intempestif ne trouble guère le travail de réparation.

Le 26, les croûtes sont détachées, les plaies offrent un aspect rosé avec liseré cicatriciel, à la circonférence, la teinte ecchymatique persiste encore. Le malade se lève, ne ménage plus ses jambes et paraît peu s'inquiéter de mes recommandations.

Le 4 août, les tissus qui entourent l'ouverture postérieure sont un peu engorgés et tendus; du pus un peu séreux déchire la cicatrice et entraîne un morceau de chemise. Cette évacuation faite, l'ouverture se referme de nouveau, et B... reçoit son exeat trois jours après.

N° 19. — *Double coup de feu à bout portant au genou.*

Z..., est blessée en plein bal arabe, et immédiatement transportée à l'hôpital, où elle est reçue le 7 juillet, à 8 heures du soir.

La plaie mesure 0,14 en longueur, et 0,10 en largeur; la peau est détruite dans toute son épaisseur; les masses musculaires de la partie inférieure de la cuisse sont à découvert; le tendon du grand droit antérieur lacéré et à moitié détaché de la rotule. L'os est réduit en fragments, emportés en partie avec les chairs. Dans le sang qui coule avec abondance, on peut distinguer le liquide sirupeux de la synovie; la stupeur locale est très-prononcée.

Après un lavage prolongé, qui met un terme à l'écoulement sanguin, j'enlève deux petits débris de la rotule que je trouve dans la plaie, et je ramène vers le centre les quelques lambeaux déchirés qui existent à la périphérie. Je panse comme d'habitude.

A la visite du lendemain, je trouve la malade agitée, mais il n'y a pas encore de mouvement fébrile; le pansement reste en place.

La fièvre éclate dans la soirée, s'accompagnant de vomissements et de délire; l'insomnie est complète.

Pansement le jour suivant, le feutre est mouillé; un liquide rougeâtre coule le long de l'appareil et inonde la plaie, dont l'aspect est tomenteux et grisâtre.

Le 10, la fièvre se modère, les vomissements s'arrêtent; l'agitation touche à sa fin.

L'état général continue à s'améliorer dans la journée du 11.

L'appareil est encore fortement mouillé le 12, ce qui me décide à l'enlever.

La plaie est grisâtre et baignée d'une sérosité brune, avec globules purulents; tout autour les tissus sont gonflés et chauds.

Le pansement n'est plus renouvelé que le 16, c'est le dernier que je fais à la malade, étant appelé à profiter d'un congé.

Je pars avec la satisfaction d'avoir tout laissé en bon état. L'inflammation est enrayée, la plaie en pleine réparation; on voit la membrane granuleuse couvrir tout, s'accompagnant de beaux bourgeons et d'une suppuration de bonne nature.

M. l'aide-major Hermann est chargé de me tenir au courant de la situation pendant mon absence.

Il ne me donne que de bonnes nouvelles; la cicatrisation se poursuit d'une manière régulière, sans le moindre accident. A mon retour, j'ai le plaisir de voir Zora, circulant dans les rues, au moyen d'une simple canne, et se servant assez bien de sa jambe ankylosée.

La durée du traitement a été de soixante-dix jours. (Vue par M. le médecin-inspecteur Guerry).

N° 20. — *Coup de feu intéressant tout le membre inférieur.*

M..., indigène, a été atteint d'un coup de feu horizontal au pied, à la jambe et à la cuisse, du côté droit, pendant qu'il était endormi sous la tente.

Il résulte de la direction de la blessure que Mohamed a dû avoir le membre droit fléchi, appuyé probablement sur le gauche, et que le meurtrier a fait feu étant à plat ventre.

La balle est entrée par le bord externe du pied, à 0^m04 en avant de l'extrémité du talon pour sortir au niveau de la malléole externe sur le bord du tendon d'Achille et se loger à la limite inférieure du tiers supérieur de la cuisse, en arrière, où elle a été extraite, à une profondeur de 0^m025.

Le premier orifice est elliptique, avec légère perte de substance, le second n'est qu'éclaté et recouvert par des valves tégumentaires, le troisième est bien à jour et irrégulier.

Les trajets sont obstrués par du sang et des exsudats. Lavage, injections et pansement.

Renouvellement du pansement six jours après.

Le feutre est souillé de sang; il n'y a ni engorgement, ni chaleur nulle part; absence complète de fièvre.

Deuxième pansement dix jours après. Le feutre est presque sec, le premier trajet ne donne rien, la cicatrisation est complète.

A la cuisse, il y a un peu de pus, le fond de l'orifice est légèrement grisâtre, mais les bourgeons existent partout et indiquent une prompte cicatrisation.

Le blessé demande sa sortie qui lui est accordée.

N° 21. — *Coup de feu à bout portant au pied.*
(Tentative de suicide peu sérieuse).

H..., du 2e Tirailleurs, nous arrive de l'hôpital d'Ammi-Moussa, cinquante heures après l'accident.

La balle a traversé le pied, à la partie moyenne, dans l'intervalle des deuxième et troisième métatarsiens, qui sont fracturés.

Il a de la fièvre ; la langue est saburrale : par les orifices de la plaie il s'écoule un liquide sanieux et fétide.

Toutes les parties situées en avant des deux métatarsiens lésés sont déjà frappées de mort : les tissus avoisinnants sont eux-mêmes engorgés, pâteux, parsemés de phlyctènes ; la couleur noire de la peau (il s'agit d'un nègre), m'empêche de distinguer les lignes violacées qui semblent exister.

Le pansement est appliqué bien chaud, après un lavage phéniqué.

Il ne se produit aucun changement pendant les deux jours qui suivent; puis il y a de l'affaissement autour des points mortifiés, ce qui indique la formation prochaine d'un sillon de séparation.

Quinze jours après il est tellement dessiné, que je n'hésite point à m'en servir pour me débarrasser des orteils mortifiés et reséquer les métatarsiens.

Dès ce moment les phénomènes de réparation s'accomplissent en toute liberté.

Je rapproche le premier orteil du quatrième; j'arrive ainsi à combler la brèche pratiquée par la mutilation et à avoir un vrai pied chinois, après un traitement de soixante-quinze jours.

H..., est évacué sur l'hôpital d'Oran, pour y être réformé.

CAS MORTELS.

J'aurais, sans doute, pu me dispenser de parler des coups de feu qui vont suivre, puisqu'ils entrainent des lésions nécessairement mortelles; mais dans ces cas aussi on trouvera quelques particularités, qui ne peuvent être indifférentes au chirurgien.

1er Cas. — *Coup de feu sous le menton à droite.*

D..., jeune homme de vingt ans, est la victime de l'alcoolisme ; après une énorme absorption d'absinthe et de vin blanc, il arme son revolver et fait feu.

Le coup est tiré dans la région sus-hyoïdienne, à droite. La balle s'engage sans faire aucun éclat, dans la voûte palatine à gauche, perfore le maxillaire supérieur, le coronal et le sphénoïde, à leur jonction ; traverse le cerveau et y revient par ricochet en touchant la voûte du frontal.

Le blessé a vécu pendant dix heures dans le coma le plus profond.

2me Cas. — *Coup de feu à la région du cœur et au cou.*

L..., veuf depuis huit mois, se rend au cimetière pour se détruire sur la tombe de sa femme.

Après avoir écrit sur la croix : « Notre enfant va bien ; je vais te rejoindre ; voilà où conduit l'ivresse. » Il se couche sur le dos et se tire deux coups de revolver, dont un à la région du cœur et l'autre au cou.

La première balle a pénétré dans le troisième espace intercostal, à six centimètres de la ligne médiane, et après avoir traversé le poumon gauche, s'est logée sous le bord spinal de l'omoplate, vers la pointe de cet os, d'où elle est extraite.

L'orifice d'entrée est taillé à l'emporte-pièce, les bords sont contus et ecchymosés ; il n'y a pas d'épanchement de sang dans la plèvre, ni dans la péricarde et à peine de l'emphysème tout autour de la plaie, où l'on constate un courant d'air énergique.

La deuxième balle, entrée au niveau de l'os hyoïde, et perdue dans les muscles de la nuque, a évidemment fracassé les parties latérales des vertèbres, car je trouve dans le trajet une esquille mobile, qui est facilement enlevée avec les pinces. Il ne se présente qu'une légère hémorrhagie par la blessure ; mais le malade crache du sang en abondance ; il n'existe ni paralysie des membres, ni trouble dans le rhythme respiratoire, ce qui me permet de croire que la moëlle n'est point lésée.

Le blessé conserve toute sa lucidité d'esprit pendant dix-sept heures ; alors se déclare un violent délire avec fièvre intense et agitation qui dure pendant trente-six heures et se termine par un collapsus mortel.

L'autopsie n'a pu être faite, mais un coup tiré dans la même direction reconstitue, à mon avis, la blessure probable du suicidé.

La balle passe en dedans de la bifurcation de la carotide primitive, en dehors des corps vertébraux, fracasse l'apophyse transverse et les lames de la troisième vertèbre cervicale et se loge dans les muscles profonds de la nuque sans atteindre la moëlle, quoique le canal rachidien soit ouvert.

3me CAS. — *Coup de feu à la partie inférieure de la région de la nuque.*

La balle suit un trajet oblique en pénétrant à deux travers de doigt de l'épine de l'omoplate. Après avoir fracturé la lame de la sixième vertèbre, elle se loge dans le canal rachidien entre les deux bouts de la moëlle qui est coupée dans toute son épaisseur, et infiltrée de sang dans une étendue de $0^m,02$; un épanchement de ce liquide d'une certaine abondance se remarque d'ailleurs dans tout le canal.

Lorsque le blessé arrive à l'hôpital, il y a déjà abolition du mouvement, de la sensibilité et refroidissement général.

Le pouls est petit, ralenti, la verge dans la demi-érection ; l'intelligence se conserve intacte jusqu'à la mort qui a lieu dans les vingt-quatre heures.

Le malade continue à se refroidir, il n'expulse rien, ni par le rectum, ni par la vessie, ni par les bronches ; le ventre n'a jamais été ballonné.

4me Cas. — *Coup de feu au cœur.*

Ici, c'est la demi-cécité et la misère, qui forcent au drame, à 22 ans.

Le canon est dirigé un peu horizontalement, dans le quatrième espace intercostal à gauche.

La balle se loge dans le poumon droit, après avoir simplement labouré le ventricule du même côté. La vie ne devait pas moins s'éteindre, au bout de huit heures, dans la lucidité la plus parfaite, au milieu des phénomènes des lésions cardiaques ; affaiblissement, petitesse et intermittence des pulsations du viscère.

5me Cas. — *Coup de feu plongeant à l'abdomen.*

A..., tirailleur algérien, pour se soustraire à une punition, pend à un crochet son fusil, dont il appuie le canon sur le ventre et fait partir le coup.

La paroi abdominale est largement éclatée, à gauche de l'ombilic, et livre passage à une masse intestinale perforée et déchirée en différents points.

La balle parcourt un trajet vertical et s'arrête derrière la tête du péroné du même côté, d'où elle est extraite.

C'est comme exercice chirurgical que j'ai procédé à l'extraction du projectile et à la suture intestinale, après avoir retranché les parties dilacérées.

Le pouls est faible, la face pâle, les extrémités sont froides. Le blessé vit encore toute la journée, accusant une grande chaleur au ventre, qui devient volumineux.

6me Cas. — *Double coup de feu au ventre et à la cuisse.*

Un tirailleur puni, se venge en tirant sur le sergent, auteur de la punition.

Le premier coup traverse l'abdomen d'avant en arrière, en produisant deux simples ouvertures ; le second se perd dans la cuisse.

Le blessé n'a vécu que trois heures dans nos salles, présentant tous les symptômes de l'hémorrhagie interne : pâleur générale, refroidissement, sueurs froides, défaillances, petitesse du pouls, etc.

Le meurtrier le suit à l'amphithéâtre, après pendaison volontaire.

7me Cas. — *Coup de feu, au bras et à l'hypocondre droit.*

La balle, après avoir fracassé la partie inférieure du bras droit, pénètre par la cage thoracique dans le lobe droit du foie, qu'elle traverse presque en entier.

Elle en est extraite à l'autopsie ; le trajet dans la

glande étant libre, a pu être suivi avec une simple sonde.

La situation de la blessure, l'hémorrhagie dont elle était le siège, les filets rouges qui tranchaient sur la coloration noire du sang, m'avaient permis de poser exactement le diagnostic pendant la vie, ce qui m'avait décidé à ne rien faire.

L'hémorrhagie est arrêtée par le pansement; mais là n'est pas le véritable danger, car une fièvre violente s'allume, à laquelle succèdent le collapsus et la mort dans les cinquante-huit heures.

8me CAS. — *Coup de feu à la cuisse.*

Le fémur est broyé à la portion trochantérienne, depuis dix-huit heures, et déjà, à l'arrivée du malade, on peut constater les symptômes de la gangrène.

La cuisse est distendue, douloureuse; la plaie, d'un aspect blafard, laisse écouler du liquide sanieux.

La coloration noire du sujet m'empêche de saisir les teintes de la gangrène à la peau; elle est en tout cas crépitante et parsemée de phlyctènes.

Le gonflement s'étend à tout le membre et semble gagner le tronc; la température générale et locale s'abaisse, la respiration devient superficielle, le pouls est sans force; enfin, la stupeur se déclare et prélude à la mort qui arrive au bout de quarante-sept heures.

ARTICLE II

Explosion d'armes à feu

Les accidents par explosion d'armes à feu sont

assez communs pendant les réjouissances du Rhamadan.

L'Arabe aime le bruit de la poudre; il n'a réellement de grands éclats de joie que lorsqu'il fait tonner bruyamment le kabous ou le moukhala, après l'avoir bien bourré.

Mais cela ne se fait pas toujours sans danger, comme le prouvent les quatre cas qui suivent :

1er cas. — K..., enfant d'une quinzaine d'années, s'est blessé à quelques pas de l'hôpital, où il est amené aussitôt, au moment même de la visite.

Toute la paume de la main est fendue ou déchirée; elle est noire, insensible, inondée de sang.

Les trois premiers doigts ont subi des mutilations à des hauteurs différentes; l'articulation métacarpo-phalangienne de l'indicateur est ouverte avec luxation du doigt. Aucun des métacarpiens n'est fracturé.

J'enlève la phalangine du pouce qui n'est plus qu'un petit fragment, je régularise la surface de section de la phalangine de l'indicateur, qui est remis en place, et je débarrasse le médius de la phalangette. Il n'est rien enlevé des parties molles, les lambeaux sont tous ramenés plus ou moins au contact, et maintenus par des bandelettes et par le feutre. Rien ne m'oblige à toucher au pansement pendant les six premiers jours; il n'est guère mouillé, et l'état général est parfait; c'est à peine si je trouve du pus et une légère inflammation des parties lorsque je l'enlève. Les lambeaux se fixent et les bourgeons commencent à germer dans les points découverts.

Il n'est plus fait dans la suite que trois pansements qui ne servent qu'à protéger le travail. Au quarante-unième jour, la cicatrisation est complète ; la main est plate, disgracieuse, presque entièrement bridée dans ses mouvements par des adhérences.

2e CAS. — Le tiers interne de la main n'existe plus. L'os crochu est emporté avec les métacarpiens auxquels il sert d'appui ; le pisiforme, le pyramidal et le grand os sont apparents au fond de la plaie, et mobiles.

Les parties molles présentent une section à peu près nette, le long du troisième métacarpien, où apparaissent les fibres rouges des inter-osseux.

Il ne se trouve nulle part de lambeaux à ramener, et je propose l'amputation qui est refusée. Je ne touche à rien, je lave la plaie soigneusement, et je la mets dans le feutre.

Rien n'arrive pendant les premières vingt-quatre heures ; puis, la fièvre, le gonflement, les exsudations marchent ensemble avec une certaine intensité.

La chute de l'inflammation amène le pus, et avec lui apparaissent les bourgeons.

La cicatrisation était presque complète le soixante-unième jour lorsque j'ai quitté l'hôpital de Mascara, où le malade est resté en traitement.

3e CAS. — La main présente une véritable brèche à sa partie médiane ; le deuxième et le quatrième métacarpiens ne sont plus appuyés et jouent avec une certaine facilité. En dehors, on a des débris du court fléchisseur et de l'adducteur du pouce ; en dedans, on trouve ceux des inter-osseux ; en arrière et en avant, ce sont des bouts de tendon qui apparaissent.

L'annulaire et l'indicateur sont dépouillés des parties molles en avant ; les gaines ostéo-fibreuses sont ouvertes, les tendons apparents, les premiers ginglymes à nu.

Je panse isolément chaque doigt, et je rapproche les métacarpiens.

L'inflammation et la suppuration sont modérées; l'espace libre se comble par du tissu fibroïde, qui fait presque disparaitre la fente.

La cicatrisation est presque terminée le quarante-cinquième jour.

Les doigts sont ankylosés, mais avec le temps et l'exercice, ils deviendront encore utiles.

4e CAS. — D... est blessé depuis quatre jours; la moitié externe de la main est détruite en partie ou dilacérée jusqu'au-dessus du poignet, dont l'articulation reste intacte.

Le pouce et l'indicateur manquent; le premier métacarpien vacille, découvert presque en entier; le deuxième est seulement dénudé dans son tiers inférieur; il y a partout de l'engorgement sans chaleur; des lambeaux de peau décollés sont noirs et frappés de mort.

Après avoir enlevé le premier métacarpien, réséqué le second, et m'être débarrassé des parties mortifiées, je chauffe et je couvre avec le feutre chaud.

Il se déclare un peu de fièvre; le pansement se mouille, mais il reste en place pendant trois jours. Au moment où je le renouvelle, il est fortement mouillé de sérosité sanguinolente, avec quelques rares globules de pus; la main est toujours engorgée, légèrement chaude et un peu rouge.

Nouveau pansement, quatre jours après; l'engorgement est affaissé, la sérosité est franchement purulente, et il se forme des bourgeons.

Huit jours après, on n'a que du pus épais, d'une certaine abondance; la surface de la plaie est couverte de bourgeons volumineux, qui exsudent beaucoup par le réchaud et saignent au moindre attouchement; il y a un liseré cicatriciel à la périphérie.

Aux pansements qui suivent, je suis obligé de réprimer les bourgeons par le nitrate d'argent. La cicatrisation arrive à pas lents, du bord au centre, où se forme un petit îlot qui s'étend également.

Exeat le soixante-cinquième jour. (Vu par M. le médecin-inspecteur Daga).

5e CAS. — Cette fois, ni le Rhamadan, ni le kabous, ni les indigènes ne sont en cause; c'est un garçon de ferme européen qui reçoit un éclat de fusil à la main, en chassant le chacal.

La plaie a la forme d'un croissant, concave en bas, avec déchirure verticale à son tiers interne.

Elle va du bord externe de l'éminence thénar au deuxième espace inter-métacarpien, au dos, mesurant 0m11 en longueur, et 0m06 dans sa plus grande largeur.

Les parties molles font une saillie considérable dans le sens de la commissure, avec décollement d'un lambeau cutané de l'étendue d'une pièce de 50 centimes; la radiale est coupée, les os sont à nu, mais sans lésion.

La main est maintenue dans la flexion dorsale par des bandelettes.

Pansement, neuf jours après. Le feutre est à peine taché par de la sérosité sanguinolente et du pus.

Il n'y a d'inflammation nulle part, la rondelle de peau est décollée et mortifiée, la membrane granuleuse s'organise et se couvre de bourgeons.

Il n'est plus fait qne deux pansements. La cicatrisation s'effectue avec la plus grande régularité des bords de la plaie au centre; les bourgeons se nivellent, deviennent de plus en plus petits, et enfin, au vingt-septième jour, qui est celui de la sortie, nous avons une ligne cicatricielle d'une faible étendue en largeur.

6me CAS. — A..., maréchal des logis, au 2e spahis, a été évacué de Saïda, au mois d'octobre, sur l'hôpital de Mostaganem, pour mutilation des doigts.

Je transcris la petite relation qu'il m'a laissée de son accident, à sa sortie.

« C'est le 12 septembre, que le canon du fusil éclatant avait complétement mâché les doigts; les chairs étaient emportées en certains endroits, dans d'autres, elles étaient pendantes; les os étaient cassés, l'extrémité emportée.

» M. le docteur Labit, du 15e de ligne supprima les deux phalanges de l'annulaire et la première du médius, puis il couvrit les parties de bandelettes de diachylon et d'une compresse imbibée d'eau phéniquée.

» Quelques jours après, je fus évacué sur Saïda.

» A mon arrivée, j'avais une main énorme, on m'enleva les bandelettes de diachylon et on me pansa avec des morceaux de gaze phéniquée.

» Au bout de deux jours, l'inflammation, qui n'avait cessé d'augmenter, était très-étendue. Il se déclara un phlegmon, qui fut ouvert en avant et en arrière et continua de suppurer pendant un mois.

» Enfin je fus évacué sur Mostaganem, où votre pansement agissant avec rapidité m'a guéri dans une dizaine de jours. »

A l'arrivée ici, les moignons des doigts et la main étaient enflammés, suppurants. Au deuxième pansement tout était terminé.

ARTICLE III.

Explosion de mines

La violence du choc par des éclats plus ou moins volumineux ne limite pas son action aux parties immédiatement atteintes, qui sont broyées ou emportées. Les tissus avoisinants sont eux-mêmes contus, déchirés, frappés de commotion et de stupeur.

Par l'effet de l'ébranlement qui s'exerce sans trouver de grandes résistances, les actions organiques sont suspendues momentanément ou supprimées d'une manière définitive.

Aux désordres locaux s'ajoutent ceux du voisinage pour constituer un état réellement grave.

L'explosion a lieu par la poudre de mine dans notre premier cas et par la dynamite dans le second.

1er CAS. — M..., mineur espagnol, a fortement chargé de poudre un trou de mine et allumé la mèche qui doit amener la déflagration.

L'explosion ne se fait point; mais, aussitôt qu'on veut explorer le trou, elle se produit en emportant une partie de la main.

L'hémorrhagie est telle sur les lieux qu'on est obligé de tamponner avec du perchlorure de fer et de jeter un lien circulaire autour de l'avant-bras.

Lorsque le malade arrive à l'hôpital, la main est froide, insensible, et je m'empresse de couper le lien qui empêche toute circulation. L'hémorrhagie reprend et m'oblige à procéder immédiatement à la ligature de l'arcade palmaire profonde et de la cubitale.

On trouve partout de la terre et de petits éclats de pierre, qui nécessitent des extractions et un lavage prolongé.

L'éminence thénar, le pouce et l'indicateur sont conservés. L'apophyse styloïde du cubitus, le pyramidal, le pisiforme, l'os crochu, les quatrième et cinquième métacarpiens sont emportés avec les doigts correspondants; le grand os reste dans la plaie, mais le métacarpien, auquel il sert d'appui, ainsi que le médius ont disparu.

Je n'ai rien à obtenir des parties molles, elles manquent ou sont fortement contuses, déchirées et frappées de stupeur. Je crois l'amputation nécessaire, mais le blessé est pusillanime et ne veut pas en entendre parler.

Les premiers jours sont orageux; la fièvre est vive, l'inflammation intense, mais tout s'apaise, et lorsque je quitte l'hôpital de Mascara, quinze jours après l'accident, la membrane granuleuse est déjà constituée partout avec des saillies rouges.

2me CAS. — H..., ouvrier des ponts et chaussées, à Si-Ali, ne semble guère familiarisé avec la dynamite, puisqu'il se sert du burin pour débourrer un pétard (terme de mineur) qui a raté. Le trou contient encore la cartouche avec sa capsule et sa mèche, ainsi que le sable et la terre glaise qui doivent concentrer le choc.

L'extraction de la terre se fait sans amener l'explosion, mais aussitôt qu'on arrive sur le sable, elle se produit, lançant l'imprudent mineur avec la partie de la main qui est détachée, à trois mètres de distance.

Les deux ouvriers qui l'assistent sont simplement renversés sur place; un d'entre eux a dû recevoir aussi nos soins pour plaies contuses superficielles et contusions légères.

Le blessé ne se rend pas compte de sa mutilation; le burin est resté dans le pétard, tout taché de sang, et il ne manque au rocher qu'un éclat insignifiant de l'orifice.

Le sang a coulé aussitôt avec abondance et n'a pas cessé depuis, malgré une immersion prolongée dans l'eau froide et l'enveloppement par deux larges et épaisses feuilles d'amadou. Il n'est fait aucun autre pansement, pour les 65 kilomètres que le patient doit faire pour se rendre à Mostaganem, où il arrive à trois heures du matin, à mon domicile même.

Je ne vois de soins possibles qu'à l'hôpital, où je l'accompagne sans retard, pour procéder séance tenante à la désarticulation du poignet.

Les désordres sont tels que nulle hésitation n'est permise : il n'existe plus de l'extrémité de la main que le pouce intact, faisant suite à l'éminence thénar; l'indicateur tout dépouillé, fracturé à la partie moyenne, et le médius qui n'a que son extrémité inférieure.

Les deux derniers doigts tiennent encore par les tendons palmaires et par une bande de peau qui les relie au pouce.

Je ne trouve aucune trace, ni des quatre derniers métacarpiens, ni des os de la deuxième rangée du carpe, à l'exception du grand os, qui reste encore emboîté dans le scaphoïde, ni des parties molles qui les recouvrent.

Le scaphoïde, le semi-lunaire, le pyramidal et le pisiforme sont apparents, mais mal protégés. Les parties molles de l'avant-bras sont elles-mêmes atteintes un peu partout, au tiers inférieur, mais plus spécialement en avant et en arrière où la peau est déchirée en forme de V et décollée.

L'hémorrhagie reprend une certaine activité pendant l'examen des parties et je me vois obligé de procéder à la ligature des vaisseaux. (Voir la suite de l'observation aux plaies opératoires. — N° 3 des amputations).

CHAPITRE V

ARTICLE PREMIER

Plaies contuses

Ce sont les plus fréquentes et en même temps les plus exposées aux accidents primitifs et consécutifs.

Les fibres des tissus sont rompues, froissées et livrées au sang qui s'extravase et stagne.

Si le choc est seul en cause, aussi bien pour les déchirures que pour la commotion et la stupeur qui suivent l'ébranlement, il n'en est plus de même pour le décollement, qui peut provenir aussi d'infiltrations et d'épanchements quelle que soit leur nature.

Voilà le terrain des plaies contuses ; il est certes assez travaillé pour nous donner des inflammations intenses, les suppurations copieuses et les mortifications primitives ou consécutives.

On s'imagine facilement ce que sera la réparation, qui ne pourra s'effectuer qu'avec des forces affaiblies.

Toutes ces circonstances fâcheuses cessent de m'inquiéter : j'ai foi dans le feutre et il m'est permis de dire qu'il justifie ma confiance.

N° 1. — *Dénudation d'une partie du crâne par la roue d'une charrette.*

B..., colon, a été scalpé pendant le sommeil de l'ivresse. Le lambeau qui pend sur la nuque, mesurant 0m11 de hauteur et 0m28 à sa périphérie, commence au niveau de l'apophyse mastoïde, à gauche, et se termine à un travers de doigt de l'oreille droite en passant par les bosses pariétales. Il est mou, meurtri, souillé de terre. L'os reste à nu sur une grande surface sans lésion apparente.

Une fois les abords de la division bien rasés, j'affronte doucement par de longues bandelettes de diachylon qui se fixent au front et à la nuque. Je couvre avec le feutre.

Dans les trois jours qui suivent, il ne survient rien d'anormal et je ne touche guère au pansement, quoiqu'il soit un peu mouillé.

A la levée de l'appareil, je le trouve bien imbibé de sérosité sanguinolente ; le lambeau est soulevé par les exsudats, fluctuant, engorgé, sans chaleur ; les bandelettes sont relâchées.

Lavage et pansement.

Nouveau pansement six jours après, il y a du pus lié sur le feutre ; le lambeau est moins mobile et moins engorgé ; les bords couverts d'exsudats présentent une ligne de bourgeonnement.

A mon troisième pansement au bout d'une semaine, le pus a diminué d'abondance, les angles du lambeau sont réunis, il est bien fixé, avec de beaux bourgeons aux bords, qui se rapprochent.

Le dernier pansement a lieu, quatre jours après ; le malade demande à rentrer dans sa famille. La cicatrisation se poursuit avec rapidité. Il n'y a eu à aucun moment ni fièvre, ni inflammation.

N° 2. — *Plaie contuse à la tête par précipitation.*

J..., âgé de quinze ans, plonge vivement dans un bassin d'eau, où il se heurte la tête contre une grosse pierre, qui ouvre les tissus mous de la portion plane des pariétaux.

La plaie a une forme semi-lunaire, d'une étendue de 0m15 avec lambeau décollé, de 0m04 de hauteur, laissant l'os à nu.

Je le rapproche du bord adhérent par deux longues bandelettes, qui sont maintenues au front et à l'occiput par des circulaires, mais il se forme un peu de pus dans le tissu cellulo-lamelleux sous-aponévrotique, et le lambeau lui-même est atteint d'inflammation. Les bandelettes sont alors enlevées et dès ce moment les accidents s'apaisent. Le recollement du lambeau est complet au bout de vingt-cinq jours.

N° 3. — *Coup de matraque sur la tête.*

La grosse tubérosité de la matraque est entre les mains des arabes une arme redoutable, comme on le verra par le cas qui suit.

M..., colon à Tiaret, a été assommé, près de sa ferme, par un violent coup de matraque porté sur la bosse pariétale droite qui est à nu, perforée et fracturée.

Je ne rencontre nulle part le fragment d'os, qui laisse une ouverture de 0m012 de longueur et 0m005 de largeur, dans laquelle on trouve de la substance cérébrale, que je prends à deux reprises sur l'ongle pour l'examiner et la faire voir à ceux qui m'entourent.

Un large fragment osseux, à bords soulevés, appréciable au toucher, se trouve en avant, bien maintenu en place; en arrière et à droite, tout fait croire à l'existence de deux félures.

Le patient présente les symptômes de la commotion cérébrale au deuxième degré; la respiration et la circulation sont lentes, le visage pâle, le sommeil profond.

Je me borne à raser les bords de la plaie et je la couvre avec l'appareil, sans me préoccuper de la présence du cerveau.

Le coma persiste toute la nuit en s'affaiblissant.

Le lendemain, dans la soirée, il y a retour net à la vie, mais le malade est inquiet, agité.

A ma visite du jour suivant, je constate de la fièvre, des vomissements et du délire; le cuir chevelu est chaud, engorgé et tendu. Sangsues en permanence.

Je m'attends à chaque instant à voir paraître les symptômes vrais de la méningo-encéphalite pendant les quatre jours qui suivent, puisque l'état général reste mauvais et orageux. Une légère détente se produit enfin au commencement du cinquième, au moment ou la suppuration s'établit.

Toute gravité a désormais disparu, l'amélioration générale se continue et les accidents inflammatoires diminuent d'intensité. La suppuration persiste avec une certaine abondance et ne se termine que peu à peu avec les progrès de développement de la membrane granuleuse, qui s'organise aussi bien du côté des os que du côté des téguments et du cerveau, de manière à tout combler. Le tissu fibreux qui comble le vide pariétal montre assez de solidité.

Localement tout est terminé dans les cinquante-cinq jours ; mais le blessé reste morose, n'a plus qu'une mémoire infidèle, bégaie et est enfin sujet à des accès épileptiformes. Il reprend depuis ses occupations et succombe, au bout d'un an, en tombant, la figure dans une rigole d'eau, pendant une attaque d'épilepsie.

N° 4. — *Coup de corne de taureau à la face.*

Le petit blessé n'a que dix ans. La partie supérieure de la face externe du sphénoïde et la portion attenante du temporal sont à nu ; l'os malaire, disjoint de ses attaches latérales, se soulève en avant et déprime le globe de l'œil en entrainant une vive contracture des paupières. Le petit doigt pénètre avec facilité dans une excavation jusqu'à la paroi externe de l'antre d'Higmore, qui crépite, sans fournir cependant d'esquilles libres.

Je verse directement de la glycérine et du camphre ; je ramène l'os malaire à la situation normale et je place par-dessus le feutre qui est assujetti par un bandage approprié.

Pansement, le troisième jour. Gonflement étendu gagnant les paupières et la lèvre supérieure, qui ne se meut plus qu'avec difficulté ; sérosité sanguinolente en abondance ; à peine de la chaleur et de la rougeur ; les os se montrent avec leur blancheur.

Deuxième pansement le sixième jour. Les parties molles s'affaissent ; l'excavation est couverte de pus épais, un peu retrécie; les os restent apparents; l'alimentation est devenue plus facile; mais la mastication des aliments solides provoque des douleurs.

Le bulbe oculaire se découvre enfin sans lésion aucune et la vision se fait comme à l'état normal.

Aux deux pansements qui se succèdent, le pus diminue progressivement, les bourgeons s'acheminent vers le centre et les os se recouvrent.

A la sortie, le trente-cinquième jour, l'os malaire est bien consolidé, et à la place de l'excavation, il n'existe plus que du tissu cicatriciel, avec une dépression centrale.

La mastication se fait très bien et sans douleur.

N° 5. — *Plaie contuse à la lèvre supérieure, avec fracas du maxillaire par coup de pied d'étalon.*

R..., cavalier de remonte, a été blessé en station à une cinquantaine de kilomètres de Tiaret.

Au moment où il nous arrive, la figure est fortement gonflée avec une grande ecchymose, qui s'étend aux deux joues.

La lèvre supérieure est fendue jusqu'à la fosse nasale gauche, déchirée et contuse. Le rebord alvéolaire et la voûte palatine ne présentent que des fragments plus ou moins gros; les dents sont enlevées ou brisées.

A la partie antérieure du maxillaire on constate l'absence d'un fragment volumineux que le malade dit avoir extrait de la fosse nasale, où il était libre.

En suivant le raphé médian jusqu'au voile du palais, je trouve une fente bien prononcée qui comprend les parties dures et molles; au côté gauche de la voûte, deux esquilles percent la muqueuse et se trouvent sous les doigts.

Malgré l'étendue des désordres, le malade est solide, patient et se prête à toutes les tentatives de réduction; il m'avoue du reste n'avoir éprouvé aucun symptôme de commotion, lorsqu'il a été frappé.

Tout remue, et il me faut tout remettre en place, car je n'enlève rien, ce qui nécessite trois quarts d'heure de travail et de patience.

Les bords de la plaie labiale sont réunis par la suture entortillée, pendant que la brèche osseuse est comblée par une pièce de liège, avec échancrure en bas, afin de pouvoir alimenter le malade et médicamenter la cavité de la bouche. Je n'ai en effet d'autre ouverture, car je me sers du maxillaire inférieur qui n'a nullement souffert, et que je maintiens par une solide fronde pour contenir les fragments alvéolaires. Je n'ai que peu d'inflammation et de pus; tous les fragments se consolident sans exception aucune, et lorsque le malade nous quitte au bout de cinquante-cinq jours, il peut déjà entamer des aliments solides. L'articulation de la voix reste seule un peu défectueuse.

N° 6. — *Plaie contuse à l'avant-bras, au coude et au bras par le passage d'une roue de charrette qui traverse obliquement la face antérieure du membre.*

R..., indigène, est fortement bâti, mais il est âgé de 70 ans et n'a plus qu'un mince pannicule celluloadipeux.

Sous la pression de la roue, la peau est largement ouverte, décollée, contuse; l'aponévrose est déchirée, les muscles, les tendons et les ligaments sont forcés et froissés, la clavicule elle-même présente une fracture à la partie moyenne, et il n'est guère possible de la contenir, vu l'état du membre.

Trente-six heures après, la fièvre se déclare et prend rapidement une allure vive; la langue se sèche, noircit, il y a du délire; la poitrine s'embarrasse, les râles muqueux y abondent.

J'enlève le pansement qui est fortement mouillé par de la sérosité roussâtre, le lambeau cutané est gonflé et tendu.

Quarante-huit heures après, je procède à un nouveau pansement; la plaie est grisâtre, baignée d'un liquide sanieux; le lambeau est enflammé et me fait craindre le sphacèle par excès d'inflammation; l'état général reste à peu près le même, moins le délire.

A ma visite du lendemain, en enlevant l'appareil, je constate une escharre de l'étendue d'une pièce de cent sous sur les bords du lambeau, à la partie centrale. Les jours suivants, les accidents s'amendent partout : la fièvre diminue, la poitrine se dégage, l'inflammation se modère.

L'escharre s'élimine le septième jour; le pus succède au liquide sanieux; les bourgeons se montrent bien, le lambeau se recolle, les pertes sont comblées et la réparation est complète au bout de cinquante jours.

La fracture se consolide sans aucun appareil : nous la retrouverons plus tard.

Il ne reste plus, comme plaies contuses des membres supérieurs, que des lésions des doigts, et je ne retiendrai que celles qui intéressent les os phalangiens, sans entrer dans les considérations anatomiques qui expliquent comment l'inflammation s'arrête en avant, comment elle s'étend en arrière, et comment elle profite de l'absence des gaines aponévrotiques digitales.

N° 7. — *Fracas de la phalange du médius par le choc vertical d'une matraque*

Les parties molles sont lacérées à la face dorsale et laissent à découvert la phalange qui est fracturée comminutivement.

Le doigt est placé dans le feutre, après arrangement des esquilles et des parties molles.

Il se produit un gonflement inflammatoire limité et de la suppuration ; mais tout est consolidé et réparé au bout de quarante-deux jours.

N° 8. — *Attrition du tiers inférieur du médius par une grosse pierre.*

Les parties molles sont largement ouvertes et meurtries, mais les phalanges ne paraissent guère lésées, quoique à découvert.

La guérison a lieu au bout de trente jours, après des phénomènes inflammatoires de bon aloi, qui ne dépassent guère les parties atteintes.

N° 9. — *Attrition de l'extrémité de l'indicateur par une caisse.*

Même marche et même terminaison que dans le cas précédent, au bout de vingt-neuf jours.

N° 10. — *Attrition de la partie supérieure de l'annulaire par le timon d'une voiture.*

Le blessé reçoit son exeat au bout de treize jours ; la cicatrisation est déja en bonne voie.

N° 11. — *Ecrasement de l'extrémité de l'indicateur par engrenage de roue.*

J'essaie de conserver la partie supérieure de la phalangine qui adhère à l'articulation, quoique découverte; mais la surface fracturée se laisse gagner par l'inflammation suppurative, ce qui retarde la réunion des lambeaux et m'oblige à l'enlever. La cicatrisation se fait alors avec rapidité, et le long séjour du malade à l'hôpital (cinquante-cinq jours), n'est dû qu'aux instances du blessé, qui ne demande à sortir que lorsqu'il sera en état de se servir de sa main pour son métier de charron.

N° 12. — *Plaie pénétrante de l'abdomen par coup de corne de taureau.*

K..., indigène, âgé de 10 ans, blessé depuis quarante-huit heures, présente déjà les premiers symptômes de la péritonite.

Il y a de la fièvre et des vomissements; l'intestin grêle sort, sans lésion apparente, à travers une plaie irrégulière et oblique de 0m04 d'étendue à la partie supérieure de la région hypogastrique à gauche.

Il est lavé, couvert de glycérine et réduit, après léger agrandissement de la plaie, dont les bords sont réunis par la suture enchevillée. Ces premiers soins sont donnés par M. l'aide-major Plantié, en mon absence.

La fièvre augmente, le ventre se ballonne, les vomissements prennent l'aspect porracé, la douleur abdominale est extrême, et la mort survient dans les trente-six heures.

N° 13. — *Plaies contuses multiples à l'abdomen par éclats de bouteille.*

Le blessé est un grand amateur d'absinthe; il ne se sépare guère de sa bouteille, il la tient cachée sous sa chemise; mais il a trop bu, il trébuche et tombe sur un rocher. La bouteille se fracture en déterminant sept plaies plus ou moins étendues.

Deux d'entre elles sont larges, profondes, obliques, saignantes; je les suis avec le petit doigt, qui entre avec facilité, grâce à l'écartement des bords, à une profondeur de 0m03; les muscles sont divisés, et je crains une lésion du péritoine.

Je débarrasse les trajets des caillots de sang qu'ils contiennent, et je panse sans faire de suture.

Il ne se produit que peu d'inflammation et de suppuration; la cicatrisation est presque complète au bout de vingt-cinq jours.

N° 14. — *Plaie contuse au scrotum.*

V..., colon à la Stidia, est attaqué par un vigoureux taureau dans l'écurie même.

Il est terrassé et piétiné; le scrotum est labouré par un coup de corne, de droite à gauche, et de bas en haut.

La glande de droite est apparente, mais intacte, entre les lèvres de la plaie, qui mesure 0m09 de longueur.

Les bords sont écartés, violacés; l'infiltration de sang s'étend du reste au loin.

Le malade a été vu immédiatement par M. l'aide-major Chenu, qui a cru devoir pratiquer la suture séance tenante.

L'inflammation qui survient m'oblige à couper les fils ; mais elle reste cantonnée aux lèvres de la plaie et se montre plutôt utile, car elle prélude à la réunion par première intention.

Le malade sort le quinzième jour.

N° 15. — *Plaie contuse au-dessus du grand trochanter par éclats de verre.*

Il s'agit d'un ivrogne qui cache un verre à boire dans la poche du pantalon, où il est brisé par un coup de pied.

La peau est nettement coupée dans une étendue de 0m07 ; à travers les lèvres de la lésion apparait une masse rouge qui n'est autre que la longue portion du biceps.

La hernie ne se maintient réduite que par la flexion du membre et le rapprochement des bords de la plaie par de longues bandelettes.

La plaie prend l'aspect inflammatoire avec un peu de suppuration. Bonne cicatrisation le trente-cinquième jour.

Plaies contuses a la jambe.

La jambe est incontestablement la plus exposée aux coups de pied des solipèdes, chez les hommes qui les soignent ou qui les emploient, et c'est principalement la région antéro-interne qui supporte le coup en lui opposant la résistance immédiate de l'os.

Rien ne le sépare de la peau, et il est rare qu'il ne soit endommagé, qu'elle soit intacte ou non.

Dans mes observations, que je résume en bloc, ce fait parait certain, puisqu'il y a généralement engourdissement du membre, difficulté du mouvement et douleur gravative.

L'infiltration sanguine se limite par les adhérences de la peau et du périoste et forme généralement une poche, qui se résorbe rarement ou avec beaucoup de lenteur.

D'habitude la partie centrale de la tumeur se mortifie promptement pour livrer passage à du sang coagulé et laisser l'os à découvert. L'étendue de l'orifice est aussi variable que le reste de la tumeur ; ils sont généralement petits l'un et l'autre. Les bords se montrent taillés à pic, mobiles, moins engorgés que les tissus qui les entourent ; la plaie prend un aspect grisâtre qui persiste jusqu'à la saillie des bourgeons, lesquels viennent tardivement. Aussi conserve-t-elle presque jusqu'à la fin la forme d'un cratère.

Il faut bien une quinzaine de jours pour que les bords adhèrent et commencent la cicatrisation, qui doit aller rejoindre le centre.

La réparation est bien lente, et elle n'est jamais finie avant plus d'un mois ; la suppuration est toujours extrêmement restreinte.

Chez un charretier espagnol, le tibia a été dénudé dans une longueur de $0^{m}05$ et même visiblement entamé ; on a eu ici du pus en quantité assez marquée ; mais la réparation s'est accomplie dans les cinquante jours.

Ni l'exostose, ni la carie, ni la nécrose ne se montrent comme suite des lésions de l'os.

N° 16. — *Plaies contuses a la jambe et au pied, avec fracture du péroné, par le passage d'une roue de charrette.*

A partir de l'extrémité supérieure du tendon

d'Achille, jusqu'au premier métatarsien, dans une étendue de 0m19 centimètres, la peau est coupée, l'aponévrose ouverte, les muscles péroniers en partie déchirés, le péroné fracturé à 0m03 de la malléole. Le ligament annulaire antérieur, les tendons qui traversent le dos du pied et le pédieux sont en partie contus et à découvert.

L'abondance du tissu aréolaire sur les côtés du tendon d'Achille, et l'étendue des lésions nous expliquent la vivacité de la fièvre, de l'inflammation et la durée des phénomènes suppuratifs.

La fracture n'est l'objet d'aucun soin particulier ; lorsque le malade quitte l'hôpital, au bout de cinquante-quatre jours, elle offre une consolidation parfaite et ne donne lieu à aucune déviation du pied.

N° 17. — *Plaie contuse a la partie interne du cou-de-pied, par le passage d'une roue de charrette.*

La malléole interne est à nu, manifestement éraflée; les attaches ligamenteuses, détruites en grande partie, laissent l'articulation ouverte.

Les téguments pendent sur le bord interne du pied, sous forme de lambeau décollé et rétracté, allant de la saillie osseuse à la partie postérieure du premier métatarsien.

J'essaie en vain de le ramener vers l'articulation que je tiens à abriter; il résiste et je me vois forcé de le protéger avec le feutre seul.

Les quelques bandelettes, qui m'ont servi à le ramener en haut et à le maintenir, sont enlevées cinquante heures après, car elles sont devenues inutiles et nuisibles par suite du gonflement inflammatoire, qui s'est emparé du lambeau et de la mortification de ses bords.

La plaie est tomenteuse, grisâtre, inondée d'une sanie fétide; la fièvre est vive et persiste pendant quatre jours.

Il n'y a d'amélioration appréciable qu'à sa chute; il y a en effet à ce moment un commencement de bourgeonnement et un peu de pus. Pus et bourgeons n'arrivent dans la suite que lentement, avec des caractères peu louables; l'un est fortement séreux, les autres sont gros, mous, saignants, d'aspect livide.

La cicatrisation s'accuse enfin aux parties inférieures; elle y marche même d'une manière satisfaisante, mais tout autour de la malléole, les bourgeons restent saillants, volumineux et s'accompagnent toujours d'un pus clair.

Le malade s'impatiente et demande à quitter l'hôpital, se disant guéri.

Il ne reste plus, lorsqu'il nous quitte après cinquante-deux jours, que la portion malléolaire à cicatriser, mais pour ce point, il faut encore du temps, car l'os suppure.

J'ai revu en effet le malade deux mois après dans la rue, et quoiqu'il se servit du membre, tout n'était pourtant pas terminé.

N° 18. — *Plaie contuse au dos du pied, qui est pressé contre un arbre par le timon d'une charrette.*

Le sillon de séparation du lambeau tégumentaire qui est pendant sur le bord externe du pied, commence à un travers de doigt, en avant de la malléole interne, et s'arrête à la partie inférieure du quatrième espace inter-métatarsien, laissant apparents les tendons des extenseurs et le pédieux. Les bords du lambeau sont nettement coupés ; la partie décollée n'a pas souffert, et je me décide à réunir par la suture enchevillée ; mais j'ai à lutter contre la rétraction de la peau et ce n'est point sans difficulté que j'arrive à un affrontement qui est loin d'ailleurs d'être exact.

Le gonflement qui se produit amène des déchirures vers le milieu, mais les autres sutures résistent et la cicatrisation est terminée au bout de vingt-sept jours.

N° 19. — *Plaie contuse à la partie antérieure et interne du pied.*

B..., charretier à Aïn-Boudinar, a eu, le 29 juillet, le pied pris sous la roue d'une charrette chargée de 25 quintaux de blé.

La peau est coupée dans une étendue de 0m10, à partir du bord interne du pied, à 0m03 en arrière de la tête du premier métatarsien, jusqu'à la commissure inter-digitale.

Une grande partie du deuxième orteil est détachée, pendante en arrière et en dehors. Dans sa moitié antérieure le dos du pied est froid, gonflé et très-tendu.

Je contiens l'orteil par une bande de feutre qui s'enroule sur elle-même, et je panse le reste comme d'habitude.

Le deuxième pansement est fait, sept jours après. Il n'existait plus alors de traces de gonflement ; l'ecchymose monte au-dessus des malléoles ; à l'orteil il y a réunion par première intention ; le sillon tracé par la roue a 0m01 de largeur ; les bords qui ont été désorganisés s'éliminent par parcelles sans inflammation.

Aux angles, la cicatrisation est déjà commencée et des bourgeons qu'on voit partout indiquent qu'elle ne tardera guère dans les parties centrales ; il y a à peine du pus sur le pansement.

A la sortie, qui a eu lieu le 12 août, la cicatrisation est complète.

N° 20. — *Plaie à la face plantaire par le passage d'une roue de charrette sur le dos du pied.*

La force de la charrette et la résistance des piliers ont dû être réellement considérables pour amener la déchirure du derme et de l'aponévrose plantaire, dont on connaît toute l'épaisseur et la solidité.

Les tissus ont cédé entre les deux piliers antérieurs, où l'on constate une simple fente de $0^{m}08$ de longueur ; le dos du pied est simplement contusionné; aucun os n'est brisé.

Le tissu cellulaire sous-aponévrotique, qui a dû amortir les puissances, est dissocié, fortement meurtri et devient le siège d'une vive inflammation avec suppuration abondante.

Le blessé ne quitte l'hôpital qu'au bout de quarante jours.

N° 21. — *Plaie contuse du pied avec attrition des parties molles et fracas du calcaneum par le passage d'une roue de charrette.*

Ce malade, qui approche de ses soixante-dix ans, a été blessé sur la route de Relizane à Tiaret, à cent cinquante kilomètres de Mostaganem, et a reçu avant d'arriver à l'hôpital, le sixième jour, les soins du médecin de Zemmorah.

Le calcanéum est fracturé comminutivement, l'astragale est mobile, mais intact. La gangrène a déjà envahi le dos du pied jusqu'aux malléoles; elle s'accompagne d'un écoulement fétide des plus abondants et d'accidents généraux, qui dénotent une intoxication putride (fièvre rémittente, sueurs profuses, diarrhée, face terreuse, langue sèche, etc.)

Il sera question, aux traumatismes opératoires, de ce blessé, qui a dû être amputé sur le champ.

Ecrasement des orteils

Les espagnols et les arabes ont l'habitude de marcher le pied découvert, surtout pendant la saison chaude, ce qui est hygiénique et économique; mais cela expose davantage aux lésions des petits appendices, lesquelles ne sont pas toujours sans gravité.

Les suppurations, qui se produisent dans la région des orteils, peuvent en effet gagner les gaines plantaires et s'étendre jusqu'à la jambe en occasionnant des accidents sérieux.

Je ne prends sur les cas observés que les quatre qui suivent, à cause de leur intérêt :

1er cas. — Les trois derniers orteils sont entièrement coupés par le rebord d'un tonneau; le deuxième ne tient qu'au moyen d'un simple lambeau plantaire, qui se montre insuffisant pour l'alimentation.

Nos succès des doigts se changent ici en échec, en raison sans doute de la différence de vitalité des parties.

Sortie au bout de trente-huit jours.

2me CAS. — Les extrémités des deux premiers orteils sont écrasées par une roue de charrette qui met les petits os à nu.

Je n'enlève rien et je maintiens par le feutre. Guérison, trente jours.

3e CAS. — La moitié du gros orteil est presque réduite à l'état de bouillie; j'essaie encore la conservation par le feutre, et je l'obtiens, après quelques accidents inflammatoires de peu d'intensité.

Guérison, quarante-six jours.

4e CAS. — Les trois premiers orteils sont pris en écharpe par une roue de charrette qui les mutile et les écrase.

Ici encore il se produit des accidents inflammatoires qui ne s'éloignent guère de la lésion, et la réparation est complète au bout de cinquante-huit jours.

ARTICLE II

Plaies par morsure

Je ne rapporterai qu'une morsure par les solipèdes, et une autre par les carnassiers. Ces deux observations confirment ce qu'on sait de l'action des uns et des autres : les premiers écrasent, mutilent; les derniers déchirent et arrachent.

1er CAS. — Un soldat du train est violemment mordu aux doigts par un cheval vicieux.

Le médius est mutilé; quelques menus fragments de la phalangette sont restés dans les chairs, d'où ils sont enlevés. A l'indicateur, c'est le segment moyen qui est atteint; la phalangine ne forme que de petits débris; les téguments sont ouverts, séparés, hachés, et il ne reste qu'un étroit lambeau palmaire avec le tendon pour maintenir le bout du doigt.

Je ne crois que fort peu à la conservation; je me sers du feutre pour la première fois dans des cas pareils, et je ne suis point rassuré.

L'amputation est renvoyée à plus tard, si elle devient nécessaire. En attendant, les tissus écrasés sont convenablement serrés et placés dans le feutre, après l'enlèvement des débris osseux.

Il se produit de l'inflammation et du pus, mais d'une manière restreinte, et si la cicatrisation met deux mois et demi à se compléter, c'est qu'il y a de grandes pertes à réparer, et même un os à remplacer par du tissu cellulo-fibreux.

C... nous quitte avec un doigt raccourci à extrémité ballante, qui devient une cause de réforme.

2e CAS. — Une femme indigène est assaillie par un chien qui la mord au nez.

Le lobe pend sur la lèvre, détaché en grande partie de la cloison et de l'aile gauche, et entièrement séparé de l'aile droite, qui est fendue jusqu'au sillon naso-jugal.

La réunion des cartilages par la suture à points séparés laisse un petit espace vide au cartilage droit, par suite de perte de substance.

Des morceaux de feutre roulé sont introduits dans les fosses nasales et servent de point d'appui aux parties lésées, ainsi qu'au pansement que je maintiens par une fronde dont le centre est fendu. Lorsque la malade nous quitte, le vingt-cinquième jour, la cicatrisation est complète.

ARTICLE III

Plaies par déchirure

Je ne saurais qualifier autrement les cas qui suivent, quoiqu'ils se rapprochent des plaies par arrachement, par leur étiologie et par la division presque complète des tissus qui entourent les articulations.

1er CAS. — H..., charretier à Cacherou, est entraîné par son cheval qui prend peur, au moment où le pouce est engagé dans le nœud coulant d'une corde.

Par la traction et la pression qui s'opèrent en même temps, les téguments cèdent presque en entier, au niveau de l'articulation phalango-métacarpienne.

Le ligament externe est déchiré, la tête de la phalange luxée est libre, toute l'éminence thénar est engorgée et d'une sensibilité extrême.

Après avoir réduit la luxation avec facilité, je mets les parties dans le feutre, dans la position élevée et dans l'immobilité.

Quarante-huit heures après, la fièvre éclate avec une grande vivacité, s'accompagnant d'agitation, d'insomnie et de douleurs violentes. Tout fait croire au développement de l'arthrite; mais la rétrocession de ces symptômes inquiétants ne tarde guère à se manifester, et en somme, inflammation et suppuration n'excèdent pas les limites ordinaires, et tout se termine dans l'espace de soixante-cinq jours.

Le fait saillant de ce cas, c'est la persistance et la vivacité des douleurs dans la zone seule de la région thénar.

2e cas. — Je relate en entier les données du talon d'entrée :

« Luxation phalango-phalangienne externe (2e et 3e phalange de l'annulaire). — Réduction. L'articulation est ouverte. — La 3e phalange était inclinée de 45 degrés sur la 2e. Urgence.

« Kleimpéter. »

Ce cavalier a eu les doigts pris entre les rênes de deux chevaux tirant en sens inverse, au renard, comme on dit en terme de cavalerie.

La dernière phalange, serrée dans un anneau, n'a évidemment pu résister à la traction, et s'est luxée en déchirant les ligaments à la partie externe.

Lorsque le malade a été reçu, je n'ai eu à constater qu'une déchirure elliptique des téguments embrassant la plus grande partie de l'articulation, puisqu'il ne reste plus que 0m012 de peau intacte.

Le doigt a été mis dans le feutre et emboîté dans une espèce de gouttière en carton.

Cinq jours après, la réunion par première intention était complète sans une goutte de pus.

Le dixième jour on ne reconnaît presque plus la ligne cicatricielle.

Le malade reste encore à l'hôpital pour raideur du poignet, suite de fracture ancienne du radius, ce qui me permet d'assister au retour complet des mouvements de l'articulation.

CHAPITRE VI

Plaies par instrument tranchant

Les armes de prédilection de l'arabe sont la matraque et le khodmi, couteau bien affilé, à dos épais, à lame longue et convexe vers la pointe, qu'il porte pendu à la ceinture dans un étui en bois.

Il est toujours sous sa main et il n'est mis en usage que trop souvent. Toutes nos plaies ne lui sont pas sans doute imputables, puisque nous en avons par le sabre, par la hache, par la serpette, par la faucille, même par la faucheuse, mais la grande majorité en provient.

Les blessures par instrument tranchant sont, cela est certain, moins exposées que toutes celles dont nous avons parlé aux accidents inflammatoires, suppuratifs et gangréneux, mais elles n'en ont pas moins leurs inconvénients particuliers.

Par suite de la séparation nette des tissus, la peau et les muscles mettent en jeu toute leur puissance rétractile et c'est ainsi que les hémorrhagies, les épanchements et les hernies se trouvent favorisés. La suture, qui trouve ici son application la plus utile, est bien souvent mise en échec par cette rétraction, et alors les plaies s'enflamment, les réunions ne se font point, se font mal ou se font entre tissus hétérogènes. (Division des tissus fibreux, des muscles et des nerfs).

On sait que la coupure des os s'accompagne de contusion, ce qui les dispose à l'inflammation suppurative.

Il serait absolument sans intérêt de répéter les cas nombreux qui s'identifient par une physionomie commune ; je me limiterai donc à ceux qui se présentent sous un aspect particulier.

N° 1. — *Coup de sabre à la tête.*

Le cuir chevelu est nettement coupé dans une étendue de 0m08 allant de la partie antérieure de la bosse pariétale à l'occiput.

La lèvre externe de la plaie forme un lambeau décollé de 0m025 de hauteur, intéressant l'aponévrose et laissant l'épicrâne à nu.

Après avoir rasé les poils, j'affronte par des bandelettes de diachylon qui vont d'une région mastoïdienne à l'autre, où elles sont fixées par des circulaires.

Quoique le tissu lamelleux épicrânien ait été atteint, il ne survient guère d'inflammation, et la sortie a lieu au bout de quinze jours. (Tirailleur algérien).

N° 2. — *Autre coup de sabre à la tête.*

Le coup porté perpendiculairement intéresse la plus grande partie du coronal, en arrière, à une petite distance de la suture fronto-pariétale.

Les bords de l'os sont contus, rougeâtres et écartés, au point de permettre l'introduction d'une sonde n° 12.

Au fond de la plaie, apparaissent de la sérosité sanguinolente et de fins débris d'os.

La blessure remonte à vingt-quatre heures, le patient est tout-à-fait calme et insouciant de la gravité de son état.

A ma visite du lendemain, il se plaint de maux de tête, et paraît agité. Une fièvre violente se déclare dans la journée et s'accompagne de vomissements et de délire.

Les masséters et les muscles du cou sont atteints de contractures qui s'étendent plus tard aux muscles des bras et des membres inférieurs, s'entrecoupant d'un peu de repos avec assoupissement.

Le malade reste en cet état pendant soixante heures ; puis, aux convulsions succède la résolution des membres, et la sensibilité s'éteint. La figure est pâle, la pupille dilatée, le pouls fréquent, irrégulier, intermittent ; enfin, la mort survient, au milieu du coma, au bout de sept jours.

A l'autopsie, nous trouvons une vaste lame de pus rougeâtre, qui s'étend à toute la convexité de l'encéphale ; le cerveau lui-même est réduit à l'état de bouillie, également rougeâtre, dans les parties superficielles directement atteintes par le choc du sabre.

N° 3. — *Coup de sabre à la face.*

P... M... se livre à de copieuses libations dans la soirée du 1er janvier, avec des cavaliers de remonte, et reçoit, à la sortie du cabaret, des coups de sabre qui l'étendent sur le trottoir. Je ne parlerai que de l'estafilade de la face qui offre seule quelque gravité.

L'angle supérieur siège à la pointe du sourcil, à droite, et l'inférieur au tiers externe de la lèvre supérieure, à 0m01 du bord. Les téguments sont divisés en entier dans une étendue de 0m08.

Par sa position saillante, l'os malaire a supporté et amorti le coup qui l'a, pour ainsi dire, dédoublé à la face sous-cutanée. La rondelle osseuse détachée est coupée avec netteté, et adhère profondément à la lèvre externe de la plaie, présentant à la fois l'étendue et l'épaisseur d'une pièce de 50 centimes.

J'avais pensé un instant à la réappliquer et à tenter sa soudure ; mais l'éventualité de complications possibles a pesé sur mon esprit et m'a déterminé à enlever l'os libre par quelques coups de bistouri. Je me suis contenté de longues bandes de diachylon, embrassant le derrière du cou pour faire l'affrontement des bords.

La réunion est complète et marquée par une ligne de bourgeonnement, le huitième jour, au moment où je fais mon premier pansement.

Il n'y a de gonflement nulle part; l'appareil est sec et à peine taché par de la sérosité sanguinolente.

L'état général a toujours été parfait.

Exeat, cinq jours après.

La balafre ne se reconnaît plus qu'à une ligne rosée.

N° 4. — *Coup de couteau à la face.*

Deux chasseurs d'un escadron qui vient de faire étape courent au cabaret, où ils s'injurient en buvant. Les esprits se montent, des mots on en vient aux faits, et l'un d'eux est frappé par son compagnon d'un coup de couteau dont la lame se brise dans le maxillaire supérieur, derrière l'apophyse zygomatique.

M. l'aide-major Boudot, qui voit le premier le

blessé, me fait prévenir, après avoir tenté inutilement l'extraction.

La lame est fracturée au niveau de l'os où elle est solidement enclavée. Je ne l'amène au-dehors, au moyen d'un fort davier, qu'après l'avoir mobilisée par un élévatoire.

La réunion se fait avec rapidité par première intention, en douze jours.

N° 5. — *Décollation superficielle par quatre coups de couteau.*

La misère a de ces épisodes sanglants.

Les uns tombent par leur faute, ils se sont livrés au vice et à l'inconduite; les autres sont victimes d'infirmités ou de circonstances particulières contre lesquelles ils n'ont rien pu.

H..., a pris ses précautions pour protéger sa mémoire, en m'adressant, à l'avance, un paquet de certificats témoignant tous d'une parfaite honorabilité. Cet envoi me surprend, je n'en saisis pas le but, d'autant plus que je ne connais point l'expéditeur.

L'énigme devait s'expliquer, la nuit : les coups n'avaient pas été assez profonds pour entrainer la mort.

J'ai voulu connaitre la page de cette existence devenue à charge; elle a été écrite par l'intéressé, je n'ai qu'à la copier :

« Ayant vécu en famille pendant vingt-deux ans, je me suis trouvé, pour des causes de famille, abandonné en Algérie, où je ne connaissais absolument personne.

» Après avoir travaillé tour à tour pour les greffes

et chez plusieurs avocats-défenseurs de Mostaganem, où je réside depuis le mois de mars 1874, j'ai cru pouvoir gagner plus facilement mon pain en exerçant la profession d'écrivain public; mais le crédit que l'on est obligé de faire aux Arabes m'ayant fait contracter quelques dettes de loyer et de nourriture, et la perte de mon fils décédé à l'hôpital du Dey, à Alger, le 23 septembre dernier, occasionnèrent un tel trouble dans mon cerveau, que mon sommeil n'était plus qu'un délire, et que mon travail s'en ressentit tellement, que je fus obligé de cesser d'écrire.

» C'est pourquoi, étant estropié de la jambe droite, et craignant d'être atteint de cécité, je vous envoyai mes certificats, et, la nuit venue, je cachai sous mon oreiller un petit couteau de poche avec lequel j'espérais pouvoir me détruire. Vers le milieu de la nuit, bien résolu à terminer ma triste existence, après avoir essayé de me percer le cœur sans avoir obtenu de résultat, je passai mon bras droit sous le menton et enfonçai mon couteau au-dessous de l'oreille gauche pour me couper la gorge en allant de gauche à droite; mais ayant rencontré un obstacle inattendu, je repassai mon bras derrière la tête, et m'y repris, je crois, deux ou trois fois pour couper le derrière du cou, puis, la perte du sang me fit perdre connaissance. »

Il incombe certainement à la société de prévenir de pareils drames. L'esprit de bienfaisance est sans doute très-développé chez nous; mais nos dispensateurs ne me semblent pas dans la bonne voie, quant à l'emploi des ressources dont ils disposent.

L'empressement que mettent mes malades estropiés ou âgés à solliciter leur admission à l'asile de

Misserghin, sorte de ferme agricole, en pleine campagne, s'explique par plusieurs raisons. Là, ils jouissent de la liberté au soleil, et pour ceux qui peuvent s'y livrer, le travail devient une véritable distraction où le corps se fortifie. Ils y trouvent aussi les soins dévoués de ceux qui se sont séparés de la famille et du monde pour se consacrer à l'agriculture et au soulagement des malheureux qui manquent de foyer, de parents, de ressources et de force.

Mais elle est si petite cette terre promise, eu égard au nombre considérable des postulants !

Ce n'est pas cependant l'espace qui manque en Algérie, pas plus que les endroits propices à la restauration des organismes vaincus par les infirmités ou par l'âge.

L'Algérie est bien la terre aux expansions vitales, et son soleil ne demande qu'à être utilisé et à se mettre au service de la bienfaisance. Je ne pense point que celle-ci puisse mieux employer ses ressources qu'à créer ici de pareils établissements, et à les étendre le plus possible, afin qu'il y ait place aussi pour les invalides de la mère-patrie. Il ne faut point qu'une pareille œuvre rencontre des hésitations et des obstacles, car elle s'impose comme un devoir d'humanité.

Je reprendrai plus loin la question ; en attendant, je reviens à mon blessé.

Ce malheureux est effectivement estropié du membre droit inférieur, et n'a qu'une pauvre vue, par suite de granulations conjonctivales et d'opacification cornéenne consécutive.

La cuisse droite fracturée, il y a six ans, à son tiers inférieur, a été maintenue pendant cinq mois, au dire du malade, dans une boite de Baudens, ce qui parait être la cause d'une vaste cicatrice allant de l'ischion à l'aine.

Le membre est raccourci de 0m13; les muscles de la cuisse et de la région fessière sont en partie atrophiés ; ceux de la jambe semblent très-affaiblis quoique moins atteints. L'ischion n'étant plus matelassé, la position assise n'est possible qu'au moyen d'un coussin élastique. Les mouvements articulaires sont conservés, mais restreints à l'articulation coxo-fémorale ; au genou il y a exagération dans l'extension et diminution dans la flexion.

Le premier coup porté au cœur ne pouvait aboutir, puisqu'il n'entamait que la peau, dans le septième espace intercostal.

Aucune des parties du cou, qui mesure 0m42 de circonférence, n'est respectée, on y constate, en effet, quatre plaies distinctes qui le sillonnent en entier.

Une première plaie à gauche, d'une étendue de 0m14 affectant la forme concave à son origine et un peu plus loin la forme convexe, commence à la partie médiane et moyenne de la nuque, et se termine sur le bord postérieur du sterno-cleïdo-mastoïdien gauche.

Une deuxième plaie part du bord interne du muscle du même côté et parcourt une longueur de 0m13 en rasant la saillie du cartilage thyroïde.

Deux plaies, à peu près identiques, se remarquent à droite : la première, d'une étendue de 0m11, commence au côté gauche de la nuque, à 0m01 au-dessous de celle qui a été décrite précédemment et remonte obliquement jusqu'à l'attache du sterno-mastoïdien.

Un peu au-dessous de sa terminaison se trouve l'origine de la quatrième blessure, qui entaille le cartilage thyroïde sans l'ouvrir et se perd dans la plaie de gauche, après un trajet de 0m15.

Ces différentes plaies sont plus ou moins profondes, mais partout la peau est nettement coupée, à bords fortement écartés, saillants et enroulés, suivant que les plans intéressés manquent ou s'accompagnent des peauciers.

J'ai cru ne devoir réunir nulle part, et le résultat a justifié ma conduite. Avec le feutre seul je suis arrivé à une cicatrisation complète, au bout de vingt-trois jours, sans le moindre accident.

Au renouvellement du pansement, huit jours après l'accident, les angles étaient déjà cicatrisés et l'appareil ne contenait qu'une quantité de pus insignifiante.

Une semaine plus tard, les bords étaient attirés partout par le tissu cicatriciel et fort peu écartés. Les bourgeons saillants sont réprimés par le nitrate d'argent.

A mon dernier pansement, tout était terminé ; il n'existait de toutes ces plaies que des sillons cicatriciels très-étroits, excepté à la partie antérieure où le tissu inodulaire affectait une saillie très-sensible, dans une étendue de 0m03, indiquant une réunion par deuxième intention.

Il me semble pouvoir avancer que la suture doit être abandonnée pour les plaies du cou et remplacée par le feutre, si on veut bien tenir compte des accidents inflammatoires auxquels elle expose, lorsqu'elle résiste.

Dans mon observation de section sous-glottique du larynx, publiée dans le Recueil de Médecine et de chirurgie militaires (année 1874), la suture qui ne touchait pas, bien entendu au cartilage, n'avait cessé de provoquer et d'entretenir l'inflammation, que lorsque les tissus avaient été coupés par le fil.

N° 6. — *Coups de couteau au cou et au bras.*

La plaie du cou va de la partie médiane et supérieure du sterno-cleïdo-mastoïdien, à droite à la glande sous-maxillaire, ne dépassant pas en profondeur, le plan de la jugulaire interne qui est entièrement coupée. Celle du bras parcourt un long trajet intéressant à la fois le corarco-brachial, le brachial antérieur et l'humérus.

L'hémorrhagie a failli être immédiatement mortelle; elle a cependant été arrêtée par le perchlorure de fer, dans une pharmacie à proximité.

Le blessé a été emporté à l'hôpital sans connaissance et sans mouvement; la respiration et la circulation sont tellement faibles qu'elles paraissent près de cesser.

A la visite du lendemain, il ne reste plus rien de la défaillance de la veille; le malade cause nettement, s'assied sur son lit et demande à manger. Le pansement à peine taché, reste en place.

Je crois pouvoir rassurer M. le colonel O'Neil, du 2e tirailleurs, qui s'informe de la gravité des blessures, ne me doutant guère que mon pronostic allait être aussitôt démenti. Tout se passe bien le jour suivant; mais à ma troisième visite je trouve le malade paralysé du côté gauche, opposé à la lésion, délirant avec une forte fièvre.

L'agitation s'accroît dans la journée; il parle bruyamment avec volubilité, et cherche à se jeter constamment hors du lit.

Cet état persiste pendant quarante-huit heures, s'accompagnant parfois de contractures, puis la paralysie devient générale avec le coma qui marque le terme de la vie. L'autopsie devait me mettre en présence de lésions du ramolissement cérébral aigu par suite des troubles survenus dans le cours du sang.

L'hémisphère gauche est légèrement œdematié, pâle; la substance médullaire du lobe moyen, à droite, est ramollie, blanchâtre, et l'on n'a plus qu'une véritable bouillie, faiblement teinte en rouge, une fois qu'on pénètre dans le ventricule sur le corps strié et la couche optique.

La ligature de la jugulaire interne, qui a été pratiquée un certain nombre de fois avec succès, ne saurait donner, comme on le voit, une véritable sécurité; les collatérales, qui suppléent si bien aux membres, les grosses veines, sont ici insuffisantes à dégager les sinus, qui versent directement le sang du cerveau dans le golfe de la jugulaire, par une déchirure osseuse.

Le meurtrier de ce tirailleur est un enfant de troupe de 15 ans, armé d'un mauvais couteau.

N° 7. — *Coups de couteau à la partie latérale du cou et à l'oreille.*

E..., indigène a été frappé, à deux reprises, après avoir été étendu à terre d'un coup de matraque.

La plaie du coup mesure 0m10 en longueur, avec écartement de 0m05; elle intéresse à la fois le trapèze et le sterno-cleïdo-mastoïdien, qui est coupé dans toute son épaisseur, à son attache supérieure.

Celle de l'oreille ouvre le cartilage du pavillon à une profondeur de 0m025.

Je ne fais pas de suture au cou; la tête est maintenue inclinée sur le côté par des bandes qui partent du crâne, pour se fixer à un bandage du corps.

Deux pointes réunissent le cartilage. Le pansement est changé le cinquième jour ; il y a déjà des bourgeons et du pus épais.

Renouvellement sept jours après; la séparation du cartilage n'existe plus; la partie centrale de la plaie du cou suppure encore, mais les angles sont entièrement cicatrisés.

Le blessé reçoit son exeat le seizième jour, avec une cicatrisation presque complète.

L'état général n'a jamais cessé d'être excellent.

N° 8. — *Coup de couteau au moignon de l'épaule.*

La blessure a un trajet de 0m09 avec ouverture d'entrée de 0m05, à la partie moyenne et externe du deltoïde, et orifice de sortie, de 0m03, sur le bord du faisceau claviculaire du grand pectoral.

Le muscle est coupé dans toute son épaisseur; les bouts sont apparents à la vue, en dehors du pont qui est formé par la peau. On arrive immédiatement sur l'os en introduisant le doigt dans le trajet et je profite de sa largeur pour y introduire directement de la glycérine et du camphre.

Le bras, porté en dehors et en haut, est maintenu dans cette position par des coussins.

Il se produit un peu de gonflement et de la suppuration; les bourgeons ne tardent guère à se montrer, et la sortie a lieu le trente-cinquième jour. Le deltoïde présente une dépression à son centre.

N° 9. — *Coup de couteau à la partie antérieure du bras, à trois travers de doigt au-dessus de l'articulation du coude.*

Au fond d'une plaie transversale, de 0m07 de longueur, apparaissent les deux bouts du biceps fortement écartés et les sections des premiers faisceaux du brachial antérieur qui est également coupé; la gaîne des vaisseaux et des nerfs, quoique apparente est respectée.

Je mets l'avant-bras dans la flexion, mais la peau se rétracte et le bout inférieur du biceps fait saillie entre les lèvres des téguments, ce qui me décide à employer trois points de suture.

Le gonflement et la contraction musculaire détruisent les sutures; l'écartement devient considérable et ne s'arrête qu'au moment où le tissu cicatriciel se forme : on le voit alors diminuer avec promptitude, et en définitive les bouts musculaires se rejoignent par du tissu inodulaire qui marque sa place par l'affaissement du corps du triceps.

Le blessé reste soixante-cinq jours dans nos salles.

N° 10. — *Coup de couteau à la partie postérieure du bras.*

Nous avons encore affaire à une plaie transversale qui intéresse presque tout le biceps.

L'écartement des bords de la plaie est de 0m04, le bout inférieur du muscle est à découvert.

Le membre est placé dans l'extension et la cicatrisation se produit au bout de vingt-neuf jours.

N° 11. — *Coup de couteau, à la partie supérieure du tiers inférieur, de la région anti-bracchiale postérieure.*

Les muscles de la couche superficielle sont coupés à l'origine des tendons des extenseurs communs, de l'extenseur propre du petit doigt et du cubital postérieur.

L'extension des trois derniers doigts n'est plus possible, celle du pouce et de l'indicateur est à peine marquée, quoique leurs extenseurs propres soient conservés.

Une attelle placée à la face antérieure du membre n'a pu rendre aucun service, car elle ne dépasse guère le poignet et ne contrarie en rien la flexion de la main en avant.

Le peu d'écartement des bords de la plaie me décide à les maintenir par des points de suture entortillée.

La main est portée en arrière et maintenue dans cette position par des bandelettes de diachylon, qui vont de la main à la partie supérieure du coude, en se croisant sur le dos de l'avant-bras.

Le gonflement tiraille les épingles, mais elles tiennent en place et la cicatrisation se poursuit dans d'excellentes conditions. Elle n'était pas bien terminée, lorsque le malade a insisté pour avoir sa sortie, le dix-huitième jour; il pouvait déjà communiquer un léger mouvement aux doigts paralysés.

N° 12. — *Coup de couteau à l'articulation radio-carpienne.*

En attendant mon arrivée, M. l'aide-major Ganzin fait la compression de la radiale que je suis obligé de lier.

La plaie a un aspect infundibuliforme; elle est circonscrite latéralement par les tendons du grand palmaire et du premier radial externe. Ceux du court extenseur et du long abducteur du pouce, ainsi que le ligament latéral externe sont coupés, laissant l'articulation ouverte.

Je réunis par un point de suture et je maintiens,

au moyen de bandelettes de diachylon le pouce en dehors.

Il se produit du gonflement inflammatoire et un peu de pus ; les bourgeons se constituent, et lorsque ce spahis demande à nous quitter, le quinzième jour, prétextant qu'il a besoin de sa solde pour faire vivre sa femme, la cicatrisation est en très-bonne voie.

N° 13. — *Coup de couteau à la face antérieure du poignet.*

Le poignet est intéressé d'une apophyse styloïde à l'autre, avec écartement des bords de la lésion de 0m03. Tous les tendons se trouvent coupés ; l'articulation est ouverte presque dans toute son étendue.

La main se porte en arrière, par la section de la cubitale et de la radiale, il se fait une hémorrhagie très-abondante qui m'oblige à lier les quatre bouts.

Par suite de l'inclinaison de la main, les tendons sont entraînés et perdus sous le ligament annulaire, ce qui rend les recherches difficiles, et je renonce à l'idée de faire des sutures tendineuses.

Je réunis par deux points de suture entortillée et je maintiens la main légèrement en avant par des bandelettes de diachylon, qui en partent et se fixent à la partie antérieure et inférieure de l'avant-bras, au moyen des doloires, qui servent en même temps à repousser les téguments en bas.

L'appareil se mouille les premiers jours, mais sans qu'il survienne de fièvre. Il se forme du pus de bonne nature et la cicatrisation est presque terminée, lorsque le malade demande son exeat, le vingtième jour.

Il rentre dans sa tribu, et il ne m'est guère possible de dire si les mouvements de flexion se sont rétablis.

N° 14. — *Coup de serpette à la face antérieure du poignet.*

La plaie, d'une longueur de 0m08, a l'aspect d'un croissant dont les cornes touchent aux apophyses styloïdes.

Les bords sont relevés en avant avec un écartement de 0m05, qui laisse les tendons apparents et découverts.

Pansement, six jours après : un peu de sérosité rougeâtre avec quelques grumeaux de pus ; nulle part trace de gonflement ; les bords sont affaissés, presque de niveau avec la plaie, qui est grisâtre ; ils ne sont plus écartés que de 0m02.

Nouveau pansement au bout de 8 jours.

A peine du pus ; commencement de cicatrisation aux angles ; la plaie est couverte de bourgeons ; l'écartement des bords n'est que de 0m01.

Au troisième et dernier pansement les bords ne paraissent plus, on n'a qu'une surface rouge, finement granuleuse au centre ; la pellicule épithéliale couvre presque tout.

Exeat au bout de treize jours.

N° 15. — *Coup de couteau à la face palmaire des doigts.*

L..., indigène, s'empare du couteau de l'agresseur, qui lui fait de profondes entailles détachant des lambeaux, à base inférieure, aux segments moyens de l'annulaire et du médius et au pli inférieur de l'indicateur.

Il me suffit pour assurer leur application, qui n'est au reste contrariée par aucune force, de tenir les doigts dans une flexion modérée, leur donnant pour point d'appui un rouleau de coton placé dans la main.

Le malade reçoit son exeat le dixième jour.

N° 16. — *Coup de hache au pouce qui est entièrement coupé à la partie inférieure de la phalange.*

M. le médecin aide-major de Frendah, qui envoie le blessé (soldat de la Légion étrangère), croit à une mutilation volontaire et m'informe qu'il a dû faire la ligature de la collatérale externe.

La phalange est sectionnée obliquement de haut en bas; aux téguments, on remarque une espèce d'ellipse qui laisse l'os à découvert dans une certaine étendue, mais plus spécialement en arrière, où la rétraction de la peau est plus facile, n'étant pas empêchée par les tractus fibreux qui fixent le derme en avant.

Je repousse les téguments en bas au moyen de bandelettes, qui servent à maintenir le feutre dont je recouvre la surface de section.

La suppuration de l'os est très-faible; elle s'accompagne au reste, de bourgeons qui se fusionnent avec ceux des parties molles et constituent une cicatrice adhérente peu épaisse.

Le tissu inodulaire est organisé au bout de quarante jours.

N° 17. — *Coups de couteau au bras et au thorax.*

Ce blessé vient à peine de quitter nos salles. La

première plaie n'intéresse que le deltoïde; les deux autres pénètrent dans la cavité thoracique : l'une d'elles par le cinquième espace intercostal, à un travers de doigt du sternum, et l'autre par le dos, à la hauteur de l'épine de l'omoplate.

L'étendue des ouvertures (0m03), leur situation et les symptômes observés prouvent la lésion du poumon.

Au moment de l'accident, il y a rejet abondant de sang par la bouche et les narines, puis état syncopal prolongé qui a fait croire à la mort.

Lorsqu'on nous amène le blessé, la plaie antérieure donne abondamment du sang; les téguments sont pâles, froids; la pupille dilatée insensible, le pouls filiforme.

L'expulsion de crachats spumeux et sanguinolents paraît soulager la respiration, qui est fréquente (46) et embarrassée; des râles trachéaux s'entendent à distance.

Après l'administration d'un lavement laxatif et l'emploi de ventouses sèches, je place le malade dans la position demi-assise, et je modère l'expansion thoracique par un bandage de corps, qui sert en même temps à maintenir le feutre au moyen duquel je me rends maître de l'hémorrhagie.

Cinq heures après, la connaissance revient, mais la respiration reste fréquente, superficielle, et le pouls devient irrégulier.

A la visite du lendemain, la respiration est plus franche, moins fréquente (42); il existe à la fois du souffle bronchique, surtout à la pointe de l'omoplate, et des râles secs.

Le pouls est régulier mais fréquent, le thermomètre marque 39°2, ce qui me détermine à appliquer des ventouses scarifiées.

Cette soustraction de sang est aussitôt suivie d'un grand apaisement ; la température tombe, le souffle disparaît et la respiration s'effectue avec plus de facilité, quoique les râles persistent et qu'il y ait de l'obscurité et de la matité dans la zone qui correspond à la blessure du dos. Il ne se présente plus dans les crachats que quelques restes de caillots noirs.

Le malade se lève le quatrième jour, et sort dans la cour ; il nous quitte cinq jours après, quoique les plaies ne soient pas cicatrisées, ne conservant de la lésion du poumon qu'une simple obscurité respiratoire.

N° 18. — *Plaie pénétrante de la poitrine par coup de couteau.*

M..., tirailleur, est blessé par un de ses camarades de deux coups de couteau à la poitrine.

La première blessure siège au-dessous de la clavicule gauche, et ne présente, à vrai dire, aucun intérêt, car elle reste superficielle ; la deuxième, oblique et d'une étendue de 0m03, occupe le sixième espace intercostal, à proximité de l'angle de l'omoplate à droite, livrant passage à un courant d'air très-manifeste, qui indique la lésion du poumon. Tout autour les tissus crépitent sans être bien soulevés.

Il n'y a pas de crachement de sang ; le poumon est perméable, la cavité pleurale libre.

Longue bande de diachylon entourant le thorax ; pansement habituel. Il ne survient dans la suite nulle complication d'aucun côté.

La première plaie est unie par première intention dans les cinq premiers jours ; la cicatrisation de la seconde est presque complète à la sortie, le douzième jour.

N° 19. — *Coup de couteau dans le cinquième espace intercostal, au-dessous du sein gauche.*

Aïssa est frappée par un mari violent. L'épiploon fait hernie; il mesure 0m08 en longueur, 0m04 en largeur, et 0m018 en épaisseur.

M. l'aide-major Plantié, qui est appelé auprès de la blessée, me rend compte de cette situation, et, une fois auprès d'elle, je pense qu'il y a lieu de laisser l'épiploon dehors; il est en effet fortement pincé dans la plaie, congestionné et, en outre, exposé à l'air depuis plusieurs heures.

Je le mets dans le feutre et j'attends sa rentrée ou sa mortification; mais ni l'une ni l'autre ne s'effectuent, et je me décide, après avoir constaté qu'il est adhérent au fond de la plaie, à serrer la base par une ligature. Il se mortifie alors, et il suffit d'un coup de ciseau pour abattre le pédicule.

L'état général de la malade s'est montré bon, à l'exception des trois premiers jours qui ont été marqués par un peu de fièvre.

Elle veut un châtiment sévère pour son mari; mais ses désirs me paraissent peu réalisables, car elle nous quitte au bout de vingt jours avec une cicatrice tout-à-fait linéaire, et je ne lui accorde pas davantage d'incapacité de travail dans le rapport médico-légal qui m'est demandé par la justice.

N° 20. — *Coups de couteau à la zone sous-ombilicale de l'abdomen dans le sens transversal.*

L'abdomen est sectionné, suivant deux lignes

horizontales légèrement incurvées, dont l'une commence à 0^m07 à gauche de l'ombilic, passe à 0^m03 au-dessous, et se termine, à droite, à 0^m10.

La deuxième ligne suit la même direction au-dessous de la première, dont elle n'est séparée que de 0^m03, présentant la même concavité en haut et une étendue moindre en longueur.

La bande qui occupe l'intervalle échappe aux tractions musculaires et se laisse refouler en haut, ce qui explique la différence d'écartement des bords des deux plaies, quoique intéressées à la même profondeur.

Les muscles droits, leurs gaînes, les aponévroses et le péritoine sont entièrement divisés aussi bien d'un côté que de l'autre; le petit oblique seul participe à la lésion dans la plaie inférieure par son bord antérieur.

Il n'y aurait plus de continuité dans la paroi, sans l'existence d'une bande fibreuse, à la ligne médiane, grâce à laquelle les intestins, qui se présentent à droite et à gauche dans la plaie inférieure sans aucune lésion, sont maintenus dans la cavité.

L'artère épigastrique a fourni une hémorrhagie abondante, d'après ce qu'on rapporte; la peau rétractée en bas laisse apparaitre le bout et la gaîne du droit antérieur.

Je ne me contente pas des quatre points de suture enchevillée que je pratique dans chaque plaie, en portant les anses jusqu'au fond; les épaules sont maintenues élevées, et il est recommandé expressément au malade de conserver l'inclinaison du tronc en avant.

Par le gonflement qui survient, les sutures cèdent, au milieu, à la plaie inférieure; mais c'est le seul accident qui se présente et qui reste sans effet sur les phénomènes cicatriciels et le rapprochement qui se poursuivent d'une manière régulière.

L'état général est toujours resté excellent; à aucun moment il n'y a eu de fièvre.

La cicatrisation est complète le quarante-deuxième jour, qui est celui de la sortie.

Ce cas a passé aussi dans les mains de la justice qui a été moins heureuse, car elle a dû abandonner l'affaire.

Le patient, qui a été retiré le ventre ouvert de la Kouba de Bentakuk, déclare que les gens de la Zaouïa ont cherché à l'assassiner par esprit de rivalité vis-à-vis de la Zaouïa d'Aïn-Témouchen à laquelle il appartient.

Ceux qu'il accuse prétendent, au contraire, que c'est un fanatique qui a fait le voyage exprès pour s'immoler sur le tombeau du marabout.

Rapports médico-légaux et investigations judiciaires, tout a été mis en œuvre pour découvrir la vérité qui continue à rester dans l'ombre.

N° 21. — *Coup de couteau à la partie inférieure de la région dorso-lombaire.*

La plaie, de forme excavée, a son centre sur la ligne médiane, et s'étend, à droite et à gauche du rachis, dans une étendue de 0m07, intéressant à la fois les deux loges de l'aponévrose, sans pourtant occasionner la hernie des muscles et des gouttières.

Les bords sont attirés en arrière et écartés de 0m02.

Je tache de les affronter avec de longues bandes de diachylon, et je panse comme d'habitude.

Au deuxième pansement, qui a lieu cinq jours après, la cicatrisation est déjà faite aux angles; le bord inférieur est de niveau avec la plaie, le supérieur est encore un peu saillant, mais visiblement attiré par les bourgeons qui passent à l'état de tissu cicatriciel.

Il y a à peine des traces de pus sur le pansement; nulle part les tissus ne sont engorgés.

Trois jours après, exeat.

N° 22. — *Coups de couteau à la cuisse.*

Le blessé a engagé une lutte au couteau avec un de ses voisins.

La cuisse est atteinte, en avant et en dedans, de deux plaies étendues, dont une longitudinale, sans ouverture de sortie, et l'autre transversale, formant un lambeau à base supérieure avec la partie inférieure du triceps.

Je crois cette fois la suture très-exposée par la force contractile du droit antérieur, qui est coupé dans toute son épaisseur, et qui va agir par toute la masse de ses fibrilles. Le membre est immobilisé dans une gouttière, après que le lambeau a été ramené et maintenu en avant par des bandelettes.

La cicatrisation a lieu au bout de vingt jours, laissant comme d'habitude un enfoncement dans le corps du muscle.

N° 23. — *Coup de couteau au genou.*

Une plaie linéaire de 0m03 longe en arrière le bord externe de la rotule et livre passage à la synovie.

La présence de ce liquide ne laisse aucun doute sur l'ouverture de la capsule; mais la direction du coup qui est porté de dehors en dedans, et l'étendue de l'ouverture tégumentaire m'obligent à admettre que la pointe du couteau a pénétré dans l'article même, et qu'elle a dû léser les surfaces articulaires, en raison de leur contact intime.

Il s'agit, on le voit, d'une plaie pénétrante grave, qui demande à être fermée et immobilisée de la manière la plus complète.

Après avoir réuni et oblitéré par de longues bandelettes de diachylon qui font le tour du genou, je place le membre dans une gouttière, où il est fixé par des liens.

Le malade est jeune, indocile, et se préoccupe fort peu de mes recommandations, car, à chaque visite, je trouve le membre déplacé et les liens relâchés.

Il ne comprend pas que je sois si rigoureux pour le repos; il ne souffre point et ne veut même plus rester à l'hôpital. Sur mon insistance, il se décide finalement à prolonger son séjour.

Le troisième jour de l'accident, tout est changé : il se déclare de la fièvre, les bords de la plaie sont boursouflés, blafards, écartés et presque à sec.

Je finis par faire comprendre au malade qui est agité, et remue à tout instant, qu'il ne doit plus bouger, s'il veut éviter l'amputation de la cuisse, et j'arrive, peut-être par cette menace, à obtenir l'immobilité qui est aujourd'hui plus nécessaire que jamais.

A mon troisième pansement, l'engorgement des bords s'étend à une grande partie du genou qui est chaud et rouge; la plaie donne un peu de sérosité avec quelques globules de pus et du liquide synovial.

L'état général seul me rassure; la fièvre est très-modérée, et l'agitation se calme au lieu de progresser.

Au pansement qui suit, je remarque une améliotion locale bien manifeste; le gonflement diminue, les bords s'affaissent et la suppuration se constitue.

Dès ce moment, tout danger est conjuré; les phénomènes de réparation se poursuivent d'une manière normale, et tout se termine dans les quarante jours.

A la sortie, le mouvement n'est guère possible par la douleur qu'il réveille dans le genou, et par la raideur de l'articulation; mais il paraît s'être rétabli peu à peu, car j'ai rencontré, deux mois après, le blsssé, marchant presque sans difficulté.

N° 25. — *Coup de faucille à la partie antéricure et moyenne de la jambe.*

Les os ne semblent pas atteints, et cependant la tibiale est coupée en même temps que les muscles. La présence de l'aponévrose me crée des difficultés pour la recherche de l'artère qui s'est rétractée en haut dans sa gaîne, et ce n'est point sans peine que j'arrive à la saisir et à la lier, car elle donne abondamment. Les muscles font hernie, et l'aponévrose se présente encore comme obstacle à leur rentrée.

Je n'ai, à part cela, rien de particulier à signaler; un bon commencement de cicatrisation est déjà assuré le treizième jour, qui est celui de la sortie à laquelle je m'oppose inutilement.

N° 25. — *Section incomplète de la jambe par une faucheuse.*

M..., soldat de la légion étrangère, employé à la coupe des foins chez le bach-agha de Frendah, est blessé dans les champs, à 8 kilomètres de la redoute, par la faucheuse qu'il est chargé de conduire.

Aussitôt après la blessure, le sang coule avec abondance, et la vie est menacée.

M. l'aide-major Ribe, qui est appelé auprès du patient, le trouve presque exangue, et se décide à le garder toute la journée à Frendah, dans la crainte d'une catastrophe pendant la route.

Lorsque le malade arrive à Tiaret, trente-six heures après l'accident et un trajet de 53 kilomètres, il est déjà en proie à une fièvre vive, avec délire.

Les os sont entièrement coupés, à trois travers de doigt, au-dessus des malléoles; le pied, qui n'est pas soutenu, se porte en dehors et ballote, n'étant attaché au membre que par une bande de peau, doublée des tendons du jambier antérieur, de l'extenseur propre du gros orteil et de l'extenseur commun, où se trouve la tibiale antérieure intacte. La pâleur extrême des muqueuses et le magna épais de sang et de perchlorure de fer qu'on trouve sur les surfaces de section, témoignent de l'abondance de l'hémorrhagie.

Le pied est froid et insensible; l'amputation immédiate est de toute nécessité. Nous retrouverons ce cas aux plaies opératoires.

Je terminerai par un cas, où aucune médication n'était certainement possible.

N° 26. — *Coup de couteau à la région hypogastrique.*

Un indigène, qui n'expulse plus une goutte d'urine, depuis vingt-quatre heures, s'arme bravement de son couteau et se le plonge à trois reprises dans le bas-ventre, cherchant à atteindre le réservoir urinaire pour le vider.

Lorsqu'on l'amène, quelques heures après, à

l'hôpital, il présente déjà un refroidissement général, mais il conserve son calme et raisonne nettement.

Les trois plaies sont situées en arrière du pubis, où elles forment un triangle dont le sommet rase l'os ; elles sont peu étendues et à peine mouillées de sang.

La plus inférieure perfore la vessie obliquement d'avant en arrière et entame le rectum.

L'une des deux autres perce l'intestin grêle qu'on trouve distendu par du sang ; à l'autopsie la troisième ne dépasse guère la paroi abdominale.

Le malade est emporté au bout de douze heures par un épanchement abondant de sang et d'urine.

Cette tentative opératoire avait été amenée par un rétrécissement organique de cause inflammatoire, siégeant à la portion membraneuse de l'urèthre. Le canal était presqne oblitéré et formait poche en avant de la vessie ; celle-ci s'était hypertrophiée au point d'avoir acquis des parois d'un centimètre d'épaisseur, circonscrivant une cavité tout-à-fait restreinte.

CHAPITRE VII

PLAIES OPÉRATOIRES

Les plaies artificielles se pratiquent sur des tissus lésés, malades, et sur des sujets déjà impressionnés par la lésion ou la maladie. Plus que toutes les autres dont elles partagent les accidents, elles exposent à l'inflammation, car on ne touche pas impunément aux tissus où celle-ci siège déjà.

Les ouvertures faites laissent l'accès à l'air ; si on les rapproche trop, elles exposent à l'étranglement et à la rétention des liquides qui se corrompent.

Ceux qui demandent à être opérés sans douleur, peuvent être endormis pour toujours par le chloroforme ; si on ne l'emploie point, les spasmes convulsifs et le collapsus peuvent avoir le même effet. Un mouvement inattendu, l'émotion, peuvent faire dévier le tranchant du couteau, le porter sur un gros vaisseau ou sur un organe important, et entraîner une prompte catastrophe.

En échange des souffrances du patient qu'on nous livre, croyant nous faire une grande concession, on veut le succès. Lorsque les accidents surviennent, et ils ne sont que trop à craindre, dans les conditions que j'ai fait connaître, quelles que soient les précautions prises, quels que soient l'habileté et le savoir de l'opérateur, il est pris à partie et accablé de récriminations.

Voilà le terrain sur lequel nous opérons et les responsabilités qui pèsent sur nous.

Avec les nouvelles méthodes on peut s'exposer moins ; elles donnent souvent des résultats inespérés, et il est bon d'y avoir recours, lorsqu'ils paraissent possibles.

Je ne procède pas autrement ; le couteau est ma dernière arme de salut. Si j'ai peu opéré, je le dois aussi bien à l'emploi du pansement qu'à la pénurie des cas.

Au nombre de mes opérations figurent les ponctions, et à juste titre, je crois, car le trocart doit figurer à côté du bistouri et du couteau, qu'on l'emploie à vider les poches, ou à les médicamenter.

Dans toutes mes ponctions je me suis servi du feutre pour abriter les ouvertures et pour modérer les phénomènes inflammatoires provenant d'injections irritantes.

J'ai eu plus rarement recours à l'injection antiseptique (glycérine et camphre dissous) pour modifier les altérations des liquides et des cavités de réception.

1. — *Méningocèle.*

L'enfant à deux têtes a été, pendant plusieurs

jours, un sujet d'étonnement et de commérages pour la population de Tiaret, et si j'en parle à mon tour, ce n'est que pour ajouter un cas de plus aux cas rares que relate la science.

La seconde tête des commères n'était tout simplement qu'une méningocèle siégeant à l'occiput, où elle formait une tumeur pédonculée approchant du volume du vrai crâne, qui était entraîné en arrière.

On n'y constatait que de la fluctuation ; et, après explorations répétées, j'acquiers la certitude que je n'ai affaire qu'à une poche méningée aqueuse qui s'était fait jour à travers la suture lambdoïde.

Les parents me demandent une opération, et j'accède à leur désir car je la crois, sinon utile, du moins inoffensive.

Je retire 150 grammes de sérosité arachnoïdienne, qui ne tarde pas à se reformer et à remplir le sac flasque, que j'avais laissé vide sur le cou, emmailloté dans le feutre.

Ce nouveau-né s'éteint dans les quarante heures, n'ayant affirmé son existence que par des phénomènes purement végétatifs.

2. — *Ectropion cicatriciel de la paupière inférieure.*

La partie centrale de la paupière est bridée par du tissu cicatriciel qui enlève tout mouvement à l'orbiculaire.

Opération. — Après avoir incisé la paupière dans le sens transversal, je relève son bord supérieur ce qui me donne une plaie losangique dont j'unis les bords par des points de suture, qui vont de la lèvre externe à l'interne.

La paupière est redressée et maintenue dans le

feutre que j'échancre au centre. L'œil se recouvre bien, grâce au redressement du cartilage et aux fonctions de l'orbiculaire redevenues possibles.

Exeat le quinzième jour.

3. — *Staphylome de la cornée.*

Il est du volume d'un grain de raisin, conique, épais et déborde les paupières dont il empêche l'occlusion. Une légère ulcération centrale explique le larmoiement et les douleurs accusées par le patient.

Il ne fait aucune difficulté lorsque je lui parle de réséquer la tumeur.

OPÉRATION. — Je suis en tout le procédé de Critschet. La cicatrisation est terminée le vingtième jour, sans le moindre accident.

4. — *Cancer encéphaloïde de l'œil.*

L'œil forme tumeur fongueuse d'un rouge foncé avec points ulcérés, d'où s'écoule de la sanie fétide. Les paupières sont refoulées en arrière; la supérieure présente un ulcère, à bords durs, à son tiers moyen ; un des ganglions sous-maxillaires est notablement augmenté de volume.

Le malade, vieillard de soixante-cinq ans, demande à être opéré.

OPÉRATION. — Je circonscris par deux incisions courbes la paupière malade et je l'enlève en même temps que l'œil dont l'extraction a lieu par le procédé ordinaire.

Au moyen de la rugine je détruis une partie du périoste que je trouve saillant à la partie supérieure et antérieure de la cavité de l'orbitre.

Toute la surface d'extraction est recouverte de glycérine et de camphre, et d'une feuille de feutre enduit dont la cavité est garnie de boulettes de coton.

Il se forme rapidement des bourgeons abondants, qui tendent à combler le vide. Le ganglion est enlevé par énucléation.

Ce malade rentre au bout de vingt-six jours dans sa tribu ; je ne l'ai pas revu depuis.

5. — *Encanthis carcinomateux.*

Vieillard de soixante-quatre ans. La tumeur parait avoir été d'abord dure et violacée ; à l'entrée à l'hôpital, on n'a plus qu'un ulcère fongueux à l'angle interne, étendu en largeur et en profondeur. Le cristallin détaché apparaît à travers une légère fente pupillaire.

L'extirpation de l'œil est pratiquée par le procédé ordinaire ; il n'est pas possible de rien reconnaître des dispositions des parties profondes ; elles forment une bouillie noirâtre emprisonnée dans la coque fibreuse. La cavité d'extraction se comble vite, comme dans le cas qui précède, à la suite du même pansement.

6. — *Rétrécissement et atrésie des narines.*

Chez un petit indigène de sept ans, l'une des narines est fermée par des cicatrices varioliques, l'autre n'a plus qu'un fin pertuis donnant du mucus clair.

Opération. — Incision cruciale du tissu cicatriciel et introduction dans l'orifice d'une tige de laminaria entourée d'une mince feuille de feutre. Les narines restent bien ouvertes, le huitième jour, et il n'en faut pas davantage à la mère pour croire à la guérison et exiger impérieusement la sortie.

Je suis obligé de céder, et je crains bien d'avoir opéré inutilement, si on a négligé, ce qui est plus que probable, d'entretenir longtemps la dilatation.

J'ai opéré au Mexique un enfant, dans de semblables conditions, et j'avais pu constater, en le revoyant un an après, que l'opération n'avait presque pas donné de résultat, faute d'avoir maintenu les parties dilatées pendant un certain temps.

Chez mon troisième malade, âgé d'une quinzaine d'années, la narine droite est complétement oblitérée par une cicatrice également variolique, saillante, d'un beau rouge, se bombant par une expiration forcée. La narine gauche, bien que bouchée à la vue, laisse cependant passer un peu d'air avec de fines bulles, par une petite fente imperceptible, lorsque le malade souffle par le nez.

Opération. — Après avoir incisé sur le bord du cartilage externe je fends, par son milieu, la petite lame cicatricielle, qui s'appuie sur le cartilage médian, et j'assure l'écartement par mes rouleaux de feutre que je maintiens en place.

Le malade sent l'air passer en plein ; pour lui c'est la guérison, et il se sert d'une voie détournée pour avoir sa sortie, car je lui ai annoncé au moins un mois d'hôpital.

Je lui refuse toute permission, malgré ses larmes. Il revient à la charge le lendemain, et me jure par Allah qu'il rentrera ; je ne l'ai point revu.

Dans un quatrième cas, au lieu d'ouvrir il a fallu combler. Une grande partie de l'aile gauche fait défaut, mais tout autour la peau est saine, mobilisable, et il m'est facile, après dissection et avivement des bords, de la faire glisser et de la fixer au dos du nez par des points de suture.

Feutre à l'intérieur et à l'extérieur ; adhésion le quatorzième jour sans mouvement inflammatoire sensible.

7. — *Myxome des fosses nasales.*

Il est unique, mou, avec large base d'implantation sur la paroi externe.

Opération. — Arrachement par les pinces ; cautérisation au nitrate d'argent et pansement avec le feutre roulé.

Le résultat parait complet et définitif, car l'opération date de plus de deux ans, et la fosse nasale continue à rester libre.

8. — *Bec de lièvre (Gueule de loup.)*

Nouveau-né de trois jours. La division a lieu à 0m006 de la ligne médiane, à gauche ; elle intéresse aussi bien la lèvre supérieure que la voûte palatine dans les 3/4 antérieurs, de sorte que la cavité buccale et les fosses du nez communiquent par une fente, 0m007, dans sa plus grande largeur, en avant. Le bord labial accidentel, à gauche, se trouve fixé par un repli de la muqueuse ; celui de droite est libre et mobile.

Une véritable dent flottante occupe le rebord gengival de la mâchoire inférieure, sans attache aucune avec l'os, qui forme une masse épaisse.

L'aile de la narine droite est complétement établie sur l'ouverture, celle de gauche, quoique affaissée, présente néanmoins un faible orifice.

La succion est impossible ; le lait, versé avec une cuiller, détermine des accidents de suffocation.

Quoique l'enfant soit faible, je suis cependant obligé d'opérer, pour qu'il puisse se nourrir. Le repli de la muqueuse était détaché par le bistouri, j'avive les deux bords et je maintiens leur réunion par trois épingles, dont une placée sur le rebord muqueux. Je recouvre avec le feutre dont je fixe les bords avec le bout des épingles.

Le petit opéré vit trois jours absorbant le lait qu'on lui donne avec la cuiller ; puis il s'éteint tout-à-coup, sans que la mère s'aperçoive de rien, avant la catastrophe.

L'autopsie m'ayant été refusée, je suis forcé de me contenter de l'examen des parties opérées. L'adhésion n'était prononcée nulle part ; il ne pourvait en être autrement, car à aucun moment, il ne s'était présenté de signes d'inflammation adhésive, pendant les trois jours que l'enfant avait vécu.

9. — *Epithélioma de la lèvre inférieure. Deux cas.*

Les deux malades se trouvent en même temps dans nos salles et font remonter, l'un et l'autre, leur maladie, à un an à peu près.

1er CAS. — L'ulcère siège entre la commissure et la partie médiane de la lèvre, qui est détruite dans toute son épaisseur à une profondeur de 0m015.

La zône d'induration, peu étendue, est enlevée par deux incisions en forme de V. Réunion par la suture entortillée. Les épingles sont enlevées le quatrième jour ; l'adhésion est bonne et se consolide de plus en plus.

Exeat le treizième jour ; il reste une faible coche.

2me CAS. — La lèvre est rongée, en forme de croissant, dans une étendue de 0m03 en longueur, et de

0m015 en profondeur, à la partie médiane. Les tissus durs et granuleux qui siègent tout autour sont enlevés par une incision courbe, qui va, presque d'une commissure à l'autre, en passant par le menton. L'orifice buccal est refait par la division des joues où je décolle la muqueuse pour la fixer à la peau au moyen d'une suture en surjet.

Je n'obtiens l'affrontement qu'en tiraillant un peu les téguments. Au quatrième jour, le contact se maintient en enlevant les épingles ; mais il n'existe plus aux parties supérieures à ma visite du lendemain, ce qui m'oblige à les rapprocher par une longue bandelette partant de la nuque pour se croiser sur la lèvre, où les bouts sont fixés avec une épingle.

La réunion ne se fait point, mais les bourgeons qui montent des parties profondes comblent la brèche presque en entier.

Le petit croissant qui subsiste sera dissimulé plus tard par une longue barbe.

10. — *Epulis.*

Elle forme une tumeur dure, pédiculée, d'un beau rouge, de la grosseur d'une cerise, repoussant la lèvre en avant et s'implantant dans le tissu de la gencive entre la canine et l'incisive à gauche.

Opération. — Excision par le bistouri et cautérisation de la base par le fer rouge. Pansement avec le feutre.

Guérison, treize jours.

11. — *Croup (trachéotomie).*

Le feutre, percé d'une boutonnière, n'a pu me servir qu'à matelasser le pavillon de la canule et à abriter la plaie : je ne pouvais lui demander autre chose.

La glycérine et le camphre, portés directement dans l'arrière-gorge sur les fausses membranes, devaient échouer comme la trachéotomie elle-même.

Je ne l'ai, du reste, pratiquée que deux fois sur des enfants qui m'arrivaient, à la période extrême de l'empoisonnement.

Parmi ceux-ci, s'en trouve un qui n'a eu que le temps de faire les 16 kilomètres qui séparent Aïn-Nouissy de Mostaganem; il s'est éteint sous mes yeux au moment même de l'arrivée.

12. — *Tumeur épithéliale de la région parotidienne.*

Vieillard de 64 ans. La tumeur a onze mois de date; elle est un peu dure, ulcérée en avant, du volume d'une prune moyenne.

Extirpation par dissection, avec retranchement d'une partie du lobule de l'oreille; il ne se présente point d'extension au-delà de l'aponévrose qu'on trouve intacte au fond de l'excavation.

Affrontement des bords par trois points de suture.

Pansement habituel. La réunion est complète le trentième jour. Le tissu de la tumeur, vu au microscope, présente des cellules fusiformes et en raquette.

13. — *Cancer squirrheux au sein gauche.*

La glande présente au dehors une tumeur globuleuse, dure, adhérente à la peau, avec des rayons divergents qui ne vont pas loin, mais qui se prononcent davantage du côté de l'aisselle, où se trouve un ganglion assez volumineux.

Opération. — J'ai circonscris tout le sein par deux incisions courbes, se rejoignant à leur sommet, et je dissèque jusqu'à la rencontre des côtes.

L'écoulement du sang de la surface d'extraction est supprimé par le tassement, à diverses reprises, avec un rouleau de feutre épais, et par la torsion de quelques petites artérioles, ce qui me dispense de faire des ligatures.

Après avoir couvert la plaie de glycérine et de camphre, je rapproche les bords autant que possible par de longues bandelettes qui entourent le thorax. Je suis forcé de remettre à plus tard l'extirpation du ganglion par la résistance de la patiente. Les bandelettes sont supportées difficilement; la malade insiste pour que je les relâche.

La plaie a toujours un bon aspect; les bords sont à peine engorgés, la suppuration s'établit et s'accompagne de beaux bourgeons qui font place au fur et à mesure à du tissu cicatriciel.

Lorsque l'opérée demande à rentrer chez elle, le vingt-cinquième jour, il ne reste plus à cicatriser qu'une petite surface à la partie centrale.

14. — *Ascite.*

Depuis six mois, je pratique, tous les vingt-sept ou vingt-huit jours, la paracentèse abdominale chez une femme atteinte de sclérose atrophique du foie, faisant obstacle, comme d'habitude, à la circulation de la veine-porte hépatique.

Il est rare que la malade, une fois opérée, reste plus de deux ou trois jours à l'hôpital; elle demande à emporter le pansement, et reprend son travail de ménage, sans jamais se ressentir des suites de l'opération.

15. — *Rétention d'urine.*

Chez un vieillard atteint d'hypertrophie de la prostate, je n'ai pu parvenir, quelques précautions que j'aie prises, à rétablir la miction, et je me suis vu forcé de recourir à la ponction hypogastrique avec l'appareil Potain.

La ponction a dû être répétée pendant huit jours consécutifs, l'obstacle restant le même du côté de la prostate et de l'appareil musculaire de la poche; à aucun moment il n'est rien surveuu qui pût mettre en cause l'opération elle-même.

Le malade a fini par succomber à une diarrhée incoercible avec somnolence, dénotant sans doute une accumulation de principes excrémentiels dans le sang, leur élimination ne se trouvant plus suffisamment assurée par l'émonctoire urinaire.

16. — *Oblitération congénitale du prépuce.*

Je suis averti par l'infirmière qu'un nouveau-né n'a pas mouillé ses langes depuis sa naissance qui remonte à quinze heures.

Quoique le prépuce soit imperforé, il ne présente pas de poche urinaire, ce qui m'oblige, après avoir enlevé une rondelle du capuchon, à m'assurer de la perméabilité de l'urèthre que je parcours facilement avec une bougie n° 6.

17. — *Phimosis.*

Le feutre taillé en croix de Malte, avec perforation centrale, est très-utile pour les pansements de ces petits traumatismes.

Chez tous mes opérés, j'ai réuni la peau à la muqueuse par de fines épingles, munies d'étroites bandes élastiques, que je taille dans les tubes à drainage.

L'épingle, préalablement munie d'une bandelette, est enfoncée de dedans en dehors, suivant la rainure, après que le capuchon a été fendu sur le dos, afin de pouvoir le perforer et l'abattre. Dès que la pointe fait saillie à la peau, la bandelette est tendue et embrochée; on repousse à ce moment l'épingle en dehors, et on abat une partie de la tige avec des cisailles.

MM. les aides-majors Chenet, Francou et Colson, qui ont opéré sous mes yeux par ce procédé, n'en peuvent avoir oublié les avantages.

18. — *Circoncision.*

La circoncision rentre dans les prescriptions religieuses de Moïse et de Mahomet; elle donne lieu, en effet, à une cérémonie à laquelle je viens d'assister dans une riche famille israélite. Je relate ce que j'ai vu, croyant intéresser le lecteur :

Les invités sont réunis dans des pièces distinctes, suivant le sexe : les femmes, dans la chambre de l'accouchée où on leur fait respirer des parfums; les hommes, placés sur deux rangs dans une vaste salle, où brûlent des bougies près d'un fauteuil très-élevé, chantonnent en chœur des prières hébraïques.

Au moment où de la pièce des femmes partent des youyou bien nourris, l'enfant est remis par la mère à l'aide-opérateur. Placé sur une planchette garnie de deux petits coussins en brocart de soie et d'or, il est transporté ainsi dans la salle des hommes, où on l'approche d'une bougie allumée.

L'aide monte ensuite, portant le petit sur le fauteuil où doit s'accomplir le sacrifice, par les soins du rabbin, qui vient de couvrir ses épaules d'une sorte d'amict en laine blanche.

Bien que les mouvements de l'enfant soient peu à craindre, car il ne doit pas avoir plus de huit jours, on lui fixe néanmoins les cuisses, après avoir mis les parties génitales à nu.

Le prépuce, préalablement tiraillé et malaxé par le rabbin, est introduit, non sans difficulté, dans la fente de 0m003 de largeur du *Marin,* sorte de plaque en argent, de la forme du pavillon de nos sondes, destinée à protéger le gland et à appuyer le prépuce. Le *mess,* de la configuration et presque de l'étendue du cœur, représente l'instrument tranchant. La lame, en demi-lune, à dos épais et à fil très-acéré, se cache dans un manche plat, en argent, percé et arborisé de nervures finement ciselées. Lorsqu'on la dégage, elle s'introduit par le dos dans l'ouverture pratiquée au dos du manche qui s'étend à 0m04 en arrière de l'articulation. Le tranchant, devenu libre et bien soutenu, emporte alors le prépuce d'un seul coup. La mutilation faite, le rabbin, à qui je sers d'aide, me dit d'un air très-satisfait : c'est fini. Il lui restait cependant d'autres choses à faire.

La muqueuse, capuchonnant encore le gland, est prise entre les doigts, fendue avec l'ongle et repoussée en arrière.

Vient ensuite la succion ; la verge passe à différentes reprises dans la bouche du rabbin, qui ne la quitte que pour rejeter le sang qu'il en a sucé.

Les succions terminées, la cavité buccale se garnit cette fois d'anisette, qui est rejetée en pluie fine par le souffle sur les parties opérées, où la muqueuse se met à niveau avec la peau. Il ne reste plus, à ce moment, qu'à couvrir la section d'un carré de papier soie huilé, perforé au centre, et de maintenir par une bande, également imbibée d'huile, où l'on a fait macérer de la citrouille.

Après cela, les membres sont mis dans l'extension et maintenus rapprochés par un long ruban de laine rouge, qui va des cuisses aux chevilles.

Encore quelques gouttes de vin sur les lèvres du petit opéré, et tout est maintenant bien terminé.

L'enfant est reporté à sa mère, qui est restée assise dans son lit, la tête entourée d'un foulard de soie à glands d'or, et le torse serré dans *l'ebden*, sorte de cuirasse formée presque en entier de fils d'or artistement arrangés en losange. Les parures brillent par l'éclat de beaux diamants.

Les hommes et les femmes se trouvent encore séparés pour la collation qui consiste en confitures, fruits confis et gâteaux de toutes sortes, qu'on arrose d'anisette blanche ou jaune. Il est distribué à chaque maman une feuille de papier blanc, destinée à recevoir la part des marmots qui n'ont pas assisté à la fête.

19. — *Amputation du pénis.*

R..., âgé de 50 ans, sans antécédents vénériens, a été opéré, depuis cinq mois, d'une tumeur du prépuce de nature cancéreuse, d'après l'avis du médecin opérateur.

La plaie opératoire, après une certaine tendance à la cicatrisation, s'est ulcérée, et n'a cessé de s'étendre en largeur et en profondeur, s'accompagnant d'élancements douloureux.

Au moment où je reçois le malade, l'ulcère a déjà empiété sur les trois quarts de la circonférence du pénis, et creusé une partie du gland. Il est formé de deux excavations arrondies, séparées par une légère arête, dont une de la largeur d'une pièce de 2 francs, et l'autre de 50 centimes. Les bords forment un ourlet dur, toute la surface est anfractueuse, végétante, souillée, d'un ichor fétide. Les parties sous-jacentes présentent de la dureté ; tout autour les tissus sont sains, d'un aspect normal.

Le malade n'a cessé de se soigner, sans obtenir le moindre résultat ; il est profondément découragé, et demande l'amputation.

Opération. J'ampute à 0m015 en arrière du mal, sans me servir de sonde. Après la ligature des vaisseaux, j'en place une à demeure, sans la moindre difficulté, car la section de l'urèthre déborde les corps caverneux.

La guérison est complète au bout de quinze jours.

Le pénis est représenté par un faible tronçon qui se détache nettement du pubis. La peau, froncée en dedans, forme un entonnoir qui ne permet guère de distinguer l'urèthre ; celui-ci continue à conserver la largeur de son orifice.

L'urine est émise par un bon jet ; les dernières gouttes tombent en bavant sur le scrotum sans l'influencer nullement.

20. — *Fistules urinaires uréthrales.*

L'indigène fait peu de cas de l'uréthrite ; la plupart du temps, il la néglige complètement, et c'est ainsi qu'elle passe presque toujours à l'état chronique et s'accompagne du coarctation.

Ici encore la même incurie ; mais un excès ou un refroidissement le tirent de sa quiétude, car l'émission ne se fait plus. L'urine, arrêtée en avant, s'accumule ou s'échappe en arrière, donnant lieu à des actes de désespoir, comme celui qui a été cité plus loin, ou à des infiltrations qui préparent et forment les fistules, en inflammant et désorganisant les parties.

Cet accident est assez fréquent. Il m'est arrivé d'avoir affaire à toutes sortes de fistules, comme siège, comme ancienneté et comme trajet.

Dans tous les cas, je me suis attaché à lever l'obstacle du canal par le catéthérisme répété, par des injections liquides et, en dernier lieu, par l'uréthrotomie interne, qui m'a donné de bons résultats.

Le pansement a souvent trouvé un emploi efficace. Comme agent d'irritation, je ne saurais assez récommander les vésicatoires; ils ont parfois suffi à amener l'oblitération du trajet.

21. — *Fistules anales.*

Je ne suis arrivé à la cure radicale d'une fistule borgne externe chez un tirailleur indigène, qu'en fendant tout le trajet qui s'étendait à une grande profondeur.

Ce malade avait été traité, à plusieurs reprises, par des injections irritantes, qui n'avaient jamais donné qu'une guérison momentanée.

Dans tous les autres cas, je ne trouve que des fistules complètes, généralement à trajet unique.

L'une d'elles avait acquis un double trajet à la suite d'une opération incomplète, pratiquée en ville. J'ai suivi le dernier trajet pour arriver dans le rectum, et cette fois la fistule a été guérie.

L'opération m'a paru dangereuse dans un cas où la plus grande partie du rectum se trouvait décollée. Dans tous les autres, j'ai opéré par l'incision, et je me suis constamment servi du feutre roulé, comme mèche, avec d'heureux et prompts résultats.

22. — *Polype du col de l'utérus.*

La malade était traitée depuis à peu près un mois, à mon arrivée à l'hôpital de Mostaganem, pour hémorrhagie interne.

Entre les lèvres du col, qui se trouve dilaté, apparaît une tumeur grosse comme une cerise, de la coloration de la muqueuse.

Je conserve le spéculum en place, l'hypogastre étant déprimé, je saisis la tumeur avec de fortes pinces que je porte le plus loin possible, de manière à l'embrasser en entier; mais elle s'écrase sous la pression, car elle n'est formée que de follicules. Après une bonne cautérisation par le nitrate d'argent, je maintiens le magma de glycérine et de camphre qui est porté dans la cavité, au moyen d'un tampon de feutre dont je me sers fréquemment dans les maladies utérines.

Si on a soin d'excaver la partie supérieure pour y déposer les substances médicamenteuses dont on a besoin, telles que la glycérine et le camphre qui semblent le plus utiles, on pourra médicamenter le col aussi sûrement que les parties accessibles.

Le tampon ne se déplace pas, s'il a son extrémité inférieure effilée.

23. — *Nécrose périphérique limitée au tibia.*

Un séquestre découvert, d'un blanc sale, de forme arrondie et de 0m035 de diamètre, occupe la face antéro-interne du tibia, à proximité de la tubérosité antérieure.

Dans la persuasion qu'il est d'origine syphilitique, je soumets le malade à une médication appropriée, qui ne donne presque pas de résultat, au bout de deux mois, quoique la dose d'iodure de potassium ait été maintenue à 3 grammes.

La plaque osseuse est devenue noire, elle conserve sa solidité et presque son étendue; il ne se forme pas de sillon de séparation, l'élimination moléculaire à la circonférence est presque insignifiante.

Je crois devoir intervenir pour dégager le tissu celluleux qui me paraît impuissant à se débarrasser du séquestre, et je l'emporte par larges lames, au moyen de la gouge et du maillet.

Le bourgeonnement s'établit dès lors en toute liberté, mais il reste encore des parcelles à éliminer, l'os à réparer et à couvrir, et tout ce travail, qui s'accompagne de suppuration, ne dure pas moins de deux mois.

24. — *Kystes sébacés.*

Ce sont certainement les plus communs. Concurremment avec le séton, je fais usage du feutre, afin de mitiger l'inflammation qui est nécessaire pour l'oblitération du sac.

Je n'ai pas traité autrement une jeune femme de Mazagran pour une loupe molle du cuir chevelu, du volume d'une orange moyenne, remontant à quinze ans. L'élimination de la matière suifeuse s'est faite, il est vrai, un peu lentement et avec de légers accidents inflammatoires ; mais la guérison est définitive, puisque l'opération remonte à deux ans, et qu'on reconnait à peine aujourd'hui la place où était la tumeur.

Chez une femme de cinquante-trois ans, lymphatique et débilitée, en traitement depuis six jours, des loupes en assez grand nombre sont répandues sur différentes parties du corps. Elles sont sous-cutanées, mobiles, de volume variable, irrégulières, sans changement de coloration à la peau, disséminées un peu partout, mais principalement à l'abdomen et au thorax.

Celles qui se sont formées les dernières ont le volume d'une noisette; elles s'écrasent facilement sous les doigts et disparaissent dans les mailles du tissu cellulaire ambiant, laissant à leur place une tache ecchymotique.

La plus ancienne siège à l'aine, au-dessous du ligament de Fallope, et forme une tumeur assez volumineuse d'une certaine dureté.

Je la traverse avec le trocart, et j'en retire de la matière graisseuse blanche.

Le séton reste à demeure au moment où j'écris.

25. — *Kystes séro-muqueux.*

Le premier cas appartient à un chasseur à cheval, qui ne peut se servir qu'avec difficulté du membre inférieur, où l'on découvre une tumeur molle, siégeant au creux poplité.

Après avoir établi soigneusement le diagnostic, avec le concours de mes collègues de l'hôpital et d'un médecin du corps, je pratique la ponction et j'injecte la teinture d'iode. Le traitement a duré un mois.

Le deuxième cas a été opéré dans le service de M. le médecin-major Boncour.

La tumeur siégeait dans la masse du deltoïde, à sa partie interne.

Dans le troisième cas, j'ai eu affaire à un hygroma

aigu, avec inflammation phlegmoneuse des parties environnantes et état général des plus graves.

Au moment où le malade a été reçu, le couteau seul pouvait conjurer le danger, et je m'en suis servi pour ouvrir largement la bourse qu'on trouvait distendue et fluctuante, et pour fendre largement le phlegmon périarticulaire.

Le malade est sorti guéri après cinquante jours de traitement.

26. — *Kyste cellulo-fibreux, à la partie médiane de la région lombaire, remontant à quatorze ans.*

La tumeur est volumineuse, très-adhérente, avec perforation centrale d'où s'écoule de la sanie fétide.

Opération. — Extirpation par dissection, qui est longue et laborieuse. La cavité d'extraction admet le poing et montre les vertèbres à nu.

Je la bourre de glycérine et de camphre, et je rapproche les lèvres de l'incision par de longues bandelettes qui font le tour du tronc. Il se produit à peine de la suppuration, et la cicatrisation est presque terminée en quinze jours.

La tumeur, formée de tissu cellulaire et fibreux, circonscrivait une petite cavité centrale contenant un peu de liquide sanieux, à odeur repoussante.

27. — *Kyste hématique au creux poplité.*

Chez un enfant scrofuleux d'une dizaine d'années, le creux poplité est devenu douloureux depuis quelque temps, et ne permet plus l'usage du membre.

On ne donne pas d'autre détails sur la maladie, et ce n'est qu'après un examen minutieux, que j'arrive à constater dans la zone de l'engorgement, dont la coloration est presque normale, de la fluctuation sans souffle et sans battements.

Je pratique la ponction, et j'aspire avec l'appareil Potain une centaine de grammes de sang noir et fluide. L'engorgement se dissipe avec promptitude, le jarret devient souple, les mouvements sont possibles au bout de dix jours.

Le petit malade se lève, marche et demande à nous quitter au bout de seize jours.

Il n'a pas été fait d'injection.

28. — *Tumeurs sanguines des parties génitales.*

J'ai eu deux cas, dont un léger, et l'autre grave, chez deux femmes adonnées à la prostitution, n'étant ni enceintes, ni accouchées.

1er CAS. — La tumeur siège dans la grande lèvre, à gauche ; elle remonte à trois jours, et paraît avoir acquis d'emblée son volume, qui est celui d'une grosse prune.

La malade accuse de vives douleurs, et demande à être soulagée.

Dans la crainte d'une évacuation difficile par le trocart, je me sers du bistouri, et j'obtiens des caillots solides, mêlés à de la sérosité purulente.

J'injecte dans la cavité de la glycérine et du camphre, et je panse avec le feutre.

Les douleurs se calment instantanément, et au bout de dix jours les parois de la poche sont adossées, après l'élimination de petits fragments de caillots.

2e CAS. — C'est le plus grave. La malade n'accuse pas non plus de lésions traumatiques ; comme la précédente, elle remarque l'apparition rapide du thrombus.

La patiente a été traitée, depuis huit jours, dans la maison de tolérance, d'où elle nous arrive avec une forte fièvre, s'accompagnant d'agitation. Le gonflement est très-prononcé à la grande lèvre, à droite; lorsque je veux explorer l'orifice vaginal, je le trouve obstrué par une tumeur violacée, fluctuante, occupant la paroi latérale du vagin, à droite, et provoquant d'excessives douleurs qui obligent la malade à rester couchée sur le dos, les membres fléchis. Me basant sur l'époque de l'invasion, sur l'état général et sur la fluctuation franche que je détermine, je crois à la désagrégation des caillots et à un commencement de putréfaction, ce qui me décide à employer la simple ponction, d'autant plus que j'ai à soustraire la poche aux inconvénients auxquels elle se trouve exposée par sa situation.

J'obtiens en effet un liquide sanieux et de très-petits caillots de sang; je fais des injections comme dans le cas qui précède, et j'insinue un rouleau de feutre enduit dans le vagin.

L'état général se modifie dès ce moment, du véritable pus se forme dans la poche, et tout est terminé au bout de vingt jours.

29. — *Kystes tuberculeux.*

Deux femmes indigènes, dont une âgée de vingt-un ans, et l'autre de vingt-huit ans, se présentent dans le service avec des lésions tuberculeuses des poumons et des os, où elles affectent la forme kystique.

Chez la première, on constatait à la fois une perforation du sternum, de la largeur d'une pièce de 50 centimes, à travers laquelle on voyait le cœur battre à nu, et une petite tumeur fluctuante au-dessous du sein droit, d'où j'extrayais du liquide louche à grumeaux blancs par la ponction.

La mort étant survenue pendant le cours d'une poussée aiguë de la tuberculose pulmonaire, il m'a été possible de reconnaître la nature réelle du kyste apparent, et d'en découvrir deux autres qui avaient été méconnus pendant la vie, et dont le siège se trouvait dans la cavité thoracique même, sur les côtés du rachis.

Ces différentes poches correspondaient à des cavités osseuses, creusées par des tubercules, qui se présentaient sous forme de masses d'un blanc jaunâtre au rachis, et de flocons blancs suspendus dans la sérosité louche à la huitième côte.

La seconde malade (négresse) portait, comme diagnostic, à l'entrée : paralysie des membres inférieurs et accès fébriles.

La malade accuse des douleurs en ceinture, ce qui me porte à explorer les côtés. Par la palpation des cinquième et sixième côtes, à gauche, j'arrive à constater une solution dans leur continuité, au même niveau, admettant facilement le doigt. On n'y voit aucune tumeur ; mais si on fait coucher la patiente sur le côté soumis à l'examen, il s'en forme aussitôt une, présentant de la mollesse et de la fluctuation.

La malade veut que ces lésions datent de loin et qu'elles soient la suite d'un coup de pied de son mari.

La mort survient au bout de quinze jours, pendant lesquels on remarque des périodes apyrétiques, caractérisées par un grand refroidissement général, et des accès irréguliers d'une violence extrême.

L'inspection cadavérique nous met encore ici en présence de kystes tuberculeux, à poches organisées, dont deux, méconnus pendant la maladie, siégeaient, l'un à la quatrième côte qui conserve sa coque externe, et l'autre à la cinquième vertèbre, faisant l'un et l'autre saillie dans la cavité thoracique et également bourrés de matière caséeuse.

30. — *Abcès.*

Je trouve dans mon rapport d'inspection générale de 1876-1877 :

« Un soldat cachectique, très-débilité, entre dans nos salles pour un abcès phlegmoneux à la région sus-claviculaire gauche s'accompagnant d'état général très-grave (température élevée 40°, peau aride, langue sèche, pouls petit et serré, etc.)

» Pendant qu'il est en voie de guérison, un nouvel abcès se forme dans la région similaire, à droite, avec douleurs vives, mais sans état inflammatoire et sans accidents généraux.

» Deux autres abcès se montrent consécutivement et successivement au coude, à droite, et à l'ischion, à gauche : ce dernier est resté longtemps profond et très douloureux. Les veines superficielles, surtout les saphènes, forment des cordes dures, à relief pâle.

» Nous avons eu affaire à des abcès cachectiques, cela est certain; mais comment se sont-ils formés? Sont-ils dus à des thrombus marasmatiques par débilitation cardio-vasculaire, ou à une modification du sang (inopexie) ayant produit des irritations locales et des exudats qui sont parvenus à la purulence?

» Quoi qu'il en soit, ce malade a traîné pendant cent-sept jours dans nos salles, et a fini par s'en tirer avec un congé de convalescence. »

Tous ces abcès, à l'exception du premier, sont traités par la ponction, l'injection et le feutre.

31. — Abcès par congestion

Une femme, d'une quarantaine d'années, nous arrive de Relizane, où elle a été opérée, dans un état des plus graves, qui me paraît dénoter l'empoisonnement putride. La peau est terreuse, brûlante, la langue sèche, la fièvre vive, etc.

Ces accidents ont suivi l'ouverture d'un abcès par congestion, situé derrière l'épine iliaque antérieure et supérieure, ayant pour origine une lésion du rachis aux lombes, de nature tuberculeuse, selon toute probabilité.

Il y a en ce point de la colonne vertébrale de l'empâtement et une douleur manifeste à la pression; il m'est d'ailleurs possible de suivre avec l'injection le trajet qui doit y aboutir. Les lèvres de l'incision sont blafardes, fortement renversées, et baignées d'un liquide sanieux, à odeur fétide, s'écoulant en abondance de la vaste plaie qu'elles circonscrivent.

Ce cas n'aurait pas dû avoir sa place ici, car il n'est pratiqué aucune opération; mais il m'a semblé que je devais le signaler comme résultat, puisque je suis arrivé à la guérison, en faisant des injections antiseptiques, en bourrant le trajet accessible de glycérine et de camphre, et en pratiquant l'occlusion avec le feutre.

Dans ma pratique particulière, je me suis trouvé deux fois en présence de vastes abcès, provenant de l'articulation coxo-fémorale, et dans les deux cas, quoique ayant ouvert les poches amincies qui menaçaient d'une large destruction, j'ai pu conjurer les accidents, grâce, sans nul doute, à l'injection et au feutre.

Un abcès saillant et fixe du lobe gauche du foie a été traité dans le service de M. le médecin-major Boncour, par la ponction et l'injection antiseptique.

On pouvait croire, après l'évacuation du pus et l'affaissement de la tumeur qui ne se reproduit que partiellement, à une amélioration dans l'état général; mais la fièvre persiste avec sa vivacité, la dyspnée et la toux continuent, et le collapsus emporte enfin le patient.

L'insuccès de l'opération s'explique par la présence de deux abcès profond du lobe droit trouvés à l'autopsie, avec pleurésie de voisinage.

32. — *Hydrocèle.*

Il y a peut-être lieu d'admettre, indépendamment des affections testiculaires, l'influence de la chaleur, quoiqu'elle ait été contestée, pour expliquer la fréquence de l'hydropisie de la vaginale.

J'ai eu, en effet, un assez grand nombre de cas d'hydrocèles, de date tout-à-fait récente ou très-éloignée, de très-grandes ou de petites dimensions, et même géminées.

Chez un tirailleur, l'épanchement accompagne l'orchite aiguë, reste abondant, malgré la disparition de la phlogose de la glande, et m'oblige à ponctionner.

L'hydrocèle remonte à vingt ans, au dire du malade, indigène d'une quarantaine d'années; elle est volumineuse, gênante, à coque très-épaisse, sans la moindre transparence.

Je l'ai opérée, quoique à regret, pressé par les

instances du patient; et, bien que les accidents provoqués par l'opération se soient terminés d'une manière favorable, il n'en est pas moins vrai que je suivrai une toute autre ligne de conduite à l'avenir.

Chez un autre indigène, elle acquiert un volume énorme, au point de rendre la marche impossible, et de faire disparaître entièrement le pénis.

L'urine n'est plus émise par jet; elle coule en bavant, et c'est à cette circonstance que sont dues les vastes ulcérations qui couvrent toute la surface du scrotum.

La ponction me donne 1,800 grammes d'un liquide, couleur chocolat.

Chez un enfant de six ans, la tumeur est lisse, piriforme, et remonte jusqu'à l'anneau du grand oblique.

Dans la crainte d'une communication avec la cavité péritonéale, quoique je n'arrive guère à y pousser le liquide, je ponctionne simplement, et je renvoie l'opéré, quelques jours après, dans son village, à Aïn-Tédelès.

Au bout de trois mois, il m'est encore ramené par la mère. J'emploie, cette fois, l'injection, en oblitérant bien le trajet inguinal. La guérison a dû être définitive, car le petit malade n'a pas reparu depuis plus d'un an.

Un colon prétend que ses bourses ont grossi, après un effort fait pour soulever une grosse pierre.

La tumeur n'est pas transparente; mais elle a débuté par le bas, ne rentre point, n'est ni sonore, ni molle, et n'est guère influencée par la toux.

Je pratique la ponction. Après avoir évacué un litre de sérosité citrine de la vaginale de gauche, je constate aussi un épanchement modéré dans celle de droite ; je la ponctionne séance tenante, et c'est la seule que j'injecte, dans l'espoir de voir survenir une inflammation de voisinage utile.

Le malade est encore dans nos salles, et le résultat définitif ne saurait être prévu en ce moment.

J'ai eu deux fois à constater des erreurs diagnostiques fâcheuses.

Un de mes malades portait, depuis plusieurs mois, un bandage herniaire qui n'y pouvait rien ; chez un autre, il était laissé de côté lorsqu'il était seul utile.

Jamais je n'ai observé l'hydrocèle enkystée, isolée du cordon.

33. — *Ongle incarné.*

Je lis dans un Rapport de quinzaine du mois de juillet 1874, au sujet d'un ongle incarné opéré par l'arrachement :

« Nous avons l'habitude, une fois l'opération faite, d'envelopper l'orteil dans un manchon d'ouate, et de ne l'enlever que le dixième jour, qui est celui de la sortie.

» Pour nous rendre compte des vives démangeaisons accusées par l'opéré, nous avons, cette fois, enlevé le pansement, le troisième jour, et ce n'est pas sans surprise que nous avons trouvé sur la surface unguéale de l'orteil une couche épaisse de larves de mouches. »

Depuis l'emploi du pansement, je n'ai pas eu à constater pareil fait chez mes opérés, et j'espère bien ne plus le revoir.

Les larves meurent avec rapidité, dans un milieu de glycérine et de camphre ; je ne traite pas autrement les plaies qui en présentent et qui ne sont pas rares chez les Arabes.

Ce moyen est héroïque, et j'ai l'espoir, si ces lignes sont lues par mes confrères du Nouveau-Monde, qu'ils renonceront sans regret aux fumigations de Pliego. Un souvenir de notre expédition du Pacifique me fait penser plus particulièrement à eux. J'y ai vu des nez gonflés, enflammés, ulcérés, saignants, devenus la proie des larves, qui ne cédaient réellement qu'aux mords de la pince.

34. — *Amputations.*

Je n'ai fait usage du couteau que lorsque l'indication était formelle, absolue ; j'ai même opéré dans de mauvaises conditions, me trouvant entraîné par les accidents qui me paraissaient devoir être nécessairement mortels.

La méthode à lambeaux, que je crois bonne, m'a été trois fois imposée par l'état des parties.

Je n'ai réuni qu'avec modération, par deux ou trois points de suture ou par des bandelettes, après avoir bourré le moignon de glycérine et de camphre, et avoir laissé à demeure une bande de ouate feutrée enduite aux deux faces.

En superposant les pans du feutre, taillé en croix de Malte, j'aide à la réunion, je maintiens convenablement le moignon et je m'oppose à son engorgement.

1. — *Amputation du bras.*

Mes deux amputatione sont la suite d'accidents ou de lésions fonctionnelles où la fracture comminutive, à ciel ouvert, se trouve en jeu.

1er CAS. — Petite fille indigène de quatorze ans. L'os est broyé à son tiers inférieur par la chute d'une grosse pierre; les parties molles sont lacérées, ouvertes.

La main et l'avant-bras sont froids, insensibles, menacés de mort prochaine.

Amputation sur-le-champ par la méthode circulaire à la partie inférieure du tiers supérieur. Il se produit à peine de la fièvre et de la suppuration. La manchette est cicatrisée le vingt-neuvième jour.

2e CAS. — La fracture date de deux ans; elle est bien consolidée, mais en formant un angle saillant en avant au-dessus du coude, dont les mouvements sont entièrement abolis par une ankylose complète.

L'avant-bras est frappé d'atrophie, paralysé, inutile et gênant, car le malade demande à en être débarrassé.

Amputation au tiers moyen. Méthode circulaire. Guérison rapide au bout de vingt-deux jours. Pas de fièvre, suppuration insignifiante.

2. — *Amputation de l'avant-bras, à la suite de carie scrofuleuse des os du carpe.*

Ce n'est qu'à la deuxième entrée à l'hôpital que j'arrive à faire comprendre à la malade, femme indigène de quarante-cinq ans, que je n'ai plus d'autre traitement à employer que l'amputation.

Les os du carpe jouent en effet librement, avec un bruit voilé, et sont l'origine de trajets fistuleux et fongueux débouchant au dos de la main.

Opération. Amputation, au tiers inférieur de l'avant-bras par la méthode circulaire.

Guérison, vingt-sept jours.

3. — *Désarticulation du poignet.*

Je reprends la suite de l'observation nº 2, des explosions de mines. Elle demande à être complétée, puisqu'elle intéresse une assez grande articulation, qui se cicatrise, à ciel ouvert, pendant une partie du temps de la réparation. Il n'est guère possible de conserver les os carpiens restants; ils ne sont plus compris que dans des tissus déchirés et meurtris, et je n'ai qu'à les en détacher pour tomber dans la mortaise articulaire. L'articulation ne peut être couverte que par l'éminence thénar qui est à peu près intacte. Après avoir retranché le pouce et enlevé le métacarpien, je la couche de dehors en dedans, et je la fixe par des points de suture en dedans, en avant et en arrière, à de véritables lanières de peau insensibles et compromises.

Les larges déchirures de l'avant-bras ne sont l'objet d'aucun soin particulier; tout est enveloppé dans le feutre.

Du 23, jour de l'entrée, au 29 octobre, il n'est pas fait de pansement, quoique l'appareil soit visiblement mouillé et qu'il y ait eu de la fièvre les 25 et 26.

Pansement, le 29. L'appareil est imbibé de sérosité purulente; le lambeau thénarien a bon aspect et reste en place, bien que les lanières soient mortifiées.

Les différentes plaies ont une surface grisâtre; mais nulle part il n'y a ni engorgement, ni inflammation. L'état général est excellent, le malade demande à se lever.

Pansement, le 4 novembre. Pus bien lié sur l'appareil en assez grande abondance ; l'excavation articulaire est à ciel ouvert, par suite de la rétraction du lambeau qui la recouvrait. Commencement de bourgeonnement.

Pansement, le 9. Pus en moindre quantité; lambeau plus rétracté, excavation articulaire libre, grisâtre, bourgeonnement considérable de tous côtés. Le moignon prend l'aspect d'une massue évidée au centre, avec interruption à la partie antérieure.

Pansement, le 16. Peu de pus; le moignon est moins gros; bouts affaissés partout avec liseré cicatriciel. De l'excavation articulaire, qui est considérablement diminuée et grisâtre, partent de beaux bourgeons qui deviennent apparents.

Pansement, le 28. Il n'existe presque pas de pus; les bourgeons ont diminué de volume, la cicatrisation touche presque au centre, l'articulation n'est marquée que par un petit point d'aspect gris.

Exeat, le 9 décembre. Le lambeau thénarien forme une masse arrondie, saillante en avant et au tiers externe de l'articulation, et s'entoure d'un sillon cicatriciel qui se relie au tissu inodulaire qu'on voit partout en couche uniforme. L'avant-bras a le même volume que son congénère; les mouvements de supination sont seuls limités.

4. — *Amputation de la cuisse.*

Dans les trois cas qui suivent, je n'ai vu de chance de salut que dans la mutilation.

1er CAS. — La balle a traversé les condyles du tibia de dedans en dehors, faisant éclater de nombreux fragments du côté de la surface articulaire, qui est ouverte en grande partie.

Le malade m'est amené quinze heures après

l'accident; il est sans fièvre et tout décidé à se laisser amputer.

Opération. Amputation au tiers inférieur; méthode circulaire. Il ne survient aucun mouvement fébrile; la manchette se couvre de beaux bourgeons, fournit peu de pus et se cicatrise au bout de trente-cinq jours.

2e CAS. — Le blessé est également atteint d'un coup de feu, qui a pénétré dans l'articulation même du genou, en produisant des éclats osseux.

Il est resté neuf jours sous la tente, entre les mains d'un tebib arabe, qui s'empresse de nous l'envoyer, en voyant la situation désespérée.

Lorsqu'il nous arrive, la fièvre est vive, avec redoublement le soir, sueurs et diarrhée. Le membre est œdématié, l'articulation tendue avec ouvertures blafardes, qui laissent couler de la sérosité, entraînant des grumeaux de pus et du sang.

Je donne la quinine à haute dose, je panse et j'attends; mais les accidents s'aggravent, il survient des frissons et une toux sèche. Le pouls faiblit, et je me décide à opérer.

Opération. Amputation au tiers moyen; méthode circulaire. L'enlèvement du membre amène un peu de calme dans l'état général; la fièvre ne s'accompagne plus de frissons, mais la diarrhée persiste, et il se forme deux vastes escharres au trochanter et au sacrum.

L'aspect de la manchette n'est pas mauvais; elle donne du pus clair et présente une surface granuleuse qui me fait espérer un bon bourgeonnement; mais les forces baissent, la fièvre persiste, et au treizième jour de l'opération, la vie s'éteint.

Le patient présentait, comme traces de la nécrose syphilitique, un affaissement complet du nez et une vaste fente à la voûte palatine, qu'il me fallait obturer avec le feutre pour rendre l'alimentation possible.

3e CAS. — L'amputation est faite sur un indigène d'une cinquantaine d'années, portant lui aussi les stigmates de la vérole. Il souffre depuis trois ans d'une arthrite du genou; il a attendu, lui aussi, la guérison sous la tente, et ce n'est qu'à bout de ressources et de souffrances qu'il vient à nous.

L'articulation coxo-fémorale est ankylosée, le membre se trouvant dans l'adduction. A la cuisse, les muscles sont durs, collés; à la jambe, il y a de l'œdème.

Deux ouvertures, servant d'émonctoire au genou qui est assez volumineux, correspondent aux tendons du biceps et du demi-tendineux, communiquent entre elles, et versent abondamment de la sanie brunâtre.

Le malade est débilité avec une escharre au sacrum.

Opération. Amputation, au tiers supérieur; méthode circulaire. L'organisation du tissu d'union se fait avec lenteur.

Cet opéré ne nous a quitté que le troisième mois.

5. — *Amputation de la jambe.*

Elle a été pratiquée huit fois; tous les opérés ont guéri.

Les quatre dernières opérations ont été faites du mois d'avril au mois de septembre de cette année (1881).

Il m'a paru intéressant de relater l'examen anatomopathologique des parties retranchées dans les cas 4 et 7, afin de montrer les os à l'état sec et frais.

1er CAS. — La mutilation était déjà faite en partie par la faucheuse. En la pratiquant plus haut, au lieu d'élection, j'ai voulu avoir un moignon plus court, dépourvu d'inconvénients.

J'ai donné des détails sur le blessé, et je n'ai pas à les répéter. Il a été envoyé après guérison, au bout de soixante jours, à son corps à Bel-Abbès, où il a été retraité. (Soldat de la légion étrangère, vu par M. le médecin-inspecteur Gerrier).

2e CAS. — Le malade était en traitement depuis six mois, au moment où je prenais le service de l'hôpital de Tiaret, pour arthrite suppurée du cou-de-pied, suite d'entorse.

Le membre est amaigri partout, excepté à la jonction du pied et de la jambe, où les tissus sont engorgés et percés de trajets qui vont à l'os, qu'il est facile de toucher avec le stylet. Le pied tourne avec assez de facilité dans la mortaise, faisant entendre un bruit de crépitation manifeste, ce qui permet de croire à l'élongation des ligaments et à l'érosion des cartilages.

L'amputation me paraît indispensable : telle est aussi l'opinion de M. le médecin-major Liénard, que je remplace.

Opération. Amputation, au lieu d'élection ; méthode circulaire.

L'opéré est renvoyé guéri à son corps, à Mostaganem, avec proposition pour la retraite (soldat du 2e tirailleurs).

3e CAS. — Le calcanéum apparaît avec une coloration noire, au fond d'un large cratère à parois épaisses, taillées à pic, décollées. L'articulation tibio-astragalienne est fortement engorgée.

L'inflammation a, sans doute, débuté par la bourse séreuse, pour gagner plus tard l'os et les parties contiguës, en déterminant des désordres qui n'admettent d'autre remède que le couteau.

L'amputation est pratiquée au lieu d'élection, par la méthode circulaire.

Le malade ne reçoit son exeat que le quatre-vingt-dixième jour, bien que la cicatrisation n'ait demandé que la moitié de ce temps. Il n'a pas hâte de rentrer dans sa tribu, et je le garde, car il a encore besoin de se refaire.

4e CAS. — R..., indigène, traîne depuis quinze ans dans les rues de Mostaganem, une jambe puante qui fait redouter son approche. Les Mostaganémois le connaissent bien ; il a plus d'une fois attiré leurs regards par son corps trapu, sa tête énorme, ses cheveux en broussaille, sa figure couperosée et ses zig-zags à peine ébauchés. L'alcool lui imprime pourtant une vigoureuse impulsion; mais l'appui, mal guidé d'ailleurs par des yeux, à demi aveuglés par le trichiasis, fait défaut.

C'est un mécréant, qui ne croit pas plus à la vertu de la guttaïa (toupet) qu'à la nécessité de la tempérance.

Les téguments de la jambe portent l'empreinte d'une ostéite de longue date; ils n'existent plus qu'en arrière et en haut; partout ailleurs c'est du tissu inodulaire, d'aspect varié, adhérent, épais, d'une dureté extrême.

L'articulation tibio-astragalienne, ouverte à droite et à gauche, laisse voir les malléoles érodées, jaunâtres, privées d'attaches ligamenteuses.

J'ai, au moment où j'écris, deux ans après l'opération, les os sous les yeux, et je crois bon de faire connaître leurs altérations.

Les malléoles sont excavées au bas, friables, planes à la surface extérieure, d'une hauteur de

0^m012, et épaisses d'un centimètre. Il n'existe plus du cartilage d'encroûtement du tibia qu'une étroite bordure, en avant et en arrière, d'une faible adhérence.

Le scalpel pénètre jusqu'au manche, sans la moindre difficulté, dans l'excavation centrale, qui est partout poreuse.

Le tibia et le péroné sont difformes, volumineux, couverts de masses, de crêtes et de végétations, qu'on trouve fusionnées en avant, dans une étendue de 0^m10.

Le péroné mesure 0^m12 de circonférence dans la partie la plus épaisse.

En avant et en arrière, apparaissent deux crêtes saillantes, dentelées, épaisses, s'étendant à presque toute la hauteur de l'os, à partir du point de fusion; une lame postérieure traverse l'angle rentrant, formé par les deux os, en arrière, et s'appuie sur le tibia.

A sa partie inférieure, le tibia mesure 0^m15, et paraît constitué par une couche saillante de dépôts osseux.

En remontant plus haut, on ne trouve que des végétations distinctes, isolées, du volume d'un petit pois en général. L'os se relie par des jetées osseuses, sous forme d'aiguilles ou de plaques percées, au péroné dans toute l'étendue du tiers moyen. Des lamelles généralement jaunâtres, d'autant plus minces, plus petites et plus fragiles, qu'elles s'éloignent du tissu dur, occupent presque toute l'épaisseur du tibia, formant des aréoles plus ou moins grandes.

Le tissu compacte est aminci, serré; c'est à peine s'il a un millimètre dans les parties inférieures. La trame des nouvelles formations est dense, résistante, d'une grande blancheur.

Au moment où j'ampute, j'ignore l'étendue des altérations que nous venons de voir, et je crois ne rien compromettre en coupant au lieu d'élection.

Le procédé à lambeau externe est le seul praticable, en raison des adhérences qui fixent le tissu inodulaire à la face interne du tibia.

La scie coupe facilement les os; à l'aspect rouge de la substance médullaire qui est bien molle, à l'agrandissement des aréoles, au défaut de résistance des trabécules osseuses et à l'élargissement des conolécules du tissu compacte, il m'est facile de me convaincre que je suis sur un point envahi par l'inflammation.

A ce moment, il n'y avait qu'à déplacer l'opération ou à se confier aux suites souvent favorables de la mise en liberté du tissu malade. Le dernier parti me paraît préférable, et je ne pouvais mieux me décider, puisque le patient nous quittait au bout de cinquante-cinq jours, refait à neuf, comme il le disait lui-même, car j'avais profité de son séjour à l'hôpital pour agrandir et relever les paupières.

Depuis la sortie, cet homme n'a cessé de circuler dans les rues, souvent en état d'ivresse.

Il est venu me trouver, il y a quelques jours, pour faire remplacer son pilon, et j'en ai profité pour examiner le moignon.

La courbe du lambeau n'était plus en avant du tibia; elle occupait le centre de l'os et y adhérait, formant une ligne cicatricielle déprimée, d'un beau rouge. J'ai trouvé le lambeau souple et épais, avec sa forme primitive bien distincte.

Le tissu cellulaire qui s'est reformé à la face interne du tibia, où les téguments sont devenus mobiles, n'a pu que faciliter le glissement, et c'est évidemment à cela qu'est due la situation centrale de la périphérie du lambeau. La flexion du moignon était complète pendant que l'extension se trouvait bien limitée.

5e CAS. — K..., indigène, en traitement à l'hôpital-annexe d'Ammi-Moussa, demande à être évacué sur Mostaganem pour s'y faire opérer.

On ne lui trouve que le membre gauche intact; la jambe droite est privée, depuis plus d'un an, du pied qui parait être tombé tout seul par gangrène, à la suite d'une morsure de vipère.

La surface articulaire se montre couverte de forts bourgeons qu'on retrouve dans toute la moitié de la jambe en avant. Du tissu inodulaire épais, adhérent, de couleur variée, suivant l'âge, remplace presque partout les téguments.

Les os présentent des masses épaisses, sans doublure de faisceaux musculaires. Je n'arrive, qu'après une longue exploration, à trouver un lambeau mobilisable, que je prends à la fois, un peu partout, aux téguments en avant du tibia, et au gras du mollet qui est effectivement gras, puisqu'on n'y trouve plus de fibres rouges.

La tibiale postérieure, épaissie et indurée, se déchire à deux reprises sous la pince. Les surfaces de section présentent encore les caractères de l'ostéite, à un faible degré; mais instruit par le cas qui précède, je panse sans m'en inquiéter.

L'aprareil reste sec, l'état général est excellent; tout reste en place jusqu'au treizième jour, et j'ai la satisfaction, à ce premier pansement, de trouver le lambeau presque adhérent partout.

La cicatrisation est complète avant la fin du mois. Kaddour est pressé de rentrer dans sa tribu. Tout a été mis en œuvre pour l'arracher à sa détermination. On l'a pleuré au départ, on a même fait ses funérailles; mais il est resté inébranlable, et aujourd'hui, il est fou de joie, en pensant à l'heureuse surprise qu'il va faire aux siens qui pensaient ne plus le revoir.

6e CAS. — Il en a été question aux plaies contuses. (Observ. nº 19.)

L'amputation est faite, sans le moindre retard, au lieu d'élection, en taillant un lambeau externe par transfixion.

Je ne me dessaisis de la jambe, qui m'est réclamée pour l'inhumation, qu'après avoir examiné le calcaneum que je trouve divisé en six fragments de grandeur variable.

J'ignore si les Israélites obéissent à une prescription du Talmud, en enterrant les parties retranchées, et même le sang, à l'endroit destiné à la dépouille de l'opéré. Quoi qu'il en soit, tout doit y être, afin que le cadavre puisse se reconstituer en entier pour paraître devant Dieu, qui semblerait, d'après eux, ne vouloir que des corps complets.

Une phlyctène de mauvais augure, qui sera suivie plus tard d'escharre, se montre le surlendemain au-dessus du genou dans les parties découvertes; la fièvre et la diarrhée persistent.

J'enlève l'appareil qui est mouillé, et je ne remarque rien d'anormal.

Le pansement est refait trois jours après.

Le lambeau commence à s'engorger; une sérosité rougeâtre, à mauvaise odeur, coule par ses bords.

Je fais un bon lavage avec la solution phéniquée; j'emploie largement la glycérine et le camphre, et je donne à l'intérieur la quinine, l'extrait de quinquina et l'alcool.

Au pansement qui suit, je trouve le moignon bien engorgé et chaud ; le lambeau s'est mortifié sur ses bords, au centre, et s'est détaché à cet endroit du tibia dont la crête est devenue apparente, en entraînant le point de suture qui le fixait. J'enlève au plus tôt les deux autres points pour faciliter l'écoulement des liquides ; je serre moins le lambeau par des bandelettes, et je chauffe vivement.

Il se produit de l'amélioration à la suite ; la fièvre tombe avec le gonflement, il s'établit de la suppuration, et les bourgeons arrivent. La plaie, laissée par la chute de l'escharre à la cuisse, se comble graduellement.

La réparation est, il est vrai, extrêmement lente, car elle n'est complète qu'au bout de trois mois, après l'élimination d'un petit fragment du tibia resté saillant.

Ibrahim nous a quitté avec un pilon qu'il supportait assez bien.

Ce malade a été porté régulièrement tous les jours à l'air du dehors. (Vu par M. le médecin-inspecteur Champenois).

7e cas. — K..., indigène, d'une quarantaine d'années, présente les signes de l'anémie la plus profonde.

La peau est d'un blanc mât ; les muqueuses sont très-pâles, les artères et le cœur ne battent que faiblement et avec lenteur. Deux vastes masses ganglionnaires aplaties siègent à l'aine droite et au tiers moyen de la cuisse.

L'affaiblissement est général ; le facies indique de véritables souffrances. Le malade ne sait nous dire depuis combien de temps il souffre, mais il insiste pour qu'on le débarrasse de sa jambe.

L'emploi du chloroforme me parait dangereux,

en raison de la faiblesse générale et de la parésie du cœur.

On verra tantôt quel était l'état du membre, évidé par l'ostéite ulcérante, et d'où sortaient du pus fétide, de petits blocs d'os noirs, des fongus pâles et des trainées de sang au moindre contact.

L'amputation est faite au lieu d'élection. Je taille mon lambeau dans le mollet, où ne se trouve plus une seule fibre rouge; mais il m'est impossible de l'affronter en avant avec des tissus mobilisables, car ils ne sont plus représentés que par une couche très-ténue de tissu inodulaire incrusté dans le tibia, ce qui m'oblige à le contenir par des bandelettes et à bien l'emmancher dans le feutre.

Il est procédé à l'examen de la jambe aussitôt après la mutilation.

La face interne du tibia est excavée, à partir de trois travers de doigt du cou-de-pied, jusqu'à l'attache du tendon rotulien. Dans toute cette étendue, on ne trouve que du tissu inodulaire blanc, mince, et des masses végétantes pâles qui occupent tout le tiers moyen, s'étendant, à droite et à gauche, d'une sorte de tranchée qui se perd dans l'épaisseur de l'os.

Partout ailleurs, la peau, diminuée d'épaisseur et presque privée de pannicule cellulo-adipeux, présente sa coloration normale. Il n'existe plus de faisceaux musculaires, ni de plan de séparation dans les muscles superficiels et profonds, de la région postérieure; ils sont partout remplacés par du tissu cellulo-fibreux et adipeux; les tendons, de structure normale, semblent grêles.

Les péroniers latéraux, le jambier antérieur, l'extenseur commun des orteils et l'extenseur propre du gros orteil sont un peu atrophiés, pâles, mais ils conservent leurs fibres rouges.

On ne trouve qu'un faible calibre aux artères; elles sont infiltrées de granulations graisseuses qui ont détruit en grande partie leur cohésion, au point de m'occasionner de véritables difficultés pour les ligatures au moment de l'amputation; elles se déchiraient aussi bien sous la pince que sous les fils. Il a fallu au reste chercher la fémorale pour en faire la compression, tellement elle était diminuée.

Le cou-de-pied, fortement bombé en avant, mesure 0m27 à sa circonférence; il est presque le double de celui du côté opposé. Les téguments sont cependant sains; ils ne présentent ni adhérences, ni trajets fistuleux, et ils ne répondent point à des indurations sous-cutanées.

On a beau mouvoir le pied en tous sens, aucun mouvement ne se produit, ni dans l'articulation tibio-astragalienne, ni dans le calcanéum. On dirait que le tibia, le péroné, l'astragale et le calcanéum ne forment plus qu'une seule pièce osseuse, et c'est ce qui existe réellement.

En disséquant les parties molles, je tombe sur d'énormes pelotons jaunes, exclusivement composés de graisses, entassés en avant, derrière l'aponévrose et les tendons, dans une espèce de cul-de-sac osseux, formé par l'astragale et les parties inférieures du tibia et du péroné. Tibia, malléole péronière, astragale et calcanéum, sont tellement fusionnés, qu'il n'est plus possible de les séparer sans la scie ou le marteau.

Les cartilages des surfaces articulaires manquent; on ne trouve plus à leur place que du tissu celluleux qui se continue d'un os à l'autre, en présentant de larges aréoles.

Au centre de l'astragale et du calcanéum, d'assez larges cavités sont remplies de matière graisseuse que nous retrouverons dans le tibia.

Le tibia blanc, rugueux à l'extérieur, augmenté partout de volume, mesure 0m18 de circonférence au-dessus des malléoles, 0m15 à la partie moyenne et 0m13 au lieu d'élection. Le canal, formé par sa face interne, présente une interruption de 0m05, qui n'est autre chose que l'hiatus circonscrit et dissimulé par les fongus dont il a été déjà question.

L'os est détruit à ce point, presque dans toute son épaisseur; il ne reste en effet pour le maintenir dans sa rectitude qu'une colonnette appartenant à la crête, et le tissu compacte de la face postérieure qui est d'ailleurs perforée.

L'espèce de caverne qu'on constate contient un peu de tout : de petits blocs jaunâtres ou bruns qui s'écrasent sous les doigts, des lamelles séparées, du pus grumeleux et fétide, de la matière grasse et du tissu fongueux. Toute la surface est mouvementée, des masses osseuses friables débordent des cavités de second ordre.

La perforation de la paroi postérieure est seule unie, blanche, dure et entièrement comblée par des végétations qui ne font que la traverser.

Une section transversale, pratiquée à 0m01 de la caverne, en haut et en bas, donne des deux côtés le même résultat.

Le tissu celluleux est serré, résistant, rouge, bleuâtre et presque annihilé par le tissu compacte. On n'en trouve plus trace, au reste, dans la coupe longitudinale qui met à jour les limites intimes de l'excavation. Il prédomine, au contraire, en haut, et nous le retrouvons au point où l'os a été sectionné avec de larges aréoles dures, remplies d'un suc très rouge.

Par deux coupes, dont une horizontale, et l'autre longitudinale, pratiquées sur le restant de l'os, au-dessous de la caverne, j'arrive sur une nouvelle cavité, de forme elliptique, de 0^m07 de longueur, et de 0^m03 de diamètre, dans sa plus grande largeur, entièrement comblée par de la matière jaune, molle, gélatineuse, s'enlevant avec le doigt ou sous un jet d'eau.

Vue au microscope et traitée par l'éther, elle se montre presque exclusivement composée de graisse; c'est à peine si on y découvre quelques rares plaques de myéloplaxes, des médullocèles et des granulations moléculaires.

Elle sert d'appui, en certains points, à des filaments osseux, blancs, isolés ou entrecroisés, de manière à former une véritable dentelle.

La surface de la nouvelle cavité est, elle aussi, anfractueuse, hérissée de lamelles ou de crêtes fragiles, et parsemée de cavités secondaires raboteuses. Le tissu celluleux s'y trouve partout avec de larges aréoles, excepté en haut et en avant, où il fait place à une couche de tissu compacte, présentant une ouverture d'un centimètre de diamètre, éburnée à l'entour, et bouchée par le périoste. Le tissu dur est réduit à 0^m002 d'épaisseur, dans toute l'étendue de l'os qui correspond à la caverne fermée.

Le péroné est plus volumineux que d'habitude; il n'a qu'une coque dure, sous forme de tube entièrement rempli de matière graisseuse, gélatiniforme, rouge dans la moitié inférieure, et jaune à la partie supérieure.

Je le brise involontairement, en coupant le ligament inter-osseux, à l'origine de la malléole, qui fait partie intime de l'astragale et du tibia, comme nous l'avons déjà vu.

Le périoste, dont il n'a pas été encore question, se montre épais partout et peu adhérent.

Les suites de l'opération sont excellentes. A chaque pansement, qui étale le lambeau, puisqu'il n'est maintenu que par le feutre et les bandelettes, on constate un progrès. Je ne l'ai jamais trouvé ni engorgé, ni chaud; la membrane granuleuse s'est organisée avec promptitude, et l'adhésion a commencé, comme d'ordinaire, par les angles.

Le tissu inodulaire, qui recouvrait le tibia, s'est rétracté en s'épaississant, et a laissé à découvert une petite portion de la surface de l'os, qui s'est détachée au bout de quarante-huit jours, sous forme de lamelle jaunâtre, mince, dentelée, percée de trous fins. Les bourgeons qu'elle recouvrait n'ont plus laissé de substance osseuse apparente, et se sont continués avec ceux qui se trouvaient à l'entour. Les uns et les autres s'affaissent, se resserrent de jour en jour, et finissent par une étroite bande de tissu cicatriciel à la sortie, qui a lieu au bout de deux mois et dix jours.

Le blessé s'est reconstitué sous mes yeux : les hématies se sont refaites sous l'influence des toniques et du grand air qu'on lui prodigue, car il passe toutes ses journées dans la cour sur une couchette.

8e CAS. — C..., briquetier à l'Hillil, âgé de 62 ans, se fracture la jambe au tiers inférieur, en tombant d'un toit élevé.

Les deux médecins qui le soignent le soumettent, pendant seize jours, aux irrigations d'eau froide, et déclarent qu'il y a nécessité d'amputer, après avoir enlevé une grosse esquille.

Croyant éviter la mutilation, le blessé se fait conduire aussitôt à l'hôpital de Mostaganem.

La fracture est à découvert; le fragment inférieur se montre à travers une longue plaie, à bords renversés, blafards, baignés de sérosité purulente et fétide. Il se présente encore une esquille libre, et il est certain que l'articulation du cou-de-pied est atteinte. Les parties molles sont engorgées, à peine chaudes et sans rougeur.

Dès l'arrivée, après un long voyage dans une mauvaise voiture, il se déclare un violent accès de fièvre qui me fait craindre le début de la pyoémie; mais le mouvement fébrile s'arrête, et j'ai recours au seul traitement possible, à l'amputation.

Je taille mon lambeau externe par transfixion, et je le fixe par trois points de suture. A mon premieer pansement, le troisième jour, je le trouve fortement engorgé; la plaie est tomenteuse, légèrement mouillée. Les points sont enlevés.

Pansement, deux jours après. La plaie est presque sèche, d'aspect blafard; la crête du tibia reste découverte.

L'état local s'aggrave, les quatre jours qui suivent; le lambeau est empâté, volumineux, parsemé de débris de tissu cellulaire grisâtre, qui s'enlèvent avec facilité. Il y a aussi de la fièvre avec sueurs abondantes.

Il survient enfin, dix jours après, un peu de pus clair aux angles, où se remarquent des points d'adhésion; les parties centrales et marginales restent grosses et grisâtres.

A ce moment, on voit apparaître, à la face externe du feutre, trois larges taches vert pomme.

J'insiste sur les lavages phéniqués et sur le chauffage, et je panse bien à chaud, augmentant la glycérine et le camphre, et je donne à l'intérieur la quinine, avec l'extrait de quinquina et l'alcool.

La fièvre semble se modérer, mais il survient de la diarrhée et du catarrhe bronchique généralisé; les traits sont tirés, le facies est jaunâtre, l'appétit nul.

A la place des taches vertes, paraissent d'autres taches d'un jaune intense; on dirait qu'à la coloration de la pomme verte qui se développe, succède celle du fruit arrivé à maturité. Je n'ai pas encore vu de teintes semblables aussi nettement accentuées. Tout en étant ébranlé, je persévère; je donne ma potion pectorale qui me réussit bien dans le catharre bronchique (sirop de Tolu, 30 gr; d'ipéca, 10 gr; alcool, 20 gr; bromure de potassium, 1 gr; glycérine, 10 gr), et j'arrive ainsi à dégager les bronches.

Les forces se relèvent peu à peu; le moignon prend en même temps meilleur aspect. Il s'affaisse tous les jours un peu, donne du pus lié, et ne semble retardé dans ses progrès que par la mortification du bout supérieur du tibia. Le patient est porté tous les jours à l'air libre, car il se trouve extrêmement affaibli.

Les gros bourgeons qui émergent du bord central du lambeau diminuent de volume et se serrent autour du séquestre, qui est enfin éliminé, au centième jour.

Le moignon reste un peu gros, mais il supporte assez bien le pilon, à la sortie de l'hôpital, pourvu qu'on en abuse point. Par suite de la fêlure du tibia, s'étendant à l'article, il y avait eu arthrite à marche rapide. Les cartilages étaient érodés, laissant le tissu spongieux à nu, où le scalpel pouvait pénétrer avec assez de facilité.

J'ai reçu la visite de mon amputé, plus de dix mois après la sortie de l'hôpital, et il m'a fallu un instant pour le reconnaître, tellement il avait pris de l'embonpoint et dissimulé avec habileté la perte du membre.

Il marchait, en effet, sans canne, cachant la mutilation par un large pantalon et un pied artificiel, emprunté à une forme de cordonnier. Elle avait été munie d'une empeigne et passée au cirage, ce qui lui donnait l'air d'un véritable soulier.

Le bâton du pilon a été remplacé par une tige en bois, épaisse à la partie moyenne, et effilée aux extrémités qui doivent se fixer, l'une dans la forme qu'elle traverse dans toute son épaisseur, et l'autre dans le canal du renflement de la jambe, où elle joue avec une certaine facilité, de manière à obéir aux coups de canne que l'amputé donne au soulier pour lui faire prendre la meilleure base de sustantation.

Afin d'adoucir la pression et les chocs, deux rondelles de cuir s'interposent entre l'extrémité du canal et la partie contiguë de la tige restée en dedans.

Au moyen d'autres morceaux de cuir, cloués à la partie moyenne et plantaire du soulier, on est arrivé à lui donner la forme d'un arc de cercle, qui va du talon à l'extrémité antérieure.

On comprendra facilement les avantages de cette courbure ; elle assure la sustantation en arrière et sert antérieurement à porter le membre en avant.

Le malade est d'autant plus content de son pied, qu'il l'a fait tout seul, n'étant guidé que par son intelligence ; il se fatigue moins, allonge et égalise le pas, d'après ce qu'il dit. Le soulier a 0m25 de longueur et pèse 670 grammes avec la tige. (Voir planche n° 2).

J'ai cru devoir, dans les deux cas qui suivent, réséquer ou extirper le métatarsien malade.

1er CAS. — L'articulation métatarso-phalangienne du gros orteil et du premier métatarsien est ouverte en dedans et fongueuse. L'orteil engorgé, mobile, pendant en dehors, n'est plus maintenu que par ses attaches externes.

La carie, qui a déjà érodé une partie de l'extrémité antérieure du métatarsien, semble faire des progrès en arrière, ce qui me décide à réséquer l'os que je circonscris par une incision en raquette, qui s'étend au tiers supérieur.

La cicatrisation de la plaie se fait presque sans suppuration, au bout de vingt jours.

Je n'ai pu suivre le malade depuis sa sortie pour savoir quelle a pu être l'influence de l'opération sur l'attitude postérieure du pied.

2me CAS. — Un enfant scrofuleux, d'une douzaine d'années, est soigné pendant quatre jours dans sa famille à l'eau blanche, car on croit à une foulure du pied.

L'inflammation fait de rapides progrès, les douleurs sont violentes, et on se décide à le conduire à l'hôpital, où je crois reconnaître les symptômes d'une périostite phlegmoneuse.

Trois incisions profondes labourent le dos du pied d'arrière en avant, mais elles n'arrivent point à juguler l'inflammation qui a gagné l'os.

Pendant qu'elle s'apaise d'un côté, elle éclate de l'autre, et je reste impuissant à l'enrayer.

Les abcès et les fongosités ont pour siège principal le bord externe du pied; le cinquième métatarsien présente, dans toute son étendue, les symptômes de la carie, et je suis amené à l'extirper en entier, ce qui n'offre point de difficultés. (Vu par M. le médecin-inspecteur Gerrier).

Lorsque j'ai quitté l'hôpital de Tiaret, ce petit malade a été remis à mon successeur et ami, M. le médecin-major Barthélemy, et j'ai espoir qu'il aura profité de ses soins éclairés, car tout n'était pas fini.

On me pardonnera, je pense, de sortir un instant de mon sujet pour dire deux mots d'un fait qui appartient également aux lésions osseuses.

Un enfant de 17 mois, issu de mère profondément scrofuleuse, est malade presque dès sa naissance. La famille habite Perrégaux, dans la plaine de l'Habra, qui est justement réputée pour un des foyers les plus actifs de la fièvre paludique.

Dans la croyance que le petit malade y puise sa fièvre, les parents voyagent, et vont d'un médecin à l'autre; ceux-ci s'accordent tous à le traiter par la quinine, croyant à un impaludisme.

Je l'ai eu à deux reprises ici, et j'ai agi comme les autres, me trouvant en face de phénomènes fébriles, sans lésions localisées.

A la deuxième entrée, la fièvre est continue, extrêmement vive, j'en viens cependant à bout avec de fortes doses de quinine, administrée par la bouche et en pommade à l'extérieur. La fièvre a disparu, mais l'enfant est constamment dans les bras de sa mère, la tête appuyée sur le sein, et ne reprend aucune gaîté. Un violent accès se déclare tout-à-coup et s'accompagne de gonflement de la cuisse droite.

Jusque-là, la mère qui est très-attentive, n'avait jamais rien observé du côté du membre; l'enfant avait marché quelques jours avant, et à aucun moment, il n'avait accusé de douleur lorsqu'on touchait ou qu'on soulevait la partie.

Elle me montre la cuisse, à la contre-visite; je la trouve effectivement volumineuse, molle, de couleur naturelle, sans chaleur et sans fluctuation apparente. Je la fais placer dans le feutre chaud, et je prescris encore de la quinine par la bouche et en pommade.

La vie s'éteignait le lendemain. Il m'a fallu bien des instances pour obtenir d'examiner le membre malade seulement.

Après avoir incisé les parties sus-aponévrotiques, où la couche cellulo-adipeuse a acquis une extrême épaisseur, j'arrive sur une poche qui joue librement autour du fémur d'un bout à l'autre. Elle est formée par toute la masse des muscles qui ont une coloration livide, et me donne, par l'ouverture qui est pratiquée, trois cuillerées de sanie fétide. Le doigt tombe sur l'os et le parcourt dans toute son étendue, sans être arrêté nulle part; d'une épiphyse à l'autre, il n'existe en effet aucune trace d'insertions musculaires, ni de périoste. Le fémur, entièrement nu et jaunâtre, présente un tissu très-serré à la coupe; les extrémités sont indemnes de toute altération.

Je livre le fait tel qu'il s'est montré, à ceux qui s'occupent de pathologie infantile. On n'y voit point la marche de la périostite phlegmoneuse qu'on ne saurait mettre en doute cependant.

DEUXIÈME CLASSE

TRAUMATISMES FERMÉS

Contusion

Dans la contusion, le sang, sorti des vaisseaux par leurs déchirures, s'épanche au milieu des tissus, et, s'il n'est repris par l'absorption, il pourra présenter les inconvénients des corps étrangers, et être l'origine d'abcès phlegmoneux graves ou de kystes.

Il est donc indiqué de le faire disparaitre ou, au moins, de le diminuer.

Lorsque l'emploi des sangsues me parait avantageux, je les applique; mais la véritable médication est réservée au pansement, et elle m'a été uniquement inspirée par les propriétés de la glycérine et du camphre.

La main mouillée de glycérine camphrée, je masse doucement les parties atteintes; après quoi, je les recouvre des mêmes substances, et je les mets sous l'appareil, en les plaçant dans la position la plus favorable au retour des liquides dans l'organisme.

La glycérine et le camphre concourent utilement au même but : la première assouplit les tissus, fluidifie les exsudats et prépare bien l'absorption ; le second supprime le spasme local qui la contrarie, provoque la sudation des parties, les décongestionne et favorise ainsi l'accomplissement de l'acte.

L'utilité de l'appareil apparaît plus clairement ; le feutre se moule bien sur les parties, s'il s'agit d'un membre, il l'emboite exactement, et on peut faire avec lui une véritable compression qui nous sera très-utile pour chasser les liquides épanchés et prévenir l'afflux du sang.

La compression par le feutre seul serait, sans doute, trop faible ; mais elle est augmentée par la ouate et par les bandes qui servent à fixer le pansement.

Les abaissements de la température et les agitations de l'air ne sont pas sans contrarier l'absorption, mais leur influence doit se trouver nécessairement paralysée par l'appareil qui abrite les lésions.

L'expérimentation a toujours sanctionné ce que nous venons de dire.

Observation n° 1.

M..., indigène, a reçu deux coups de bâton violents sur la tête.

A son entrée à l'hôpital, le 17 avril, trente-six heures après l'accident, on constate les phénomènes suivants :

Toute la tête ne forme qu'une vaste bosse sanguine, sans trace de plaies. Sur la saillie pariétale droite, l'enflure est énorme, très-dure à la circonférence, molle au centre ; on peut déprimer avec force l'enfoncement que l'on constate, au centre, sans rencontrer le plan osseux, tandis qu'on le retrouve facilement dans les autres points du crâne, malgré l'abondance de l'épanchement sanguin et le gonflement œdémateux de toutes les parties molles.

Sur le pariétal gauche, on trouve également une bosse sanguine volumineuse, mais sans dépression.

La muqueuse de l'œil présente des ecchymoses aussi bien au bulbe qu'aux paupières. Les traits du visage sont déviés, à droite; la commissure labiale abaissée, la lèvre pendante, inerte; tout le côté gauche est paralysé.

Le malade est assoupi, somnolent; tout semble indiquer une fracture du crâne, avec enfoncement, cependant l'hésitation est permise, car il n'y a pas de battements dans la tumeur, et je n'éveille aucun accident du côté du cerveau et des membres (coma, contractures), même dans les pressions les plus vigoureuses. Un seul fait est certain, c'est l'hémorrhagie cérébrale que démontrent suffisamment la paralysie faciale et l'hémiplégie.

Massage; toute la tête est couverte avec le feutre; émissions locales par la méthode de Gama; calomel.

Trois jours après, on constate que la sensibilité reparaît dans le côté hémiphlégique; l'intelligence s'éveille, la déviation des traits est moins prononcée.

Le 25, retour de légers mouvements dans le bras, diminution de l'épanchement sanguin; l'ecchymose descend vers la face.

Le 30, le mouvement s'étend à tout le membre supérieur, excepté deux doigts, et se prononce dans la cuisse; on ne voit plus les dépressions au crâne.

Le 18 mai, le rétablissement de la motilité est

complet; le malade se promène et sort en ville : il reçoit son exeat cinq jours après.

Dans les épanchements profonds, abondants, la méthode peut ne pas réussir, puisque je vais signaler un insuccès; mais en agissant alors sur le foyer même, on arrive aussi à des résultats favorables. Telle a été ma conduite dans le cas qui suit et qui s'est heureusement terminé.

Observation n° 2.

B..., colon à Blad-Touaria, tombe de son mulet sur la face externe de la cuisse, en se rendant aux champs, mais il n'en vaque pas moins à ses occupations toute la journée; le jour suivant, il n'est plus en état de quitter le lit; le côté contusionné est très-douloureux, incapable du moindre mouvement.

Au moment où je le vois, cinquante heures après l'accident, la paralysie du membre est complète et s'accompagne d'une fièvre vive.

La gouttière, formée par le biceps et le vaste externe, présente un véritable empâtement, qui commence au-dessous du grand trochanter et se prolonge en bas, dans une étendue de 0m15.

Deux jours après, la fluctuation devient apparente; elle s'accroît encore dans les vingt-quatre heures, et paraît enfin stationnaire.

Je me décide à ce moment à ponctionner, dans la persuasion qu'un épanchement aussi vaste peut devenir redoutable et que de nouvelles hémorrhagies sont moins à craindre. J'emploie d'autant plus volontiers le trocart, qu'il doit me servir à porter dans la poche l'injection antiseptique; mais, quoique la canule joue librement, elle ne donne pas une seule goutte de liquide.

L'aspiration par l'appareil Potain ne fournit rien non plus, malgré l'introduction d'un stylet dans la canule. Je me décide à l'enlever; mais, au moment où je la retire, elle entraine à l'ouverture de la peau du tissu dense, fibreux, de forme allongée, que j'arrive à extraire avec les pinces. La canule est replacée de nouveau, et j'obtiens, cette fois, du sang noir, liquide ou coagulé. Le sang, sous cette dernière forme, ne sort qu'à l'état vermiculaire et par des pressions répétées.

J'injecte de la glycérine et du camphre dissous, je bouche avec la percaline noire et je continue le pansement à l'extérieur.

La fièvre persiste, quoique moins forte; il y a moins d'agitation et d'insomnie; la paralysie continue à être absolue, ce qui me laisse penser que l'épanchement a été profond et qu'il a pesé sur le grand sciatique.

Pendant les cinq jours qui suivent, je retire encore du sang dans le même état, car l'épanchement se refait, avec moins d'abondance il est vrai.

Il se produit enfin de la sérosité purulente et du pus; la poche ne semble pas influencée par l'accès de l'air, et je crois pouvoir y laisser un tube à drainage, afin de la débarrasser, autant que possible, des sécrétions abondantes dont elle est le siège. Le tube me sert en même temps à faire des lavages et à introduire l'injection antiseptique.

L'état général devient bon; les mouvements du membre sont faciles, mais la cavité continue à suppurer et ne paraît pas devoir s'oblitérer de sitôt.

Je crois nécessaire de réveiller la vitalité des parties par un large vésicatoire qui met complètement fin à la suppuration dans les cinquante heures, provoquant l'adhésion des surfaces sécrétantes qu'on ne trouve plus mobiles. Exeat au bout de deux mois.

Lorsque les tissus sont frappés de mort, comme dans les derniers degrés de la contusion, l'utilité du pansement se présente sous un autre aspect; il ne peut plus servir alors qu'à modérer et à restreindre les phénomènes d'élimination, et à neutraliser les produits de la décomposition organique.

Par les observations qui précèdent, il me semble avoir assez mis en lumière l'efficacité du pansement pour que je me dispense de rapporter d'autres cas où les résultats sont à peu près les mêmes.

TROISIÈME CLASSE

TRAUMATISMES OSSEUX A FOYER OUVERT OU FERMÉ

Fractures et Luxations

Le traitement des fractures en apparence si simple, puisqu'il ne s'agit que de maintenir les fragments dans leur position normale jusqu'à solidification, est, en réalité, entouré de bien de difficultés.

La rupture de l'os n'est pas une lésion unique; les tissus mous sont toujours intéressés en même temps, et, des deux côtés, les complications sont à craindre.

La contusion peut désorganiser les tissus, au point de rendre l'amputation indispensable, ou donner lieu à des escharres qui mettent la fracture à nu au moment de leur séparation. Elle est d'ailleurs la source d'épanchements qui peuvent empêcher ou retarder la consolidation et créer des foyers dangereux.

Les plaies ont plus de gravité, lorsqu'elles sont larges, anfractueuses, qu'elles récèlent des corps étrangers, des étoffes, de la bourre, des esquilles, ce qui est fréquent dans les coups de feu; si elles exposent le foyer à l'air ou livrent passage aux fragments; si elles sont le siège d'hémorrhagies ou le point de départ de l'emphysème, on a alors en perspective les inflammations suppuratives, les abcès, les érysipèles phlegmoneux, la gangrène, le tétanos et la résorption purulente.

La contractilité musculaire a des effets nuisibles, qui seront temporaires ou persistants. Il m'a été permis d'observer, il y a peu de jours, chez un Arabe, atteint de fracture simple du cubitus, par coup de matraque, un beau cas de contraction spasmodique de tous les muscles de l'avant-bras. Le membre avait acquis rapidement une dureté et une tension extrêmes, au point de rendre toute manœuvre de réduction impossible.

Cette contraction passagère a, sans doute, des désavantages; mais ils ne sauraient nullement entrer en balance avec ceux qui résultent d'une rétraction continue, durable, s'exerçant en toute liberté par la rupture des leviers qu'elle fait saillir ou chevaucher.

Les complications naitront de l'os même, s'il est atteint de vices diathésiques ou d'altérations morbides, s'il est brisé comminutivement ou exposé au contact de l'air, de la synovie ou d'autres corps étrangers, s'il n'est pas assez bien alimenté ou bien maintenu.

La tâche du chirurgien ne peut se borner, on le voit, à la pose d'un appareil après la mise en place des fragments. Tous n'emploient point le même traitement, car il varie suivant les tendances doctrinales. Cependant, la plupart se servent de l'eau froide, des liqueurs résolutives, de l'alcool, de l'eau phéniquée, des antiphlogistiquee, des cataplasmes, du cérat, etc.

Parmi tous ces agents, il n'en est pas un seul que j'emploie, et néanmoins les résultats sont heureux.

Que la fracture soit simple ou compliquée, elle est couverte de glycérine et de camphre, et placée dans le feutre. J'ai dit autre part que je laissais au feutre une grande épaisseur et une certaine quantité d'eau, afin d'obtenir un corps dur, résistant, destiné à emboiter les parties et à les contenir dans un véritable moule.

Je lui superpose de longues compresses, en les fixant, suivant les cas, par des bandelettes ou par un bandage roulé.

Je suis les errements ordinaires pour l'application des attelles et des appareils.

Le chiffre des fractures traitées, depuis huit ans, par le procédé que je viens d'indiquer, est de 95, et comprend presque tous les os du squelette.

J'ai eu trois cas mortels, qui n'ont rien à faire avec le traitement local; deux fois, la mort est le résultat de fractures du col du fémur chez les vieillards. L'un d'eux a été emporté au bout de trente-six heures par une paralysie cardiaque; le second a succombé à un véritable marasme, au bout de trois mois.

Le troisième décès est dû à une fracture de la cinquième vertèbre, avec fragment enfoncé dans la moëlle et hémorrhagie consécutive.

L'amputation de la jambe ne pouvait être évitée, chez le malade de l'Hillil, au moment de son arrivée à l'hôpital : on a vu autre part son observation.

Tous les autres cas se sont terminés favorablement, après un temps plus ou moins long et sans accidents d'aucune sorte.

Plusieurs d'entre eux figurent aux coups de feu et aux plaies contuses.

La revue de tous les cas serait trop longue et n'aurait que peu d'importance; je me bornerai donc à ceux qui m'ont paru se recommander par un intérêt particulier.

Je n'ai pas besoin, je crois, d'expliquer l'action du feutre; on comprend qu'elle est à la fois mécanique et médicamenteuse.

1. *Fracture comminutive des os du nez.*

L..., lieutenant, reçoit, sur la région nasale, un coup de pied de mulet qui le laisse sans connaissance; il est amené immédiatement à l'hôpital, perdant beaucoup de sang par les narines.

La peau est décollée avec une légère entamure du chorion; au-dessous, les os crépitent, enfoncés à droite et soulevés à gauche. Une grosse esquille, que je touche avec le petit doigt, fait saillie en dedans à travers une déchirure de la muqueuse pituitaire. Elle est relevée avec une sonde de femme; les autres fragments sont ramenés à la situation normale par des pressions externes.

La contention est assurée par quatre rouleaux de feutre, dont deux à l'intérieur, dans les fosses nasales, et les deux autres, sur le plan incliné de la région où ils sont maintenus par un bandage approprié. Les parties sont gonflées le lendemain; l'œil droit est rouge et larmoyant; les rouleaux internes restent en place, quoique mouillés de sérosité sanguinolente, jusqu'au troisième jour.

A ce moment, il y a des globules de pus dans la sérosité; le gonflement a moins d'extension; l'œil conserve sa rougeur; les fragments ne crépitent plus.

Lavages, injections antiseptiques, changement des rouleaux. Il se forme dans la suite du pus; la brèche de la pituitaire se répare, et la consolidation est parfaite au vingt-deuxième jour, laissant l'os à gauche, un peu volumineux.

Lorsque tout était terminé, il me faut traiter une fièvre rémittente, qui oblige le malade à passer encore un mois à l'hôpital.

2. *Fracture de l'arcade zygommatique par coup de crosse de fusil.*

Les parties molles sont ouvertes, contuses et considérablement gonflées.

La mobilité de l'apophyse est facile à saisir, soit qu'on implante le doigt dans la plaie, soit qu'on appuie sur le bord de l'os.

Les fragments sont naturellement maintenus en place par l'aponévrose temporale et le muscle masseter.

Les accidents inflammatoires, qui paraissent menaçants, sont enrayés par le pansement.

Exeat, au bout de vingt jours.

3. *Fracture du maxillaire.*

Nous en avons rapporté ailleurs des cas; ceux qui restent manquent d'intérêt.

4. *Fracture du rachis, suite de chute.*

R..., charretier, s'endort, après avoir bien bu, sur une charrette chargée de paille, tombe et ne peut plus se relever, car il a les jambes paralysées.

Lorsqu'on l'amène à l'hôpital, je remarque une dépression qui correspond à la cinquième vertèbre cervicale; mais je n'arrive point à provoquer ni crépitation, ni mobilité.

Les accidents qui existent paraissent indiquer sûrement une fracture, car la paralysie qui se produit à l'instant est généralement l'indice d'une compression de la moëlle par une esquille osseuse.

Le ballonnement du ventre, la paralysie du rectum et de la vessie se développent sous mes yeux, la fièvre survient avec vivacité et conduit promptement à une terminaison fâcheuse, en six jours.

5. *Fracture des 5e, 6e et 7e côtes, derrière le bord spinal de l'omoplate.*

S..., charretier espagnol, est surpris, à un tournant, par deux voitures qui marchent en sens contraire et qui appuient simulanément sur le thorax.

Aussitôt après le choc, il y a rejet abondant de sang par la bronche et état syncopal.

A l'arrivée à l'hôpital, on constate, à la partie latérale droite de la région dorso-lombaire, une tumeur molle, sans ouverture extérieure crépitante, facile à déprimer, d'une étendue de 0m20 en longueur.

Elle masque les arcs costaux; cependant, lorsqu'on la déprime avec vigueur, on provoque une douleur vive qui correspond aux 5e, 6e et 7e côtes, suivant une ligne verticale.

Je ne perçois ni crépitation, ni déplacement; néanmoins, cette douleur localisée, l'emphysème qui se manifeste et l'expectoration de sang me font croire à une fracture des côtes et à une déchirure du poumon.

Je place le feutre sur les parties, en l'assujettissant par de larges bandes de diachylon et un bandage de corps.

Le blessé est revu, trois heures après, par M. l'aide-major Chenu, qui constate que les bandes, ainsi que le bandage sont forcés et séparés par l'emphysème qui se généralise.

Il m'en avise immédiatement, ce qui me permet d'assister à la marche progressive de l'air, qui envahit le tronc, la face et les premiers segments des membres, dans l'espace de cinq heures.

Le cou est de niveau avec la tête; ni les yeux, ni la bouche ne peuvent s'ouvrir; le scrotum est énorme; la peau conserve sa coloration normale et crépite finement.

Le malade est oppressé, il ne sait quelle position prendre; je crois possible une infiltration sous-aponévrotique, dont on a à craindre les accidents les plus graves.

Je pratique un peu partout des scarifications; l'air s'échappe avec violence, au point d'éteindre des bougies; mais l'effet n'est que momentané, il me faut en pratiquer de nouvelles et recommencer encore.

Je me rappelle que les ventouses sont recommandées par Legouest; j'en fais porter une dizaine, et je fais ainsi des cheminées d'appel au thorax, au scrotum, au cou; j'obtiens de l'écume sanguinolente et de l'air, surtout lorsqu'on le chasse par des pressions.

Elles sont réappliquées à plusieurs reprises, et

j'arrive par ce moyen à arrêter les progrès de la diffusion de l'air.

Pendant trois jours, l'emphysème semble rester stationnaire; puis, la résorption s'effectue avec lenteur, et il ne reste plus trace d'air au bout d'une semaine et demie.

Il n'y a eu du côté du poumon qu'un peu de matité, avec diminution du bruit respiratoire, et quelques râles muqueux, qui indiquent une infiltration de sang dans le tissu pulmonaire.

A aucun moment, on n'a observé de symptômes de pneumonie, d'épanchement d'air ou de sang dans la cavité pleurale.

Le malade sort au bout de vingt-deux jours. Il mène vivement ses charrettes depuis.

6. *Fracture de la clavicule.*

Chez un homme de 70 ans, dont j'ai parlé aux plaies contuses, la fracture de la clavicule ne peut être traitée que par les procédés ordinaires, en raison des désordres graves qui siègent au membre.

Au moyen de traversins placés derrière le dos, arrivant à peine au moignon de l'épaule, et par un coussin carré placé sous l'aisselle, j'arrive à mettre les fragments dans une bonne situation. Je recommande au malade de conserver la nouvelle position, et, comme j'ai affaire à un vieillard docile, j'obtiens, par ce simple moyen, une bonne consolidation, au bout de trente jours.

Chez une recrue, venant de France, la fracture s'est produite pendant la traversée.

Le malade ne s'est présenté à la visite nulle part; il a vaqué aux corvées de débarquement et fait ses étapes à pied, le sac sur le dos; et ce n'est que huit jours après, à la visite du corps, que la fracture est reconnue.

La consolidation a été rapide, comme d'habitude.

On reçoit à la remonte de Mostaganem un cavalier impotent du bras droit, dont on demande à être débarrassé.

Ce soldat ne se sert, en effet, qu'avec difficulté du membre depuis qu'il a eu la clavicule brisée, il y a six mois.

La consolidation ne s'est pas faite; pendant que le fragment externe est abaissé et fixe, l'interne est soulevé et se meut en tous sens sans être arrêté nulle part. La surface libre de la brisure présente une forme arrondie.

7. *Fracture de l'extrémité inférieure de l'humérus.*

Deux ivrognes veulent prouver leur force, après boire. L'un d'eux s'efforce de tordre le poignet à son compagnon qui résiste, le coude appuyé sur une table; mais le point d'appui fait défaut, et aussitôt l'os est brisé.

Le diagnostic de la fracture n'offre aucune difficulté, malgré le gonflement des parties, qui s'étend à tout le coude et qui me fait croire un instant, par la rougeur et la chaleur dont il s'accompagne, à des accidents inflammatoires.

J'enveloppe les parties avec le feutre, et je remets à plus tard la contention des fragments que j'arrive à bien maintenir, lorsque l'orgasme inflammatoire s'est apaisé au bout de cinq jours.

La consolidation s'effectue dans les cinquante-cinq jours. Le coude reste un peu raide.

La fracture de l'humérus a le même siège chez

un enfant de 7 ans, qui a reçu un coup de pierre d'un de ses camarades.

La saillie angulaire est très-prononcée, mais la réduction et la contention sont faciles.

Un autre enfant de 8 ans monte un âne indocile, qui le jette sur une pierre, en déterminant la fracture du condyle externe de l'humérus.

Le fragment osseux est complètement détaché, se déplace en tous sens, sous le doigt, et crépite.

La solidification est complète au bout de vingt jours.

8. *Fracture de l'olécrane, suite de chute sur le coude.*

L'apophyse est brisée transversalement, un peu au-dessous de la partie moyenne, avec écartement très-prononcé, mais sans plaie, ni contusion.

Les fragments sont mis en rapport par l'extension ; la réunion se fait par un cal fibreux, qui ne saurait apporter d'obstacles aux fonctions du membre.

9. *Fracture du radius.*

Une vieille aveugle, de 75 ans, tombe sur la main dans un escalier, et se fracture le radius, à trois travers de doigt au-dessus de l'article.

Le fragment inférieur déchire les téguments, chevauche sur le supérieur et apparait dans la plaie.

La consolidation a lieu dans quarante jours.

J'ai pu, un an après, faire l'autopsie de cette malade qui succombait, à l'hôpital, à une dégénérescence graisseuse du cœur, et il m'a été ainsi permis de constater que la cicatrisation de l'os était parfaite, et qu'il n'existait nulle trace de cal extérieur.

Le radius avait été brisé obliquement de dehors en dedans.

Chez une autre vieille femme, les deux radius sont brisés, à la même hauteur, à 0m015 de l'articulation, également à la suite de chute sur les mains.

Ici, il n'y a ni plaie, ni déplacement ; le fragment supérieur est simplement enfoncé dans l'inférieur.

La malade a longtemps accusé de vives douleurs, à la face dorsale de la main, où s'était produit du gonflement inflammatoire.

Le séjour à l'hôpital est assez prolongé.

10. *Fractures de la main.*

On a vu, aux coups de feu et aux plaies contuses, plusieurs cas de fractures compliquées des métacarpiens et des phalanges, tous terminés heureusement.

Il y a à peine quelques jours, j'ai eu affaire à une fracture du deuxième métacarpien, avec gonflement considérable des parties molles, suite d'un coup de bâton.

La consolidation de l'os a été rapide.

11. *Fractures à la partie moyenne du fémur.*

1er cas. — La blessée est tombée d'un deuxième étage en fermant les persiennes, après une copieuse libation d'absinthe.

Elle présente, en même temps qu'une fracture, avec chevauchement au tiers moyen de la cuisse, une large plaie contuse à la tête et des contusions au dos.

Pendant douze jours consécutifs, elle est en proie à une idée fixe : elle s'acharne à enlever l'appareil. Les menaces n'y font rien, la surveillance d'un planton est souvent déjouée, et je me vois obligé de fixer le tronc et les membres supérieurs par des draps roulés en corde.

Au vingtième jour, les fragments jouent en toute liberté comme à l'entrée.

A ce moment, le délire n'existe plus, et je profite de ce calme pour assurer la contention par l'appareil Desault.

La consolidation s'effectue depuis dans de bonnes conditions ; je n'ai, en effet, qu'un raccourcissement de 0^m02 qui ne gêne pas beaucoup la marche.

Sortie au bout de cent-dix jours.

2e CAS. — M..., enfant scrofuleux, de 12 ans, a le genou ankylosé à angle droit, par suite d'arthrite ancienne, et ne marche qu'au moyen de béquilles.

Les bras sont vaillants pour saisir, maitriser et enfourcher une brebis ; mais les cuisses faiblissent, et l'imprudent cavalier est bientôt lancé sur un tas de fumier qu'il heurte avec le genou malade.

L'os se casse avec bruit, à la partie moyenne, et laisse une forme incurvée à la cuisse par le chevauchement des fragments.

Il n'est guère possible, en présence de l'ankylose, de songer à l'extension pas plus qu'à la gouttière. Le double plan incliné seul ne saurait convenir, s'il n'est complété par l'appareil Scultet, et c'est à cette combinaison que je m'arrête.

Les fragments, mis en contact, sont maintenus en l'état par l'appareil Scultet, avec attelle et coussin en avant.

Un long coussin épais, allant de l'ischion au talon, est plié à sa partie moyenne, et reçoit dans son angle rentrant un coussin carré, de manière à former un double plan incliné, servant d'appui à la cuisse et à la jambe. J'empêche le déplacement latéral et j'assure l'immobilité par de longs coussins qui se fixent dans un drap d'alèze et forment gouttière dans toute l'étendue du membre, en dedans et en dehors.

L'appareil est enlevé, le sixième jour, afin de pouvoir constater si la rectitude du membre est conservée; elle est parfaite, mais le frottement des fragments fait encore entendre une crépitation sèche.

Nouvel examen, huit jours après; à ce moment, les fragments sont bien abouchés. Au bout d'un mois, lorsque je place un bandage silicaté, il faut un peu d'attention pour découvrir le siège de la fracture.

L'enfant est remis quelques jours après à sa famille.

12. *Fracture sus-condylienne, suite de coup de pied d'étalon.*

1er CAS. — R..., cavalier de remonte à Tiaret, est renversé par un coup de pied de cheval reçu à la partie inférieure de la cuisse, et ne peut plus se relever.

Lorsqu'on nous amène le blessé, le genou présente déjà une tuméfaction énorme, qui annonce à la fois un épanchement dans la cavité articulaire et dans les parties molles.

La rotule est mobile, soulevée en avant. Indépendamment de la crépitation que l'on obtient avec facilité, on trouve le fragment supérieur saillant, en avant, et l'inférieur dans le creux du jarret.

En présence des désordres de la contusion, je

renonce momentanément à toute contention, tout en maintenant le fragment inférieur sur un coussin.

Toutes les parties sont euveloppées dans du feutre très-épais, et maintenues dans l'immobilité, au moyen d'une gouttière garnie latéralement de coussins.

La situation reste menaçante pendant quelques jours; enfin, la résorption se prononce, et je peux alors songer à l'emploi d'un appareil.

Le malade n'a commencé à circuler qu'au bout de quatre mois, avec un membre raccourci de 0m04 et en partie ankylosé.

2e CAS. — Chez un indigène qui se trouve encore dans nos salles, la fracture siège un peu plus haut que dans le cas précédent; elle est à quatre travers de doigt de l'article.

Quoique l'os ait été brisé par le passage d'une roue de charrette, il n'y a pas, cette fois, de symptômes bien accentués de contusion, ce qui me permet d'appliquer immédiatement l'appareil.

A mon premier examen, qui avait lieu le douzième jour, on constatait déjà un commencement de consolidation, et, au moment où j'écris, quarante jours après l'accident, elle est complète, car je peux tenter de courber le membre sans le faire fléchir.

Comme d'habitude, il y a saillie angulaire en dehors et raccourcissement.

13. *Fracture du col du fémur.*

Sur les quatre fractures que j'ai eu à traiter, deux se sont terminées par la mort, la troisième restait en traitement à mon départ de Mascara, la quatrième, guérie.

Chez tous ces malades, d'un âge avancé, la brisure de l'os est la suite de chute sur le grand trochanter.

Premier malade. — Cancéreux (épithéliome ulcéré à la face), à la période cachectique.

Le membre est placé sur un double plan incliné, garni d'un léger matelas piqué, formant gouttière.

La consolidation ne se fait point; des escharres au sacrum, le marasme et la diarrhée compromettent la vie au bout de quatre-vingt-dix jours.

Deuxième malade. — Ancien militaire, jouissant encore d'une certaine vigueur.

Il est agité, inquiet, à l'entrée à l'hôpital, et se dit perdu.

Le membre est également placé sur un double plan incliné.

A ma visite, le lendemain, je trouve le pouls irrégulier, intermittent; quelques heures après, il avait cessé de battre, au milieu d'un état général parfait.

Troisième malade. — Etait en traitement depuis peu de jours lorsque j'ai quitté l'hôpital de Mascara.

Quatrième malade. — J'ai substitué, cette fois, la méthode française à la méthode anglaise, en me servant de l'appareil Desault, modifié par Boyer, pour faire l'extension.

Je suis arrivé à la consolidation, après quatre mois; mais elle n'a laissé qu'un membre très-raccourci, à mouvements limités.

Un cinquième malade doit venir à la suite :

B..., alcoolique, de 45 ans, dont nous aurons à reparler aux lésions oculaires, est le jouet d'hallucinations, qui le mettent en présence des gendarmes dont il a peur.

La fuite n'est pas aisée du côté de la porte, où

ils apparaissent; mais la fenêtre reste libre, et c'est par là qu'il s'échappe.

Le saut, qui a eu lieu du deuxième étage, est suivi de contusions et de fracture au niveau du grand trochanter, laissant le membre entièrement renversé en dedans, incapable du moindre mouvement.

J'applique immédiatement l'appareil Boyer; mais l'agitation se continue, le bassin et le tronc se déplacent à chaque instant, et, en somme, le fragment inférieur se trouve seul immobilisé.

J'ai sous la main la grande gouttière de Bonnet, qui m'a servi, il y a peu de temps, pour une coxalgique; j'y installe le blessé.

Le vide latéral, en dehors, et l'ouverture antérieure sont comblés par des coussins empilés, qui reçoivent trois attelles que je fixe au moyen des courroies de l'appareil et de lacs ajoutés.

Par cette pression uniforme et généralisée, j'arrive à mettre les fragments en rapport et à les maintenir dans la position voulue.

L'immobilité et l'extension sont assurées par les courroies qui embrassent le bassin et le tronc, et par des bouts de bandes qui partent des chevilles pour s'attacher à une traverse appliquée à l'extrémité de la gouttière.

Je fais porter, quelques jours après, le malade qui est profondément anémié, au grand air, sur un brancard, où il passe ses journées dans l'appareil.

Au moment où j'écris, quarante-huitième jour après l'accident, le malade peut soulever tout seul la cuisse; je peux même la saisir à son tiers inférieur, sans qu'elle fléchisse, et la laisser en liberté sans qu'il se produise de renversement.

Le raccourcissement est de $0^{m}03$.

Je saurai, à l'avenir, tenir compte des avantages de la gouttière et la mettre à profit.

14. — *Fracture de la rotule par arrachement.*

La brisure se produit, pendant le saut à la corde, dans une partie de mouna.

Elle est transversale et présente un grand écartement.

La flexion de la cuisse et l'extension de la jambe sont assurées par un plan incliné ascendant, la partie la plus élevée se trouvant au talon. Une gouttière matelassée et le bandage, unissant des plaies en travers, maintiennent l'immobilité et l'affrontement des fragments.

Le bandage n'est plus possible, quarante-huit heures après; il a déterminé des phlyctènes, de l'engorgement, des infiltrations sanguines, et je me décide à lui substituer une épaisse bande de feutre, percée au centre d'une ouverture où je loge la rotule, qui est contenue par des rubans de fil s'attachant à la gouttière. Je forme avec ces rubans un carré traversé de diagonales que j'appuie sur le feutre et la rotule, de manière à contenir les côtés de l'os et à empêcher le renversement des bords de la solution en avant.

Le membre est conservé sur le plan incliné dans la gouttière. Je recommande au patient qui est d'âge raisonnable (il a 62 ans), de conserver l'immobilité, et il met tous ses soins à m'obéir, car il a besoin de sa jambe pour exercer son métier de maçon.

Au bout de soixante jours, il me demande à se lever, et marche sans grande difficulté; vingt-deux jours après, il nous quittait avec une bonne consolidation et un écartement à peine appréciable.

Le surlendemain de la sortie, j'ai pu le voir, hissé sur une échelle, le pinceau à la main, en train de badigeonner la façade d'une maison.

15. — *Fractures de la jambe.*

La cassure de l'os a généralement lieu à l'union du tiers moyen avec le tiers inferieur, avec obliquité de haut en bas, et de dehors en dedans.

J'ai trouvé un intérêt particulier à chacun des cas qui suivent :

1er CAS. — B..., caporal à la légion étrangère, étant en état d'ivresse, saute par une fenêtre d'un deuxième étage, et se fracture la jambe, au tiers inférieur, en tombant sur les pieds.

Le chevauchement est complet; le fragment supérieur a déchiré les chairs et fait saillie en avant, l'inférieur est porté en arrière et jouit de la plus grande mobilité.

La consolidation est terminée en soixante jours, sans raccourcissement. B... rentre au corps et continue à servir. (Vu par M. le médecin-inspecteur Gerrier).

2e CAS. — M..., âgée de 65 ans, présente à la fois une fracture comminutive à foyer ouvert, et des plaies contuses sur différentes parties du corps.

La presse algérienne s'est occupée de cette intéressante malade, pour rendre hommage à Médor, qui est le sauveur de sa maitresse, et je demande la permission de parler, à mon tour, de ce sauvetage.

La pauvre femme est entraînée au fond d'un puits, de 35 mètres de profondeur, pendant qu'elle en tire de l'eau. Elle habite une ferme isolée; tout le monde est aux champs, Médor est avec ses maîtres, et c'est en vain qu'elle appelle au secours.

Les travailleurs attendent patiemment le déjeûner qui n'arrive point; le chien s'impatiente, et gagne le logis dont il trouve les portes fermées. Une piste qui lui est familière conduit au puits, et il la suit; mais il ne peut rien pour sauver sa maitresse qui jette encore de faibles cris.

Aussitôt il repart aux champs, hurlant, manifestant une extrême inquiétude, et force enfin ses maitres à le suivre.

Le secours arrive à temps; la malheureuse est encore vivante, mais dans un triste état.

Au bout de quatre-vingt-deux jours, la malade, commençant à bien se servir de son membre, a pu revenir à Médor, qui n'avait cessé de la chercher depuis son transport à l'hôpital.

3e CAS. — Une autre vieille femme, de 93 ans, nous est amenée de Sahouria, également pour fracture à ciel ouvert.

Elle est en pleine démence sénile, ne se rappelle de rien, répond sans suite aux questions qu'on lui adresse, répète fréquemment le nom d'Eugène et s'acharne à déplacer le membre blessé.

Par une coïncidence singulière, elle est traitée en même temps et dans la même salle que l'alcoolique qui cherchait à défaire l'appareil. La salle du cauchemar me rappellera longtemps les ennuis de toutes sortes que ces malades m'ont occasionnés. Les résultats ont été heureux, mais ils n'ont été obtenus qu'au prix de précautions et de peines infinies.

La consolidation est terminée au bout de soixante-dix jours; seulement la famille a oublié la malade, et je n'arrive à m'en débarrasser, après quatre mois d'hospitalisation, qu'en m'adressant à la sous-préfecture.

4e CAS. — Une troisième vieille, de 85 ans, a l'esprit très-lucide, les organes des sens en bon état, mais elle est fortement courbée par l'âge et affectée d'une double hernie.

Chez celle-ci, la fracture est simple, et a pour siège la partie moyenne du tiers inférieur. On suit facilement avec le doigt le bord du fragment supérieur qui présente une direction oblique, allant de haut en bas, et de dehors en dedans.

Pendant les six mois de séjour à l'hôpital, la saillie reste la même; il n'y a pas trace de cal, et tout mouvement est impossible. Le grand air, le phosphate de chaux, les toniques, la teinture d'iode, l'immobilité dans les appareils ne changent rien.

Elle rentre enfin à son domicile, avec un bandage silicaté qui reste en place pendant deux mois.

Lorsqu'on me demande pour l'enlever, je constate avec plaisir que le rebord osseux est moins tranchant, et que le mouvement est possible, quoique très-limité.

Je recommande le grand air et la marche avec béquilles ; depuis, la motilité gagne tous les jours.

Au bout d'un an, la marche est possible au moyen d'une simple canne, et il n'existe plus de solution de continuité.

Je vois venir, presque toutes les après-midi, cette pauvre vieille sur la place de l'hôpital, où elle chauffe ses derniers jours au soleil.

5e CAS. — J..., alcoolique, colon à Sidi-Chérif, a la jambe fracturée par la roue d'une charrette.

Le membre est tellement serré dans l'appareil posé par le garde-champêtre, que la gangrène paraît imminente au moment où le malade nous arrive. La jambe est froide, insensible, couverte de phlyctènes, avec une escharre superficielle, qui correspond au point de la cassure où la contusion paraît avoir été violente ; les téguments ne sont pas déchirés.

La chute de l'escharre laisse à découvert une plaie bourgeonnante qui ne communique point avec le siège de la fracture.

Rien n'entrave désormais la consolidation ; le malade s'exerce à la marche, plusieurs jours avant la sortie, et nous quitte, après trois mois d'hospitalisation.

6e CAS. — T..., colon à Tounin, est pris sous la roue d'une charrette, qui, après avoir brisé la jambe droite, passe sur le scrotum, le pubis et la fosse illiaque gauche.

Les désordres se bornent à la fracture de la jambe, avec plaie superficielle, à de vastes infiltrations sanguines et à une hématocèle au scrotum. L'arcade pubienne est très-sensible à la pression et reste douloureuse pendant plusieurs jours ; je n'arive cependant, malgré toute mon attention, à saisir ni déplacement, ni crépitation. Rien ne parait lésé du côté de la cavité abdominale.

Les appréhensions qui s'étaient produites au début sont entièrement dissipées, quelques jours après ; le sang épanché se résorbe, et la consolidation est complète au bout d'un mois et demi.

7e CAS. — A..., militaire en retraite, alcoolique, se fracture la jambe, au tiers supérieur, en descendant de cheval avec un peu de vivacité.

Le membre est difforme, agité de soubresauts, avec une large ecchymose et des phlyctènes. Le fragment supérieur fait saillie sous la peau et donne lieu à de la crépitation lorsqu'on le repousse en arrière, où il est maintenu par le feûtre et l'appareil Scultet.

Il se produit de la fièvre avec agitation ; l'insomnie est combattue par le chloral.

Examen des parties, le cinquième jour. Le membre est engorgé, l'ecchymose a pris beaucoup d'extension et s'accompagne de phlyctènes qui sont ouvertes. La réduction se maintient. Nouvel examen, quinze jours après. Le membre a repris son volume normal, l'ecchymose s'étend jusqu'à l'aine ; les os, bien affrontés, ne remuent plus.

Appareil silicaté, le trente-sixième jour ; au quarante-huitième, le malade fait quelques pas avec des béquilles.

Exeat, à la fin de la semaine.

J'ai revu le blessé, un mois après, circulant sans difficulté avec une simple canne.

Les fractures isolées des deux os sont rares, et je n'en vois pas d'intéressantes.

Une fracture du pied, par écrasement du calcanéum, mérite seule d'être mentionnée : je n'ai pas à y revenir, puisqu'il en a été question ailleurs.

Luxations

Elles sont rares : deux cas seulement méritent d'être signalés.

1er cas. — H..., interprète militaire, s'emporte, en pleine hakouma contre un des réclamants, fait le geste de lui lancer un encrier avec violence, et ne peut plus, après ce mouvement, se servir du membre.

Je constate facilement, et je fais constater par M. l'aide-major Gansin qui m'accompagne, une luxation sous-coracoïdienne complète, qui est réduite sans difficulté.

Dans ce cas, la contraction musculaire a seule

suffi à déchirer la capsule et à déplacer la tête, quoique Nélaton ait exprimé des doutes à ce sujet.

2e CAS. — L..., portefaix, a développé une très-grande force pour arrêter un lourd colis placé sur son dos, au moment où il lui échappe; mais, aussitôt, il est pris d'une douleur extrême, à la région ilio-costale droite, avec dyspnée et anxiété, ce qui l'oblige à entrer immédiatement à l'hôpital.

L'examen du point douloureux me permet de constater une luxation du cartilage de la neuvième côte, que je trouve mobile, saillant et entièrement détaché de celui de la huitième.

Ici encore, la luxation est le résultat de la contraction énergique des muscles abdominaux.

Le malade, entré le 27 août, nous quittait le 19 septembre pour reprendre son métier.

ENTORSE

Le feutre est toujours d'un emploi des plus avantageux, aussi bien dans l'entorse simple que dans l'entorse compliquée.

Le massage fait partie de mon traitement de la contusion, et on ne saurait être surpris que je le préconise ici d'une manière toute particulière, après ceux qui s'en sont occupés plus spécialement, et qui l'ont recommandé avec toute l'autorité que donne l'expérience.

QUATRIÈME CLASSE

LÉSIONS INFLAMMATOIRES

Certains points de ressemblance permettent de rapprocher l'inflammation de la contusion : l'une et l'autre sont l'occasion d'épanchements, ayant leur source dans le sang, soit qu'il s'épande en entier (contusion), ou dans sa partie la plus fluide (inflammation).

Qu'elle vienne de l'anémie ou de l'hypérémie locale, l'inflammation se caractérise par la filtration du plasma et la formation consécutive des exsudats.

Les exsudations non coagulées et même coagulées peuvent être reprises par les veines et les lymphathiques, ou constituer des blastèmes pathologiques ou réparateurs.

Si la cause de l'inflammation est énergique, persistante, si la constitution est chétive, les exsudats seront le siège d'une production exagérée de leucocytes.

Avec ceux-ci, on a le pus, qui pourra, à son tour, oblitérer les vaisseaux, produire des modifications dans son foyer et être une cause de phlogose et de virulence.

Dans les cas où l'inflammation est moins vive et à marche lente, ils (les exsudats) pourront frapper les tissus de dégénérescence ou les étouffer par des formations d'éléments conjonctifs (processus cirrhotique).

Leur utilité n'apparaît réellement que lorsqu'ils fournissent la matière amorphe, qui préside à l'évolution des noyaux embryoplastiques, d'où viennent les bourgeons et le tissu cicatriciel.

Par ce que nous venons de dire, on comprendra que le traitement de l'inflammation doit être dirigé dans les mêmes vues que celui de la contusion dont elle se trouve si rapprochée par des phénomènes communs.

On doit donc s'attacher à rétablir la circulation pour empêcher les exsudats et les éloigner de leur foyer, afin d'éviter les blastèmes pathologiques qui en sont la suite.

Les procédés et les agents de la médication seront les mêmes que ceux qui ont été mentionnés au chapitre relatif à la contusion.

J'ai déjà dit, au sujet de celle-ci, et je n'ai pas à y revenir, comment la glycérine, le camphre et l'appareil favorisent l'absorption. Le témoignage clinique qu'il me reste à invoquer prouve, par les observations qui suivent et qui me semblent suffisantes, que les résultats curatifs sont conformes aux prévisions.

Je ne les multiplierai pas pour éviter des répétitions identiques, tout-à-fait inutiles.

1er CAS. — S..., jardinier, d'une trentaine d'années, est atteint d'un érysipèle exanthématique, qui occupe déjà toute la face et le cuir chevelu, à l'exception de la nuque.

Bien que la maladie ne remonte qu'à trente-six

heures, d'après ce qu'il nous dit, toutes les parties sont distendues; les paupières recouvrent fréquemment les yeux, la bouche est entr'ouverte, les lèvres contournées. La douleur est tensive et plus prononcée aux téguments du crâne, qui n'ont presque pas changé de coloration, tandis que sur les autres points, la rougeur est vive, écarlate; le pouls est fort, plein.

Je m'abstiens de toute médication interne, afin de mieux juger de l'efficacité du pansement que j'emploie pour la première fois.

A ma visite du lendemain, je constate un gonflement au cou et à la partie supérieure du thorax, en avant, où apparaissent en même temps de nombreuses papules. A la face et au crâne, le gonflement et la chaleur sont moins prononcés; quelques vésicules libres ou fusionnées se montrent sur la première.

Le malade peut ouvrir un peu les yeux; il dit avoir bien dormi, et demande à manger.

Dès ce moment, la résolution se fait avec une grande rapidité; les téguments pâlissent, s'affaissent et se rident. Tout est terminé le cinquième jour, qui est celui de la sortie.

2e CAS. — B..., garçon de ferme, 49 ans, lymphatique et alcoolisant, est atteint, depuis huit ans, d'une plaie ulcérée, dont il ne paraît guère se préoccuper, à la partie supérieure du mollet.

Le 4 août, pendant qu'il était aux champs, il éprouve une vive douleur dans les reins, et de la lassitude, ce qui l'oblige à rentrer et à prendre le lit.

La fièvre éclate, vingt heures après; la jambe devient douloureuse, rouge; il ne peut plus la remuer sans souffrir, et il se décide à entrer à l'hôpital, où il nous arrive avec un mouvement fébrile très-prononcé.

Depuis les malléoles jusqu'au genou, on remarque une coloration rouge foncé, de la chaleur sèche et une tuméfaction considérable, avec rénitence. Les téguments se laissent déprimer, gardant l'empreinte du doigt et leur coloration. Il est impossible de les faire glisser sur le tissu cellulaire sous-cutané ; ils forment ensemble un bloc dur, uni, d'une grande épaisseur. Le malade accuse un sentiment de compression et d'étranglement douloureux dans les parties.

A ma visite du lendemain, j'apprends qu'il a déliré toute la nuit et que l'insomnie a été complète.

Je le trouve, en effet, très-agité, avec une forte trémulation aux mains; la fièvre est vive, la langue rouge; deux larges phlyctènes se montrent à la partie interne du mollet et au bas de la jambe.

Le gonflement est cependant moins étendu, la chaleur moins élevée; quant à la plaie, elle paraît rester indifférente aux accidents dont elle est sans doute la cause.

A ma deuxième visite, l'état général est bien meilleur, les accidents locaux s'affaiblissent d'une manière très-sensible.

Le lendemain, l'amélioration persiste de tous les côtés; la fièvre parait toucher à sa fin, le sommeil est un peu revenu, grâce au chloral. La peau pâlit, se ride, mais des plaques rouges se montrent sur la partie postérieure de la cuisse, dans sa moitié inférieure; une teinte jaunâtre apparait au haut de la jambe, en avant.

Je fais mettre le pansement sur la cuisse. A ma visite du jour suivant, la rougeur a disparu, la résolution se poursuit et se maintient.

Le malade reçoit son exeat au bout de quinze jours.

3e CAS. — Lorsque l'inflammation est profonde, ou lorsqu'elle a déterminé un foyer purulent, le pansement doit laisser la première place au couteau, tout en conservant la sienne.

R..., scieur de long et alcoolisant, a été violemment frappé d'un coup de pied de cheval, qui n'a cependant pas entamé la peau.

Lorsqu'il nous arrive, il y a de la fièvre; le phlegmon est dans toute son activité. L'inflammation s'étend loin de l'endroit atteint par le sabot; elle se caractérise par la rougeur, la chaleur halitueuse de la peau et une tuméfaction, douloureuse à la pression, avec quelques vésicules.

L'emploi du pansement parait beaucoup soulager le malade; la fièvre et la douleur diminuent, celle-ci est gravative. Cet apaisement des symptômes me fait penser davantage à l'existence du pus, qui devient certaine par les oscillations que je détermine dans le foyer, en le pressant alternativement sur des points opposés, avec les doigts.

Je crois devoir inciser pour éviter de nouvelles destructions, et je tombe sur de la sérosité sanguinolente, avec quelques grumeaux de pus.

Pendant les trois jours qui suivent, l'inflammation se circonscrit; la sérosité prend l'aspect d'un pus grisâtre.

Elle reste quelques jours en cet état, entrainant des lambeaux du tissu cellulaire, et fait place enfin à du pus de bonne nature. Avec le pus apparaissent les bourgeons qui doivent agglutiner les tissus sous-jacents aux parois de la peau, dont le décollement est étendu.

L'injection antiseptique a montré tous ses avantages pour neutraliser les effets des altérations qui siégeaient dans la poche.

Le malade est resté deux mois dans nos salles.

Dans les cas où les causes de la gangrène persistent, après avoir formé un foyer de putréfaction, et échappent à nos moyens, les obstacles à la médication paraissent insurmontables, et cependant le succès est encore possible, comme il résulte du fait que je vais rapporter :

4e CAS. — N..., soldat indigène du 2e tirailleurs, nous est envoyé pour phlegmon du périnée.

Lorsque nous le voyons, il est facile de remarquer tous les signes de la gangrène; la fosse ischio-rectale gauche et la partie droite de la région génitale sont d'un rouge brun, gonflées, parsemées de phlyctènes avec sérosité noirâtres, froides et insensibles; en appuyant avec les doigts, on trouve les tissus crépitants. L'état général est déplorable; il y a de l'abattement, les traits sont altérés, le pouls est petit et fréquent.

Une indication se présente avec toute son urgence; mais lorsque je veux la remplir, je suis arrêté par le rétrécissement, cause première de tous ces désordres, lequel n'admet pas même les plus fines sondes.

L'infiltration, dont la coarctation est l'origine, paraît s'être produite avec une grande rapidité et avoir été favorisée par la mauvaise constitution du sujet et par le défaut de préparations phlogistiques; elle reste d'ailleurs sur un terrain favorable qui ne lui oppose aucun obstacle.

Du périnée, la gangrène passe au scrotum, à droite, qu'elle perfore, mettant la glande à nu, et de là, elle gagne l'aine du même côté.

Le couteau n'empêche rien; les parties noires et ramollies sont imprégnées d'un liquide fétide.

La période d'élimination arrive enfin, et, quoique elle ne s'accompagne d'aucun accident grave, elle n'en tient pas moins le malade dans un état précaire. Les réparations qui la suivent se font avec beaucoup de lenteur et se terminent par des cicatrices adhérentes, avec trajets fistuleux, servant à l'écoulement de l'urine.

Le malade ne veut se soumettre à aucune opération. Ne pouvant plus, en l'état, rester dans les rangs, il est évacué sur l'hôpital d'Oran avec une demande de réforme, après trois mois de séjour dans nos salles.

CINQUIÈME CLASSE

LÉSIONS VIRULENTES ET ENVENIMÉES

Grâce aux expériences de Pasteur et de Davaine, le charbon a sa bactéridie, comme la gale a son acarus. Je n'ai pas à les rappeler, pas plus que je n'ai à expliquer pourquoi je ne tiens aucun compte de la dichotomie de l'affection charbonneuse, du moment où le charbon et la pustule maligne procèdent du même microbe, de la même virulence.

Dans les six cas de charbon que j'ai eu à traiter, la maladie suit trois fois la manipulation ou la garde d'animaux charbonneux; elle débute deux fois à la suite d'une nuit passée sur le sol; une seule fois, elle se présente sans origine apparente.

1er CAS. — Le garde-champêtre de Tounin et un indigène assistent le vétérinaire dans l'autopsie d'un bœuf qu'on soupçonne charbonneux.

Le premier arrive à l'hôpital, trente-six heures après, dans l'état suivant :

La main est gonflée, un peu rouge, douloureuse, dure, avec de nombreuses phylctènes et deux escharres à la face dorsale; l'avant-bras est également tendu, légèrement rouge, avec deux phlyctènes à sa partie inférieure.

Le malade est inquiet sur son état, mais il a toute sa présence d'esprit et n'a que peu de fièvre.

Toutes les parties sont couvertes de glycérine et de camphre, et placées dans le feutre.

A ma visite du lendemain, le gonflement de l'avant-bras a diminué de moitié, et est devenu mou; la main elle-même est moins tendue et moins rouge.

Le patient ne reste plus que six jours à l'hôpital, et, à chaque visite, nous constatons un mieux local bien accentué. Il demande à rentrer à Tounin, avec son pansement, et continue depuis à venir nous trouver.

L'élimination des escharres n'a été complète qu'au bout de vingt-trois jours; la suppuration s'est prolongée au-delà d'un mois, et la main est restée dure et empâtée pendant deux autres mois.

2e CAS. — L'indigène a été moins maltraité; il n'a eu qu'une simple escharre à la partie inférieure de l'avant-bras, en avant, avec un engorgement peu étendu, et il n'a jamais été constaté de fièvre.

Le sillon de séparation était déjà bien formé, le huitième jour, lorsque le malade a insisté pour rentrer dans sa tribu.

3e CAS. — Le troisième malade habite un village éloigné, où il est employé à la garde d'un troupeau de bœufs, dans lequel il y a eu des cas de charbon.

Les accidents existaient depuis plus de quarante heures, lorsqu'il nous a été amené : à ce moment, il était irrévocablement perdu.

On constate à la fois une vaste escharre noire, à la face postérieure du poignet, et des phlyctènes, avec sérosité brunâtre, aussi bien à la main qu'à l'avant-bras qui sont tendus, durs, froids, presque pâles.

Le boursoufflement du bras s'étend à l'épaule et présente une faible rougeur; les doigts, livides et dépourvus de sensibilité, impressionnent désagréablement par leur basse température.

Le facies exprime la stupeur; il y a du sub-délirium, mais il n'entrave point l'intelligence, car le patient répond avec netteté à nos questions. Vingt-quatre heures après, on n'a plus qu'un pouls petit, filiforme, irrégulier, et il a disparu, depuis huit heures, de la radiale lorsque la mort arrive.

4e et 5e CAS. — Les deux malades dont je vais parler semblent avoir puisé le germe charbonneux dans le sol même.

L'un d'eux, soldat de la Légion, a bivouaqué, se rendant de Mascara à Tiaret; le second, indigène, a également couché à terre. Je crois qu'on peut admettre une pareille origine, puisque les expériences de Pasteur prouvent l'activité des germes du charbon pendant de longues années. Soit qu'il fasse flairer la terre, où ont été enfouis des animaux charbonneux depuis douze ans, soit qu'il la traite par l'eau distillée et qu'il inocule le liquide, le charbon se développe et s'affirme avec tous ses caractères.

Je donne les observations qui les concernent telles qu'elles se trouvent dans un de mes rapports de quinzaine, du mois d'octobre 1878 :

« Deux de mes malades, dont un atteint d'œdème charbonneux, et l'autre de fièvre typhoïde, ont précédé de trois jours l'arrivée de la colonne, en raison de la gravité de leur état.

» Nous croyons utile de dire quelques mots du

premier, d'autant plus qu'un cas identique s'est présenté chez un indigène encore en traitement.

» Chez tous les deux, ce n'est qu'au réveil, après avoir couché à terre, qu'on a constaté le gonflement des paupières, qui n'a cessé de s'étendre, pendant les quatre premiers jours, s'accompagnant de démangeaisons vives, localisées à la paupière seulement.

» Le gonflement chez l'un d'eux provoque une véritable difficulté dans la respiration et dans la déglutition, car il a en effet gagné le cou et la partie supérieure du thorax.

» Un ganglion volumineux se montre isolé, à la région carotidienne du côté malade, chez l'indigène seulement. La paupière forme une tumeur considérable, d'une grande dureté, avec bosselures, coloration bleuâtre et tache centrale d'un aspect grisâtre.

» Les bosselures se nécrosent, s'identifient avec la tache centrale, et forment une escharre noire, sèche, très-adhérente. Quelques coups de ciseaux et de légères tractions en ont déterminé la chute, le douzième jour, chez le malade, entré le premier.

» Au-dessous de l'escharre se trouve une surface excavée, granuleuse, suppurante, en train de préparer un ectropion, selon toute probalité.

» Elle est encore en place chez le dernier malade, mais déjà elle s'entoure d'un sillon de séparation.

» Il n'y a eu de fièvre, chez tous les deux, que les quatre premiers jours; l'engorgement à distance n'a pas duré davantage. »

Ces malades restaient encore en traitement, lorsque j'ai passé le service de l'hôpital à M. le médecin-major Barthélemy, mon successeur.

6e cas. — Nulle apparence étiologique n'est saisissable chez mon dernier malade, qui apparuen au 2e tirailleurs.

La pustule évolue à la caserne, dans les conditions de la vie ordinaire; elle est déjà à la fin de la deuxième période, à l'arrivée à l'hôpital.

Une plaque circulaire, d'un gris noirâtre, occupe la partie postérieure et inférieure du cou, à gauche, et s'entoure de vésicules transparentes de grosseur variable, reposant sur un fond rouge. Les parties circonvoisines sont dures, tendues, luisantes.

L'escharre passe rapidement au noir et atteint la couronne de vésicules qui se mortifie en même temps; mais là s'arrêtent ses progrès.

L'affaissement se prononce; la fièvre, qui a toujours été modérée, tombe, et nous entrons dans la période, un peu longue, des actes d'élimination et de réparation, qui ne s'accomplissent qu'après plus d'un mois et demi.

Qu'on me permette d'éliminer immédiatement mon troisième cas. Au moment où le malade était reçu, l'intoxication générale était telle, qu'il n'y avait plus absolument rien à faire.

Pour tous les autres, on l'a vu, le succès a été constant, et il est d'autant plus remarquable, que je n'ai fait aucune cautérisation, et que je me suis borné au pansement seul. Par cet unique moyen, je pense avoir satisfait aux indications diverses des lésions charbonneuses, en annihilant le microbe, et en combattant l'inflammation et la gangrène dont il est la source.

Morsures de vipère

La vipère, très-commune à Arzew, dont nous ne sommes séparés que de 45 kilomètres, est, au contraire, tout-à-fait rare dans la circonscription de Mostaganem.

Je n'ai eu, en effet, dans mes trois années et demie de service ici, que les deux cas qui suivent, tous les deux traités par le feutre, et guéris.

1er CAS. — G..., cantonnier à Aïn-Nouissy, âgé de 54 ans, tempérament nerveux, constitution faible, a été mordu par une vipère, depuis une quinzaine d'heures, à la partie externe et moyenne de l'indicateur droit, au moment où il mettait la main dans une broussaille.

Aussitôt après avoir été mordu, il a pu constater quatre petites ouvertures, se faisant face, deux à deux, saignant beaucoup et s'accompagnant d'une douleur très-vive.

Le doigt a été plongé dans l'alcool camphré, en attendant le départ pour l'hôpital.

A l'arrivée dans nos salles, outre l'écoulement sanguin et la douleur qui persistent, on remarque une énorme phlyctène noire, enveloppant presque tout le doigt, qui est gonflé et froid. Le membre est lourd, empâté, dur et sans chaleur; le gonflement diminue en remontant vers l'aisselle, où il s'arrête tout-à-fait.

Quatre larges taches rouges, de forme irrégulière, ayant l'aspect de l'ecchymose limitée au derme, occupent simultanément le dos de la main, de l'avant-bras et du coude, ainsi que la face interne du bras qui est presque toute ecchymosée. En outre, deux petites phlyctènes, contenant de la sérosité, se montrent à la partie moyenne et dorsale de l'avant-bras.

Après l'ouverture de la grande phlyctène, qui lance au loin un fort jet de sang pur, toutes les parties, à l'exception des doigts, sont chauffées, massées et placées dans le feutre chaud. Potion à l'alcool. Le blessé est préoccupé, un peu abattu, avec quelques légères nausées ; le pouls est faible.

A ma visite du lendemain, je trouve le pansement, ainsi que le drap d'alèze de la gouttière, mouillés de sang ; le gonflement a diminué de volume et de résistance ; la peau des parties déclives du bras et du côté correspondant du thorax, forme un vaste pli flottant qui est dû à une accumulation de liquide séreux ; l'indicateur ne saigne plus, il reste gros, froid, insensible.

L'état général est meilleur, la physionomie exprime une certaine sécurité.

Au quatrième jour, il survient de nouvelles taches ecchymotiques au dos des doigts sains ; les anciennes se dégradent. En même temps que des squames épidermiques, on remarque, au dos de l'avant-bras, une large bande d'un rouge sombre, qui s'étend en haut pour se mettre en communication avec les taches du coude et du bras ; celles-ci s'entourent, dans une vaste étendue, d'une coloration jaune sale,

Il y a retour de chaleur à l'indicateur, qui continue à diminuer de volume. La grande phlyctène est complètement affaissée, sèche et collée aux parties sous-jacentes, excepté à l'endroit de la morsure, où elle est soulevée par de la sérosité légèrement purulente et de petits bourgeons. Il n'y a plus que du gonflement aux doigts ; le feutre est à peine taché.

Exeat, huit jours après. A l'exception de l'indicateur, tout est revenu à l'état normal, moins la coloration des téguments qui représentent les dernières teintes de l'ecchymose.

L'étui épidermique du doigt mordu commence à se détacher à sa base ; la chaleur et les mouvements s'accentuent de plus en plus, et il n'est pas loin de son volume normal. Les bourgeons de la plaie sont cautérisés au nitrate d'argent. Le malade part avec son pansement.

2e CAS. — Le petit malade, âgé de 9 ans, habite la Stidia, où il a été mordu, la veille, à l'indicateur, par une vipère.

A son arrivée à l'hôpital, on constate déjà une belle plaque noire au doigt, avec gonflement qui s'étend jusqu'à l'avant-bras.

Le pansement devait d'autant mieux réussir, que l'état général était parfait et qu'il y avait chez cet enfant, inconscience complète du danger auquel il était exposé.

SIXIÈME CLASSE

LÉSIONS OCULAIRES

L'emploi du feutre dans les affections de l'appareil visuel se recommande, à divers points de vue: il sert, en effet, à protéger, à contenir, à comprimer et à médicamenter.

Si on n'a qu'à soustraire le bulbe à une lumière trop vive, il fera l'office d'un bandeau flottant; mais si les parties doivent être contenues, comprimées, médicamentées, et cette nécessité se présente fréquemment dans les plaies à lambeaux meurtris des paupières, dans les hernies de l'iris et du cristallin, dans les déchirures de la sclérotique et de la cornée, dans les staphylomes, dans les abcès et les trajets fistuleux, on n'aura qu'à lui donner la forme d'un moule résistant, qui les contiendra simplement ou les comprimera, suivant le degré de laxité du bandage qui le fixe.

Celui que j'emploie dans le cas est formé, comme j'ai dit ailleurs, par des rubans de fil, auxquels je donne la forme d'un triangle, dont les angles reposent sur le front et dans le sillon naso-jugal, où ils sont fixés par des rubans horizontaux qui passent au-dessus et au-dessous de l'oreille, pour se nouer ensemble à la nuque.

La compression peut être générale ou locale, suivant que l'épaisseur du moule est uniforme ou partielle.

Les lésions physiques de la paupière sont d'habitude d'origine artificielle, et je m'y arrêterai un instant, après avoir relaté un cas de cause accidentelle, afin de faire ressortir l'importance du feutre, auquel on doit, selon toute probabilité, d'avoir enrayé les accidents inflammatoires, qui sont la règle dans les divisions complètes, lorsqu'elles sont soumises à la suture.

Je donne l'observation telle qu'elle vient d'être recueillie par M. l'aide-major Plantié :

« Plaie contuse de la région sourcilière et des paupières supérieure et inférieure gauches, chez un Arabe, par les fragments d'une bouteille lancée sur cette région. Entré le 14 juillet.

» Plaie frontale profonde, peu étendue; os à nu, écartement modéré des bords qui sont accolés avec des bandelettes de diachylon.

» La paupière supérieure est fendue transversalement et complètement divisée, de dehors en dedans, dans toute sa hauteur; la portion interne la plus considérable retombe sur la paupière inférieure, et la dissimule.

» Dans sa moitié externe, faisant suite à la division de la paupière, la région sourcilière présente des plaies triangulaires à base inférieure. La paupière inférieure n'a qu'une division unique qui intéresse toute l'épaisseur du bord palpébral. Les plaies du sourcil offrent des bords nets; celles des paupièrs, des bords plus ou moins meurtris.

» Toutes les plaies sont nettoyées, avec le plus

grand soin, du sang et des caillots sanguins qui les masquent.

» Points de suture, au nombre de six, pour la paupière supérieure, et deux pour l'inférieure, affrontant les bords aussi exactement que possible. Pansement.

» 20 juillet. — Le bord palpébral offre une légère encoche due à ce que la portion interne de la paupière, grâce à son poids, est un peu descendue et a débordé en bas la portion externe. Point de suture pour mettre de niveau; pas de suppuration.

» 3 août. — L'encoche dessine une simple sinuosité en B, point qui correspond à la division de la paupière supérieure; escharre de l'étendue d'une lentille.

» La paupière ne s'est pas enflammée; elle s'est simplement œdématiée; les points de suture n'ont produit nulle part de déchirure des bords.

» Au début, la conjonctive a présenté un chémosis modérément prononcé. A la date du 3 août, il ne subsiste qu'un degré insignifiant de conjonctivite. »

Les lésions artificielles sont extrêmement communes, puisqu'elles sont nécessitées par les désordres qui suivent la granulite chronique, et, comme les autres, elles sont traitées par le feutre.

Je ne saurais rappeler les cas où j'ai été obligé d'agrandir les commissures, de faire la suture sèche et de pratiquer le pétrissage des paupières.

Cette dernière pratique m'est personnelle, et je crois devoir la faire connaître, en répétant ce que j'en disais dans mon rapport de 1879-1880 :

« Les granulations sont un véritable fléau algérien; par elles, la muqueuse s'épaissit, devient rugueuse, manque ou ne présente que quelques points condylomateux.

» Les paupières s'atrophient ou s'épaississent, et deviennent immobiles; la cornée se macère dans des sécrétions irritantes, s'ulcère, s'abcède ou s'opacifie sous les agressions ciliaires.

» Elles ne compromettent que trop la vue, en échappant aux nombreuses médications employées.

» Nous devons de véritables succès à la nôtre. Voici en quoi elle consiste :

» Dans les cas aigus, les cautérisations au nitrate d'argent sont suivies de scarifications, et font place ensuite à des applications de glycérine et de sous-nitrate de bismuth en poudre très-fine.

» Mais, soit qu'il s'agisse de l'état sub-aigu ou de l'état chronique, la base de notre traitement consiste dans le pétrissage.

» Il se pratique avec le pouce et l'indicateur de la même main pour la paupière supérieure; l'indicateur, couché horizontalement sur la muqueuse, est soumis à des mouvements de va-et-vient, pendant que le pouce, appliqué extérieurement, reste à peu près immobile. On procède de la même manière pour la paupière inférieure, mais en plaçant le pouce en dedans.

» Lorsqu'elle est raccourcie, on est obligé d'employer les deux pouces, ou le pouce d'une main, et l'indicateur de l'autre, en se servant de la face dorsale. »

Depuis que ces lignes ont été écrites, je procède autrement; je n'emploie plus que les faces unguéales des pouces, me plaçant, chaque fois du côté que j'opère, à droite ou à gauche du malade.

Côté droit, paupière inférieure. — Le pouce droit, placé sur la face externe de la paupière, reste immobile, pendant que le pouce gauche, qui est couché horizontalement sur la face interne, la froisse par des mouvements, suivant l'horizontalité.

Paupière supérieure. — Le pouce gauche est placé en dehors, le pouce droit en dedans.

L'immobilité de l'un et les mouvements de l'autre sont les mêmes que précédemment.

Pour le côté gauche, la position des pouces est l'inverse de celle du côté droit, aussi bien pour la paupière inférieure que pour la supérieure.

Lorsque j'ai affaire à des malades indociles, je suis parfois obligé de me contenter d'une vigoureuse pression avec froissement, en saisissant la paupière entre le pouce et l'indicateur de la même main.

« Les avantages du pétrissage sont considérables aux périodes indiquées de la maladie. Au début, il affaisse et déchire les granulations avec les papilles; plus tard, il fait disparaitre les masses gélatineuses ou assouplit les infiltrations lardacées, les végétations charnues et les raideurs palpébrales. Autant les paupières sont dures, avant l'opération, autant elles sont souples après.

» Si beaucoup de malades réclament le massage, quoiqu'ils lè sachent douloureux, c'est qu'ils lui reconnaissent la plus grande efficacité.

» Le massage est un nouveau venu qui se fera la part la plus large. »

Un succès définitif est long à obtenir; mais que n'a-t-on pas fait pour l'atteindre! L'électricité elle-même a été mise à contribution par Champenois, qui lui doit de beaux résultats.

Après le pétrissage, les paupières sont renversées, lavées avec l'eau chaude de la burette et barbouillées avec la pommade suivante : glycérolé d'amidon, 10 gr; camphre dissous, 0g05; extrait d'opium, 0g1.

Lorsque les granulations s'accompagnent d'opacifications cornéennes et de pannus, je barbouille les paupières à l'extérieur, matin et soir, avec une pommade analogue, ainsi composée : glycérolé d'amidon, 20 gr; camphre dissous, 0g50; teint. d'opium, 2 gr; précipité rouge de mercure en poudre fine, 0 gr1.

Je fais en même temps usage du collyre qui suit : eau de laurier-cerise, 20 gr; glycérine, 2 gr; teint. d'opium, 2 gr, ainsi que de lavages et d'applications d'eau chaude.

Les lésions bulbaires ont, comme on sait, une gravité considérable, lorsqu'elles intéressent surtout les parties profondes et qu'elles se compliquent de la présence des corps vulnérants.

Elles aboutissent fréquemment à la panophthamie, à la fonte purulente, souvent même à l'ophthalmie sympathique.

Avec l'enkystement, surviennent par malheur les transformations fibreuses et l'atrophie.

Celles de l'humeur vitrée, qui est nécessairement atteinte, dans nos deuxième et troisième cas, exposent plus particulièrement à l'inflammation suppurative, aux états sympathiques de l'œil congénère, à l'hyalitis chronique.

L'irido-choroïdite qui se manifeste dans notre dernier cas, où l'iris et la choroïde sont lésés, échappe aux accidents suppuratifs et n'aboutit, en somme, qu'à l'atrésie pupillaire, avec synéchies postérieures.

1er CAS. — L..., cavalier de remonte, reçoit, à la suite des libations du 1er de l'an, un coup de sabre qui pénètre dans l'œil par la partie antérieure de la sclérotique, à 0m004 au-dessous de la cornée.

La plaie, de $0^{m}012$ d'étendue, dans le sens transversal, à bords nets et légèrement écartés, livre passage à du sang et à une matière jaunâtre, gélatiniforme, qui n'est autre chose que l'humeur vitrée. Au point lésé, l'iris présente une échancrure, sans cependant faire hernie, et est refoulé par un léger épanchement sanguin qui occupe les parties inférieures. On ne trouve que peu d'étendue à l'ecchymose sous-conjonctivale.

La vue est simplement obscurcie par une espèce de nuage qui se fixe devant l'œil. Il n'existe presque pas de douleur; l'œil n'est ni rouge, ni sensible à la lumière.

Sangsues, calomel, atropine, moule avec le feutre. La plaie scléroticale est cicatrisée.

Quarante-huit heures après, l'hypohéma a diminué, le nuage est moins épais et la pupille se reforme, avec une large dilatation.

Je n'ai plus qu'à signaler le retour progressif de la vision, qui est devenue à peu près normale, à la sortie, le quinzième jour.

Le pansement ne peut, cela est certain, revendiquer les résultats que nous constatons, puisque les sangsues, le calomel et l'atropine sont employés simultanément; mais il n'y est, sans doute, pas étranger.

2e cas. — A..., sergent-major au 2e tirailleurs, nous arrive d'Ammi-Moussa, quarante heures après l'accident, avec le diagnostic qui suit :

« Eclat de cartouche métallique dans les parties profondes du globe de l'œil; issue d'humeur vitrée par la déchirure de la cornée. »

La cornée présente, en effet, à la partie moyenne et externe, une plaie déchirée, oblique de haut en bas, et de dehors en dedans, d'un centimètre d'étendue, à bords gonflés et accolés. Elle est rouge, inondée de larmes, avec bourrelet conjonctival.

La transparence, quoique diminuée, nous permet encore de distinguer le cristallin dans la chambre antérieure, où il refoule l'iris dont la forme est irrégulière.

Les paupières sont fortement contracturées et la lumière est intolérable. Des douleurs atroces s'irradient le long des branches de la cinquième paire et s'accompagnent de larmes abondantes.

J'avoue n'avoir pas songé un instant à rechercher le corps du délit, qui ne pouvait être que profondément placé, puisqu'il y avait eu issue de l'humeur vitrée et luxation du cristallin. L'inflammation réclame tous mes soins, et je les donne comme d'habitude :

Dix sangsues à la tempe, 1 gr de calomel à doses fractionnées, collyre à l'atropine et feutre.

Les phénomènes suppuratifs, qui me semblent imminents, sont conjurés; mais la cornée s'est complètement opacifiée, en prenant un aspect gris jaunâtre, et il n'est plus possible aux rayons lumineux de la traverser.

L'œil devient légèrement conique, se déprime du côté de la plaie cornéenne par la rétraction inodulaire, et il se prépare peut-être à la transformation fibreuse.

Le malade reçoit un congé de convalescence, au bout de cinquante jours de traitement, ne ressentant plus rien et n'ayant jamais rien accusé du côté de l'œil sain.

3e CAS. — B..., dont il a été question aux fractures de cuisse, a reçu un petit éclat de pierre dans l'œil gauche, en tirant le canon pour la fête du 14 juillet, à Bouguirat.

Il a gardé deux jours la maison, attendant la guérison du sucre en poudre qu'on lui a conseillé d'employer.

Aussitôt après l'accident, il y a eu perte de sang, abolition complète de la vue, et depuis les douleurs n'ont fait que s'accroitre, au point d'être insupportables.

Lorsque nous le voyons, il est facile de constater une plaie circulaire, avec fongus noirs, à la partie interne de la sclérotique, près du bord de la cornée, qui n'est nullement atteinte.

Il y a de l'ecchymose sous-conjonctivale et un épanchement de sang qui remplit la chambre antérieure, d'aspect noir, sillonnée en avant par une traînée rouge horizontale, qui tire son origine de la blessure.

Il n'est possible de rien voir avec l'ophthalmoscope ; l'iris présente une déchirure, forme de coloboma, à sa partie interne.

Traitement habituel.

Les douleurs s'apaisent et l'inflammation n'accuse pas d'acuité. Du 18 au 21, l'atropine seule est continuée avec le feutre.

A ce moment, le malade se précipite par une fenêtre et se brise le fémur. Avec la nouvelle lésion, il se produit un véritable déplacement morbide. Il n'y a plus de douleurs, ni d'accidents inflammatoires du côté de l'œil. A la place de l'épanchement, on voit survenir une large bande blanche exsudative, qui part du point lésé pour couvrir tout le champ pupillaire, s'entourant d'un cercle vasculaire et de saillies en feston, à la partie externe.

Le patient nous quitte, le 29 octobre, dans l'état suivant :

L'œil a perdu sa forme bombée pour devenir

légèrement conique; un cercle périkératique, d'un rouge vineux, empêche de bien délimiter la cornée qui est diminuée d'étendue et trouble.

La sclérotique est de couleur cireuse et fortement déprimée au siège de la blessure, où l'on remarque un véritable bouquet de vaisseaux.

L'iris apparaît sombre, velouté; le champ pupillaire est comblé par un corps blanc et épais, qui naît du côté de la plaie scléroticale et s'enfonce dans les parties profondes.

La vue est complètement éteinte, et j'ai cru ne devoir rien tenter par l'iridectomie, en présence d'altérations profondes qui semblent incompatibles avec le retour de la vision.

Il n'existe aucune douleur, quoique le corps étranger reste dans les parties.

La fracture est consolidée depuis longtemps, et la marche a lieu presque sans claudication. (V. observations n° 12, fractures).

4e CAS. — M..., indigène, porte, depuis plus de 2 mois, un fragment d'épi d'orge, couché horizontalement et enclavé entre les lames de la cornée, en face du segment inférieur de l'iris qu'il dissimule. Aucune tentative d'extraction n'a été faite par le premier médecin qu'il a vu.

Depuis l'accident, l'œil est douloureux, larmoyant, très-sensible à la lumière.

Au moment où je l'examine, il semble plus volumineux et plus saillant que celui du côté opposé; la paupière est variqueuse, pendante, inerte. La conjonctive, fortement injectée, empiète sur le cercle périphérique de la cornée, qui est trouble et blanchâtre, à l'entour du corps étranger, dont on constate facilement la présence, soit à travers la lame cornéenne qui le couvre, soit au moyen de l'orifice fistuleux qui représente l'ouverture d'entrée. L'iris est libre et indemne.

Après avoir repoussé et fixé l'œil en dedans, au moyen de mon pouce, j'agrandis légèrement le pertuis, afin de pouvoir pénétrer avec des pinces fines, qui amènent sans difficulté le corps du délit. Il est brunâtre, résistant, d'une longueur d'un centimètre et de 0m003 de largeur. Les paupières sont barbouillées avec la pommade à la glycérine, au camphre et à l'opium, et maintenues dans l'occlusion, sous un morceau de feutre, enduit de la même pommade. Je n'enlève le pansement que le troisième jour, au moment où le malade me force à signer son exeat, et je constate avec plaisir une détente remarquable de tous côtés.

La conjonctive est bien moins rouge, la cornée s'éclaircit, laissant apparaître d'une manière plus distincte l'exsudat blanc qui s'était organisé dans sa profondeur. La plaie d'extraction est presque cicatrisée; il y a moins de larmes et de sensibilité à la lumière. La douleur avait complètement disparu, aussitôt l'extraction faite.

*
* *

J'ai eu rarement à traiter les affections de l'appareil lacrymal; mais il ne résulte pas moins des deux cas qui suivent, qu'ici encore l'efficacité du pansement est indéniable.

1er CAS. — A..., 28 ans, lymphatique, est atteinte d'un ancien trichiasis et de tumeur lacrymale, depuis bientôt un an. On continue encore l'épilation des cils au moment où je vois la malade, mais on n'arrive plus à vider le sac par la pression. La tumeur est grosse comme une noisette, dure, légèrement rouge et presque incompressible.

Je ne vois autre chose à faire qu'à l'envelopper dans un moule de feutre enduit, cupuliforme, à base épaisse, de manière à lui faire supporter une bonne pression par le bandage qui sert à le fixer. En l'enlevant, le cinquième jour, je trouve la tumeur presque entièrement affaissée, et il n'en existait plus trace à mon deuxième pansement, six jours après. Il ne me restait plus alors qu'à opérer le trichiasis par la suture sèche. La malade a été traitée, il y a quatre ans, et depuis elle n'a cessé d'exercer son métier de couturière qu'elle avait dû abandonner.

2e CAS. — M..., petite fille de 9 ans, lymphatique. Au moment où on me l'amène, la fistule lacrymale est constituée, depuis plus d'un an ; le trajet fistuleux donne du pus et des larmes, et s'entoure de tissus durs, violacés.

Je ne fais ni injections, ni dilatation; dans la persuasion que je n'ai affaire qu'à une obstruction phlegmasique, je me borne à des applications locales de glycérine et de camphre, et au feutre enduit.

Il ne se présente plus de trajet à la fin du mois ; mais les larmes coulent directement de l'œil sur la joue qu'elles irritent, et je me reproche ma confiance.

Je fais à ce moment barbouiller les paupières et la fosse nasale, qui reste sèche, avec la pommade dont j'ai donné la formule, additionnée d'une petite quantité de précipité rouge, ce qui semble diminuer l'épiphora.

Il ne persiste pas moins, pendant trois autres mois, en s'affaiblissant, il est vrai, de jour en jour.

Avant de publier l'observation, j'ai voulu avoir

de nouveaux renseignements. Voici ceux qui me sont apportés par M. le médecin aide-major Colson, qui a été chargé de trouver et de visiter la petite malade : Actuellement (un peu plus de onze mois après la sortie de l'hôpital), on ne trouve plus qu'une petite cicatrice, à peine visible, et il ne s'écoule aucune larme au dehors.

J'ai eu également à traiter deux malades pour xérophthalmie, remontant à quelques années. Dans les deux cas, l'affection avait suivi le retranchement du lambeau cutané, où l'on avait dû comprendre la glande, pendant l'opération du trichiasis.

La médication ne pouvait rien dans le cas, bien entendu.

CHAPITRE VIII

LÉSIONS VARIÉES

Il m'eût été bien facile de constituer d'autres classes avec les lésions que j'ai traitées d'une manière efficace par le pansement; mais il m'aurait fallu, chaque fois, expliquer son mode d'action et relater le fait, ce qui aurait donné à ce travail une étendue tout autre que celle qui lui a été assignée.

Je ne dois pas moins les signaler; et je citerai parmi elles les brûlures, les chancres, les plaies ulcéreuses, les ulcères des diverses espèces, l'anthrax, le furoncle, l'adénite, l'orchite, la mastite et le plus grand nombre des maladies de la peau.

Un cas de hernie étranglée présente trop d'intérêt pour que je le passe sous silence.

OBSERVATION.—H..., tailleur de pierre, est atteint, depuis douze ans, de hernie inguinale, à droite, qu'il contient avec un bandage.

L'intestin est sorti depuis trente heures; quoique l'on ait fait pour le faire rentrer, il reste au dehors, ce qui oblige le patient, dont le village est éloigné, à se faire conduire à l'hôpital.

Lorsque je le vois, à 9 heures du soir, je constate l'état suivant : tumeur scrotale, dure, chaude et douloureuse; ventre ballonné, pouls fréquent et dur, traits anxieux et tirés, vomissements fécaloïdes et constipation.

J'essaie le taxis avec douceur, mais j'échoue, et je renvoie au lendemain la kélotomie, après avoir placé le pansement sur la tumeur.

A ma visite, je ne constate presque pas d'amélioration, et j'annonce au malade qu'il va être opéré. Il s'effraie, son père étant mort d'une hernie opérée. J'insiste, en lui montrant la gravité de la situation, et il finit par consentir, mais en demandant quelques heures de répit.

L'opération est renvoyée à la contre-visite.

MM. les aides-majors Kleinpeter et Chenu sont chargés de préparer l'appareil et de m'assister comme aides. En attendant, je prescris un lavement de tabac, un grand bain et la continuation du pansement.

En revoyant le malade, à trois heures, je constate un calme très-prononcé, et je pense, d'accord en cela avec mes aides, qu'on doit encore attendre avant d'opérer.

Le mieux se continue sous l'influence des bains, des lavements, du pansement et de la compression que j'exerce par la bande d'Esmarch.

M. l'aide-major Chenu parvient à former un spica compressif qui coiffe bien la tumeur, en la soumettant à une pression généralisée.

L'état général devient bon; l'alimentation est possible, car il y a des selles; mais la hernie ne rentre point, quoiqu'elle diminue progressivement de volume et quoique sollicitée par un taxis léger, à chaque pansement.

Enfin, au trente-deuxième jour, on ne la retrouve plus au moment où on retire le spica, et c'est, je crois, la première fois qu'on constate une réduction spontanée, après un temps aussi long.

Je me suis servi, plus d'une fois, du pansement en médecine, soit seul ou associé au chloroforme et à l'opium, et je pourrais mentionner les résultats heureux que j'en ai obtenu dans la sténose gastro-intestinale ou laryngée, dans la métro-péritonite, dans les rétentions vésicales et utérines, dans les œdèmes et les engorgements ; mais je sortirais du terrain de la chirurgie, et je dois y rester.

CHAPITRE IX

AVANTAGES DU PANSEMENT

Les avantages du pansement me paraissent incontestables, surtout pour le champ de bataille, qui doit être un des principaux objectifs du chirurgien militaire.

Je vais résumer rapidement ceux du feutre enduit seul, pour montrer combien il est utile, je dirai même précieux, pour les circonstances de la guerre :

1° Il peut être préparé à l'avance, conservé et transporté par toutes sortes de moyens. Si les lieux sont inaccessibles aux mulets, qui le recevront comme ballot, on y suppléera par les sacs d'ambulance, par la musette et par la poche même du soldat.

Il appartiendra à l'industrie, lorsque la consommation sera importante, de trouver un moyen de préparation plus expéditif que celui qui a été mentionné; elle n'aura qu'à choisir parmi ceux qui existent, puisqu'il ne s'agit, en définitive, que de presser la ouate trempée, de la feutrer, de l'étendre en lames et de la couvrir d'un liquide et d'une poudre ;

2° Il n'est point encombrant, puisque, sous un petit volume, il peut satisfaire à de nombreux besoins et constituer seul un pansement plus ou moins provisoire, les applications immédiates de glycérine et de camphre, et les enveloppements par la ouate sèche n'étant pas de toute nécessité ;

3° Il donnera à l'instant un pansement complet, grâce à quelques simples coups de ciseaux, et il ne demandera, pour son application et son assujettissement, que des mains ordinaires, si celles du chirurgien font défaut, et des simples rubans de fil;

4° Il économise le temps et les soins; il est, en effet, inaltérable, conserve les plaies saines et peut rester longtemps en place, sans qu'il y ait d'altération. Nul autre pansement ne saurait mieux convenir pour les évacuations;

5° Il se prépare avec une grande facilité, et je crois sa préparation possible presque partout, puisqu'on trouve communément les substances qui entrent dans sa composition;

6° Il est enfin d'un prix minime, puisque le carré de feutre enduit, de 0m25 de côté, dont nous avons parlé au moment de la préparation de la ouate feutrée, ne revient qu'à 0f109, à peu près onze centimes.

(Ouate, 18 gr 50, 0f083 — glycérine, 34 gr, 0f008 — camphre, 4 gr, 0f018).

Pour les pansements complets, le prix de revient est sans doute plus élevé; mais il s'atténue, en somme, parce qu'on les renouvelle rarement, et que la ouate sèche peut servir plusieurs fois, si elle n'est pas trop souillée et si la plaie est exempte d'altérations.

Elle (la ouate) est presque toujours employée à différentes reprises dans mon service, et il en est souvent de même du feutre.

Je n'ai pas besoin, je pense, d'insister sur les avantages curatifs du pansement; les faits que j'observe, depuis plus de huit ans, les montrent suffisamment.

L'expérimentation date de loin, on le voit; j'en ai, en effet, parlé dès le début, dans mon rapport d'inspection générale de 1874-1875. J'y suis revenu, en 1875-1876, lui donnant, au titre *Travaux d'instruction,* une place étendue, entièrement consacrée à l'action de l'air, aux propriétés germicides de la glycérine et du camphre, et aux faits qui les concernent.

Un extrait de ce travail était adressé à cette époque à notre vénéré président, et à M. le médecin en chef du Val-de-Grâce, que je savais partisan des idées panspermistes, et qui se trouvait mieux que personne, en état d'expérimenter le pansement.

Depuis, il attire l'attention de MM. les médecins-inspecteurs qui se succèdent aux inspections de la province d'Oran : Guerry, Brault, Gerrier, Quesnoy et Champenois, qui s'enquièrent tous de sa préparation et observent avec soin les résultats.

Je ne rappelle leurs encouragements que pour leur adresser publiquement ici mes expressions de gratitude.

L'accueil de Guerry fut chaleureux, et il m'était d'autant plus précieux que j'étais dans la période des tâtonnements. Avec Gerrier, j'avais cru à sa vulgarisation ; mais, malheureusement, ce maître éminent n'avait que quelques mois à vivre. Je dois enfin à Champenois d'avoir entrepris et mené à fin ce travail, auquel j'étais loin de songer.

Nul plus que Lucas Championnière ne s'est attaché à introduire en France la chirurgie antiseptique, et je tiens à le remercier de l'accueil qu'il a bien voulu faire à mon pansement dans son journal, en 1878.

Le succès dans toutes les situations ne peut être qu'un rêve, et je m'en défends.

Je l'ai poursuivi lorsqu'il était possible, me tenant, je crois, dans la bonne voie, puisque ma méthode arrive au même but que celles de Lister et de Guérin; et si la masse des faits que je produis mérite toute attention, il ne m'est pas moins commandé de garder une certaine réserve, sachant qu'on peut avoir mieux.

D'autres seront probablement plus heureux, car ils doivent être à l'œuvre.

Les errements anciens ne peuvent plus, en effet, convenir aujourd'hui, puisque la guerre semble ne devoir se faire, à l'avenir, qu'avec d'immenses masses et de terribles agents de destruction qui sont appelés à les décimer.

Ceux qui ont assisté à nos batailles ordinaires savent à quels nombreux besoins on doit parer, après le combat, et ils peuvent se faire facilement une idée de ceux qui vont se produire avec les organisations nouvelles.

Quelle que soit la bonne volonté de tous, il y aura de véritables obstacles à surmonter pour réunir sur les lieux les substances nécessaires aux pansements, pour les préparer et les appliquer. On devra compter avec les difficultés des approvisionnements et des transports, et, sans mettre en doute l'activité du chirurgien, il faut bien admettre qu'elle a une limite.

Toutes ces difficultés disparaissent ou s'amoindrissent avec le feutre. Pour les grands combats, chaque homme devrait emporter dans sa poche un carré de feutre, avec un ruban de fil et une poudre hémostatique. Se trouvant assuré de secours immédiats, il irait, je crois, avec plus d'entrain au feu. et on faciliterait ainsi la tâche du chirurgien par les pansements qu'il aura partout sous la main, et qui pourront être appliqués, au besoin, par les soldats eux-mêmes dans les blessures légères.

Ces premiers soins permettront d'attendre, sans nul inconvénient, un pansement complet ou une opération, si elle est indiquée.

Le feutre ne doit plus, au reste, quitter la blessure ; on sait comment il la protège et comment il est susceptible de la conduire à la guérison.

Le feutre me semble répondre aux nécessités nouvelles, et je crois d'autant plus à son adoption qu'il a fait ses preuves.

Je les ai fournies, et je m'appuie sur ce témoignage incontestable pour affirmer son utilité, car les faits sont ce qu'ils sont.

Ma méthode de pansement est sans doute née de la théorie; mais elle est aujourd'hui consacrée par l'expérience qui en est le critérium.

Je pourrais apporter, en faveur de l'accueil qui lui est fait ici, toutes sortes de témoignages décisifs; mais ils ne me semblent pas nécessaires : le feutre s'imposera, une fois connu, malgré son extrême simplicité et le nom vulgaire des substances qui le composent.

FIN DE LA PREMIÈRE PARTIE

UNE

TRAVERSÉE

PAR TERRE

DE L'ATLANTIQUE AU PACIFIQUE

DEUXIÈME PARTIE

UNE TRAVERSÉE PAR TERRE

DE L'ATLANTIQUE AU PACIFIQUE

Je n'ajoute que peu de choses à ces vieilles pages de mon portefeuille mexicain, écrites sur les lieux mêmes, sans but précis. Elles me sont tombées sous la main, pendant mes recherches, comme pour demander la lumière, et je ne pouvais leur faire mauvais accueil. J'y trouve, en effet, tout un passé de liberté pour l'esprit, au moment même où il en a le plus grand besoin, après avoir été tenu à la chaîne de l'organisme sain et malade.

Là il est libre de tous ses mouvements, butinant à sa guise, et s'il jette par-ci, par-là, ses regards sur l'organisation animale, ce n'est qu'attiré par des curiosités curatives, étiologiques ou morbides.

Et ces moments de liberté ont d'autant plus de prix, que le vol est capricieux, sans route obligée, sans sillage appréciable et, par conséquent, presque à l'abri de la critique.

Avec la science, il en est le prisonnier; elle a ses lois et ses formules dont on ne peut s'éloigner; les lisières sont plus que solides, et on se heurte à l'orage toutes les fois qu'on veut s'en dégager.

Le travail fait est minutieusement anatomisé; les témérités sont réprimées, les écarts sont fatals; on ne saurait admettre qu'il y ait du nouveau.

Mon étiologie embrasse d'immenses sujets qui sont à peine effleurés. Je n'ai pas évidemment signalé tous les écueils de l'Océan aérien, où nous naviguons avec notre frêle esquif, et je ne fais aucune difficulté de reconnaître l'insuffisance de l'examen que j'ai fait de sa charpente et de ses avaries : la matière est trop vaste.

Dans ma relation des accidents, les lacunes sont volontaires; je ne les ai, en effet, enregistrées que pour montrer l'efficacité des moyens de sauvetage dont je me suis servi.

Le coton, la glycérine et le camphre ne sont pas, sans doute, des nouveau-nés; le feu est d'âge plus que respectable; mais l'acide phénique, et surtout l'alcool, ne sont pas jeunes non plus, et je ne pense point que ceux qui les ont ramassés pour s'en servir aient la prétention de les avoir inventés.

L'édifice thérapeutique est comme tous les autres; il ne s'élève point avec les matériaux que l'on fait, mais avec ceux que l'on trouve : l'essentiel est de savoir les choisir et les mettre en œuvre.

Les travailleurs ne manquent point, mais les recherches ne sont pas toutes heureuses : les uns tombent sur de riches filons, ce sont les favorisés; les autres n'ont que de mauvaises gangues, et ils n'ont rien à attendre du travail fait quelles qu'aient été leurs peines.

Après les fatigues, les déceptions; il n'est pas autre le sort du pionnier qui défriche un sol ingrat.

Mes étapes dans les Andes, ne sont que les pas du voyageur qui passe sans but de recherches; de ce côté, sont donc inutiles les préoccupations.

LE MEXIQUE ET LES ALTITUDES, AU POINT DE VUE DE LA PHTHISIE PULMONAIRE

Lorsqu'on parcourt le Mexique, comme je l'ai fait, suivant une ligne diagonale, qui va de Véra-Cruz à Guaymas, il est possible de se faire une idée assez exacte de sa topographie et de sa population, ainsi que de ses richesses minérales, agricoles et industrielles. En le comparant à un immense tronc de cône, tout-à-fait irrégulier, ayant sa large base dans les Océans, et sa section fortement mouvementée dans un plan élevé de l'atmosphère, on est, sans doute, loin de sa forme exacte, mais on s'explique mieux ainsi les trois étages qui ont donné lieu à ses divisions.

Du niveau de la mer à la surface de section, les distances varient, mais elles sont en général de 1,700 à 2,700 mètres, et s'entrecoupent, à des moments donnés, de divisions naturelles qui s'accusent aussi bien par le climat que par la végétation et la faune. Les zônes qu'elles délimitent comprennent chacune, à peu près, mille mètres d'étendue en hauteur, et prennent les noms de terres chaudes, tempérées et froides.

A l'étage inférieur poussent les arbres les plus gros et les plantes les plus utiles; les fruits se chargent de sucs délicieux, et les fleurs de riches couleurs. Les espèces animales sont belles et fortes; le plumage des oiseaux est aussi beau que le périanthe de la fleur; mais c'est là aussi que se trouvent des reptiles venimeux et de dangereux insectes.

Il doit à sa haute température, qui est de 26° en

moyenne, le nom de *Tierra-Caliente*, ou des fougères arborescentes.

Dans la deuxième zone, on a encore une végétation luxuriante, quoiqu'elle croisse avec moins de rapidité et de désordre; elle a justement mérité, par la douceur de sa température, dont la moyenne est de 17°, le nom de *Tierra-Templada*, ou des chênes.

La troisième et dernière zone comprend les plateaux généralement arides, avec une température moyenne de 16°; le nom de *Tierra-Fria*, ou des pins ne se justifie sans doute que par le rayonnement qui est intense, et le mouvement qui entraîne aux vallées l'air des hautes montagnes. Aucune des autres régions n'offre plus d'intérêt, soit à cause de la population qui s'y est agglomérée aux dépens des deux autres zônes, soit à cause de certaines particularités de son atmosphère.

L'homme s'est implanté partout, dans des conditions plus ou moins favorables à son existence. Les terres chaudes sont, sans contredit, les plus malsaines; presque partout, l'air est infecté et corrompu par les détritus organiques qui s'y résolvent en miasmes abondants, sous l'influence de l'humidité et de la chaleur. L'organisme ne résiste qu'avec peine à ces poisons; parfois même il succombe avec une rapidité effrayante, comme dans le vomito-prieto. Les terres tempérées, si elles n'étaient dans la zône des nuages, jouiraient d'une salubrité parfaite; elle est toutefois excellente, comparativement aux deux autres.

Les défauts de l'air du plateau ne tiennent plus au sol, mais à la constitution même du fluide qui, étant appauvri en oxygène par suite de l'altitude, n'est plus assez stimulant, et devient par là une cause de misère physiologique générale.

*
* *

Un organe des plus importants profite seul de cet état constitutionnel, lorsque, partout ailleurs, il marche à sa ruine, une fois envahi par la tuberculose. Je m'arrêterai un moment à l'examen de la question, dans l'espoir de n'être pas inutile.

La nature n'a été vraiment qu'une mauvaise marâtre envers le poumon. Il n'est qu'une toile molle, criblée d'anfractuosités cupuliformes, ayant à peine la consistance suffisante pour soutenir la couche de sang qui la couvre, et résister aux flots de l'air qui lui arrivent sans cesse par les innombrables canaux sur lesquels elle se trouve jetée. Constamment plongé dans ces deux milieux, dont il a à accomplir les échanges gazeux, sans existence propre, sans indépendance et sans solidité, il en est entièrement le sujet.

On ne lui a pas mesuré l'espace, pour en obtenir le plus de travail possible, sauf à le restreindre; on l'a même protégé, sauf à opposer la protection comme barrière à ses soins. Il n'est pas jusqu'au sac, où il devait se mouvoir avec douceur, qui ne l'entrave et ne le bride.

Le nerf vague lui vient de bien loin; il est la chaîne qui l'attache au bulbe, à la tige thoraco-cervicale, au cœur et à l'estomac; et elle ne pourra se déranger nulle part sans lui faire sentir son influence.

Le plus souvent il s'impressionne des mauvais milieux du poumon lui-même, et il lui rend ses troubles en convulsions dyspnéiformes.

La chaîne se complète par les nerfs accessoires de l'inspiration, le spinal et les diaphragmatiques qui, eux aussi, l'ébranlent ou le paralysent.

Il est le seul du monde sympathique qui reçoive le mors de l'encéphale ; le cerveau le mène, comme s'il s'agissait d'un muscle, pour demander à l'air ses sons ou ses souffles.

Le repos, qui est si nécessaire aux états morbides, lui est absolument inconnu ; valide ou malade, il doit toujours son labeur, et il a même à supporter les effets de celui qui se produit ailleurs.

Si les canaux ne lui apportent la ration d'air et de sang voulue, et cela arrive souvent, puisqu'ils sont exposés à la phlogose, aux épaississements, aux exsudats, aux néoplasmes, à la sténose, à la paralysie et à la compression, il est alors obligé à des efforts qui le surmènent et l'épuisent.

Là, à la vérité, n'est qu'une minime partie des dangers qui l'attendent ; les plus redoutables viennent de l'état même de l'air et du sang, et il ne s'affecte jamais autant que par l'air froid. La nature a évidemment pris quelques précautions à ce sujet, puisqu'elle lui fait traverser des cavités anfractueuses et suivre de longs conduits avant d'arriver au viscère ; mais cela ne suffit point ; la chaleur ainsi acquise n'est pas en équilibre de température avec celle du corps, et c'est au poumon qu'échoit la tache de fournir immédiatement celle qui fait défaut, ce qui ne peut s'effectuer sans une activité plus grande de sa part. Et elle s'exagère d'autant plus que l'organe se trouve surchargé du sang lui venant de la peau, après en avoir été chassé par le froid. Si l'air froid est humide, il opposera ses vapeurs à celles que le poumon doit lui émettre, et il y aura là encore une cause de plus pour activer sa fonction.

L'air chaud est le meilleur des excitants, j'en ai parlé longuement ailleurs ; il doit donc accélérer le mouvement du poumon et l'exagérer même, par défaut d'exhalation, lorsqu'il se charge de vapeur d'eau, ce qui arrive généralement. Avec les vapeurs chaudes, il y a à craindre, d'autre part, les décompositions et, en dernier lieu, l'atonie du viscère.

La marée aérienne charrie partout les corps irritants, les corpuscules organiques, les microbes et les poussières qui vont s'échouer dans les alvéoles, de même que les épaves de la mer s'échouent sur sur la plage. Le flot qui les apporte les ramène rarement; le terrain est mou et facile à occuper. Le poumon ne les supporte pas sans préjudice, et c'est ainsi, pour ne parler que des poussières qui frappent le plus, que se crée la phthisie des mineurs, des remouleurs, des cardeurs, des minotiers, des tailleurs de pierre, etc.

La fonction du poumon s'exalte aussi bien par l'abondance que par la diminution de l'oxygène : d'un côté, il se produit une stimulation directe; de l'autre, il y a des besoins d'hématose à satisfaire, et ces circonstances sont malheureusement très-communes. L'air du littoral, des bas-fonds, des lieux humides, abonde en oxygène, pendant que celui des appartements, des cafés, des cabarets et des ateliers en manque.

L'organe respiratoire ne plonge pas moins dans l'air que dans le sang dont il a à subir fatalement l'action; et l'on sait que le fluide sanguin n'y a de fixité à aucun point de vue, car il varie comme abondance, comme composition et comme température.

Par suite de sa constitution et de l'état du foyer moteur, l'hydraulique du poumon est celle qui varie le plus.

Dans l'hypertrophie cardiaque, dans les lésions valvulaires et oriques, et dans l'asystolie, il s'encombre de sang, et il en est fréquemment ainsi dans les affections des viscères abdominaux qui gênent la circulation de la veine-porte et dans toutes celles qui font obstacle au courant de l'aorte. Il peut se créer ainsi des stases et des ruptures dont nous verrons plus loin les conséquences.

Les canaux sanguins de retour, qui s'y déversent par une grosse branche, ne lui arrivent qu'après avoir drainé tout l'organisme, où ils pompent toutes sortes de matières nuisibles dans les déchets de la dénutrition, dans les altérations des humeurs ou des tissus, et dans les apports de l'alimentation (principes azotés, sucre, éléments putrides, purulents et néoplasiques, microbes, alcool, sucs altérés, etc., etc.). Les tubes peuvent, au reste, s'engorger par ces transports ou par des modifications particulières de l'humeur ou de leur surface (embolies, thromboses, accumulations pigmentaires, etc.), et compromettre, immédiatement ou plus tard, les fonctions du poumon.

La fièvre est un excès d'oxydation et, par conséquent, d'activité pulmonaire; tout ce qui augmente la chaleur arrive au même résultat, et il en est ainsi avec le travail, les efforts, les aliments, etc... Il n'est pas un seul organe dont le poumon n'ait à souffrir : ou ils lui prennent sa place, ou ils le font travailler, ou ils le paralysent. Il est, en effet, constitué de telle sorte et enfermé de telle manière, qu'il ne peut leur échapper.

Avec les formes étriquées de la mode qui est aux fines tailles, les murs de sa prison se doublent, et c'en est fait de sa liberté et de celles de ses voisins. Et cependant, la liberté n'est pas moins nécessaire à la vie de nos organes qu'à celle de la société : d'un côté, comme de l'autre, sa perte se paie de la déchéance générale. J'en appelle aux méfaits du corset, véritable camisole de force, imposée aux appareils qu'il étouffe. Il n'y a pas, sans doute, de comparaison à établir entre le corset et le pantalon sans bretelles; mais il n'est pas moins certain que les expansions thoraciques et abdominales s'en trouvent gênées, que la corde se fixe sur le diaphragme ou au-dessous.

Les ganglions et l'aorte qui touchent le poumon, lui font sentir immédiatement le poids du volume qu'ils acquièrent. Le cœur est un voisin gênant, aussi bien par les irrégularités des flots dont il l'inonde ou qu'il ne peut en recevoir, que par la poche qui lui sert d'enveloppe, et qui est appelée à le refouler, en se gonflant de liquides et d'exsudats. Le sac pleural, qui devait être sa couche moelleuse, devient, au contraire, un vrai lit de supplice, lorsqu'il se couvre d'aspérités et d'attaches.

Le poumon doit encore se serrer devant la pluie qui y trouve un réservoir, qu'elle prenne son origine sur les lieux mêmes, ou qu'elle vienne de loin avec les crâses hydropigènes. Et elle n'est pas toujours du liquide pur; elle a ses dépôts et ses coagulums fibrineux, tout disposés à la corruption. S'il survit à l'inondation et au limon qu'elle dépose, les actes se perdent avec les formes qui passent au moignon charnu.

La barrière qui sépare le poumon de la cavité abdominale n'en a, à la vérité, que les apparences. Le diaphragme appartient d'abord aux agents de son mouvement; et, comme tel, il est mou et doit se mouvoir. Les causes de son déplacement siègent aussi bien en amont qu'en aval : j'ai nommé les premières en parlant des épanchements péricardiques et pleuraux. En bas, le muscle s'appuie sur le foie, la rate et l'appareil digestif, qui tous le soumettent à des pressions ascensionnelles.

Les processus hyperthrophiques des deux premiers viscères peuvent, sans doute, le refouler et le priver presque de motilité; mais ce n'est point de ce côté que se trouvent les causes les plus communes et les plus fréquentes de son ascension, car elles appartiennent au tube digestif, qui est constamment chargé d'aliments et de gaz.

Cet appareil a été, il est vrai, moins maltraité que le poumon; mais on ne lui a pas non plus ménagé le travail, et l'on peut dire, cette fois, que c'est l'homme lui-même qui s'est montré mauvais parâtre. Il faut, qu'à toute heure et à tout instant, il soit prêt pour les caprices et les orgies du maitre, qui ne s'inquiétera ni de sa validité, ni de sa résistance. On ne traite pas autrement un esclave; s'il plie sous la charge, on le fera travailler par les artifices, comme on fait marcher l'autre par le fouet. A ce régime, ses forces baissent, et il ne sera bientôt plus qu'un invalide, attestant ses infirmités par les gaz, qui veulent, eux aussi, leurs espaces aux dépens du poumon.

L'industriel se conduit autrement avec ses meules à farine; il en modère le mouvement, les nettoie, les rhabille et les remplace, même lorsqu'elles sont atteintes par l'usure; le remplacement n'est pas sans doute possible pour nos meules à nous; mais le reste se peut plus ou moins, et pourtant nul n'y songe.

On peut admettre, en principe, que la plupart de nos affections se lient à l'état du tube digestif. Qu'il soit malade ou qu'il fonctionne mal, on n'aura plus que des matériaux insuffisants ou de mauvaise qualité, et, comme ils ne sauraient en l'état suffire à l'entretien et à la réparation de nos tissus, il en résultera forcément des troubles biologiques et, consécutivement, l'état morbide. Je me suis imposé personnellemet, comme règle et devoir, de diriger chaque fois mes investigations du côté de cet appareil, et de ne jamais perdre de vue sa fonction dans n'importe quelle circonstance.

Il m'arrive bien souvent de le trouver encombré de gaz, jetant ainsi le trouble dans des organes éloignés, tels que le cerveau, le poumon ou le cœur ; et, en pareil cas, l'orage est bien vite dissipé par un bon purgatif qui les balaie avec le mucus, les ferments et les matières altérées dont ils sont la provenance.

Que la matrice se charge du fœtus, que la poche urinaire se distende outre mesure, que la cavité péritonéale s'emplisse de sécrétions ou s'encombrent de tumeurs, et le diaphragme sera encore obligé de remonter pour prendre la place du poumon.

J'ai à peu près montré les écueils qui entourent l'organe, en dehors de ceux qui lui appartiennent en propre. Son tissu, je l'ai déjà dit, ne saurait avoir de résistance, puisqu'il n'est qu'une suite de cavités cupuliformes, à parois molles et fragiles, où l'on ne trouve que de l'épithélium supporté par un feutrage de fibres élastiques doublées de vaisseaux, et du tissu conjonctif rare. L'appui est fourni par les bronches dont il est obligé de supporter les ébranlements et les altérations morbides, puisqu'elles y débouchent. Les convulsions respiratoires, dans l'asthme, dans la coqueluche et dans d'autres états spasmodiques, ne se comprennent que par les muscles bronchiques et par des troubles du pneumogastrique.

Les bronches ne pourraient garder longtemps l'inflammation sans la lui transmettre; elles ne se dilatent qu'à ses dépens, et ne peuvent se rétrécir ou se boucher, sans le frapper d'ectasie ou d'atélectasie.

L'afflux du sang, bridé d'ordinaire autre part par des plans fibreux, se trouve ici sans le moindre obstacle à son accumulation qui peut devenir énorme, et il est rare que le poumon la supporte.

La congestion bien établie peut se dissiper; d'habitude, elle engendre les exsudations séreuses (ce sont les plus rares) ou fibrineuses, et les proliférations cellulaires. Le viscère n'est plus alors qu'un tissu abreuvé de liquides, un bloc hépatique, un substratum de matière purulente ou caséeuse.

S'il est incontestable que ces états et ces produits se rattachent à un excès de sang dans le poumon, cela est, au contraire, douteux pour le néoplasme dont nous allons parler.

Dans la phthisie pneumonique, les tubercules n'arrivent, sans doute, qu'après que le viscère a passé par la congestion et par les phénomènes inflammatoires; mais dans la granulite aiguë et dans la phthisie granuleuse, la granulation survient d'emblée et les accidents congestifs et inflammatoires n'en sont que la suite.

Avec le microscope, nous sommes arrivés facilement à connaître la nature intime de la granulation et il nous est aussi facile de la suivre dans les périodes de sa croissance, jusqu'à sa maturité et à sa désagrégation. Mais là s'arrêtent nos connaissances: sa véritable genèse reste encore un problème pour nous. Il est pourtant de telles analogies entre l'évolution de la plante et celle du tubercule, qu'on peut se croire dans le vrai en les prêtant à une assimilation.

Quel que bon que soit un terrain, il ne produira évidemment aucune plante, s'il n'en a reçu le germe ; et il ne pourra non plus le faire vivre et le développer, si ses éléments ne lui sont pas favorables.

A l'instar du sol, le poumon a sa végétation qui meurt et se renouvelle par les noyaux embryoplastiques et de même que la graine forme la plante, de même le noyau embryoplastique forme le tissu pulmonaire, lorsque le sol est convenable.

Les terrains n'ont pas partout la même constitution : il en est qui sont naturellement inféconds, et l'art du cultivateur est obligé d'intervenir pour les faire produire. Cette sorte de terrain a son équivalent chez nous, dans le poumon de celui qui a des ascendants tuberculeux, et l'on n'arrivera à combattre son infécondité qu'en l'améliorant.

On sait, d'autre part, que la nature d'un terrain, quel qu'il soit, peut être changée à volonté, au moyen de substances étrangères.

Que l'on noie l'humus le plus productif dans le sable, et il ne donnera plus rien ou ne nourrira que de chétives plantes, qui n'auront pas une longue existence : la graine n'évolue point ou se développe caduque.

Mettons le poumon dans les mêmes conditions : car il est lui aussi sujet aux mauvais apports, et à l'invasion des mauvaises substances : et il nous sera facile de nous convaincre que sa constitution se changera au point que les noyaux embryoplastiques ne pourront plus s'y développer ou ne s'y présenteront qu'à l'état caduc. On peut donc penser que le tubercule n'est qu'un noyau embryoplastique, évoluant dans un mauvais terrain, où il ne trouve point les conditions voulues pour parcourir ses phases et d'arriver à sa destination.

J'ai dit que le terrain pulmonaire pouvait être nativement mauvais, mais il le devient encore plus par les conditions des milieux où il plonge.

L'air le refroidit ou le chauffe outre-mesure ; il lui apporte aussi ses gaz irritants, ses corpuscules, ses poussières, et malheureusement aussi, ses microbes qui, eux, le détruiront pour vivre. Le sang l'inonde trop ou le chauffe démesurément ; il lui amène aussi ses impuretés et ses lies ; parfois il le déchire et le corrompt par les altérations qu'il y subit.

Ce n'est pas tout : le poumon aura aussi à faire place à des voisins malmenés ; d'habitude, il se trouve refoulé en haut pour s'y serrer dans une véritable cuirasse : là est l'appui des bras, et il a fallu le constituer solide.

Dans les circonstances dont je viens de parler, le terrain pulmonaire se détériore forcément et la germination des noyaux s'enraye ou se fait mal. A la place du tissu qu'ils devaient fournir, on n'a plus que des corps étrangers, suscitant à leur entour la phlogose, les dégénérescences et la mortification qui doit les emporter lorsque les forces sont suffisantes ; avec l'ulcération consécutive on aura une vraie loque semée de trous.

Je n'aurais certainement fait qu'une digression platonique, oiseuse même, si je ne signalais que les écueils, sans chercher les moyens de préservation.

Au moment où nous recevions, dans les détachements de Rome, l'avis du prochain départ du régiment pour le Mexique, je donnais mes soins à un jeune sous-lieutenant pour une tuberculose pulmonaire nettement prononcée et en voie de progrès. J'aurais sans doute perdu mon temps à conseiller au malade de renoncer à la campagne ; l'officier français, et je le dis avec plaisir, ne connaît plus d'impossibilités lorsqu'il faut être au poste. Nous en avons enterré un à la Martinique, qui n'avait voulu rien entendre et que nous savions perdu au départ.

Il est des sentiments qu'il faut savoir respecter, coûte que coûte ; nous l'aurions peut-être enterré en France, si nous l'avions empêché de s'embarquer avec les autres.

La lecture de l'ouvrage, si remarquable à tous les points de vue, de Jourdanet, sur le Mexique, m'avait animé d'une telle confiance, que je ne perdais pas espoir pour mon jeune malade. A part quelques légères fatigues respiratoires, qui ne demandaient qu'un peu de repos, cet officier, à qui on avait permis le cheval, n'a pas cessé de bien se porter et de prendre part à toutes les affaires et aux courses de la campagne.

Il est rentré en France lieutenant et bien remis.

L'air du plateau mexicain n'a pas démenti, comme on le voit, la réputation qui lui a été faite et qu'il mérite à juste titre.

La phthisie y est extrêmement rare et ne se rencontre, comme le dit Jourdanet, que dans la population pauvre, vivant dans l'air humide des rez-de-chaussée, d'une nourriture lourde et échauffante consistant en porc pimenté ; ce qui vient encore à l'appui de ce que j'ai dit au sujet de l'action toute prépondérante de l'air et du sang.

Tous les observateurs sont unanimes à constater l'efficacité de l'air de l'Anahuac ; ils lui accordent d'empêcher l'évolution de la phthisie héréditaire et d'agir de la manière la plus heureuse sur les tubercules confirmés, à n'importe quelle période de leur état ; on cite même des cas nombreux de guérison.

Ces faits doivent avoir leur raison, et elle apparait dans l'altitude, la latitude et l'aridité de la grande plaine, ce qui affirmerait l'efficacité de l'air raréfié, pur, doux et sec.

Et du moment qu'une telle atmosphère convient au poitrinaire, il est permis de penser que le poumon doit rester sain et se refaire même dans un pareil milieu, puisqu'il est rendu malade par l'état opposé.

La suractivité thoracique qu'on accorde à la diminution de l'oxygène, n'est à la vérité qu'apparente dans l'Anahuac, puisque les alvéoles conservent de plus larges espaces, soit que le sang se maintienne à la peau, soit que les lies aériennes manquent, soit enfin que la contraction des radicules bronchiques fasse défaut, n'étant sollicitée par aucun corps irritant. La question a été tranchée par la diminution des mouvements respiratoires qui ont été comptés, la montre à la main.

D'après ce qui vient d'être dit, il ne semble plus nécessaire de montrer quel est l'air qui convient aux phthisiques et de dire son importance dans la médication de la maladie.

Avec nos élévations, nous n'avons que de l'air faiblement raréfié, charriant la stimulation par sa température basse ; c'est tout au plus s'il peut convenir pour la période préparatoire et la forme torpide.

Le problème est-il insoluble dans nos latitudes ? Je ne le crois point ; il subsistera encore bien des desiderata, mais nous pouvons faire mieux.

Pour l'hiver, il faudra chercher des localités (et elles ne sont pas introuvables) à température douce et à l'abri des vents et de l'humidité. Quant aux élévations qui doivent servir pour l'été, elles abondent ; on devra toutefois choisir de préférence celles où viennent les pins. Il n'est pas moins essentiel de bien choisir la station que de l'habiter sans discontinuité jusqu'à ce que le poumon se consolide et se trouve en état de résister aux aggressions qu'il aura à subir en changeant de milieu.

On devra, autant que possible, avoir les zones d'hiver et d'été dans la même région, afin de bénéficier de l'accoutumance et d'éviter les fatigues de longs déplacements qui ne peuvent que nuire.

*
* *

Les malades qui ont fait choix d'Ajaccio ne sont qu'à six lieues de la vallée de Cruzini, où se trouvent les conditions les mieux assorties au traitement de la tuberculose. J'ai connu parmi eux d'éminents médecins, et je ne doute pas qu'ils lui accordent leur attention, lorsque j'aurai tracé sa topographie et montré les avantages des points les plus convenables.

La vallée de Cruzini est comprise entre deux grandes chaînes de montagnes qui commencent au col d'Oreccia, vers la partie centrale de l'ile, à l'est, pour se terminer à deux lieues de la mer, à l'ouest, à la naissance de Liamone. La rivière de Cruzini nait et finit dans le grand axe de l'ellipse qu'elles constituent, faisant, pour ainsi dire, brèche aux branchements qui s'y rendent, après avoir formé des vallons, des collines, de faibles plateaux et des mamelons.

Les villages du canton de Salice se suspendent aux flancs de la chaine du Nord et se séparent les uns des autres par des contre-forts qui partent de la crête; dans leur nombre, se trouve celui de Cargiana, l'avant-dernier à l'ouest et le plus étendu de tous, avec une bifurcation à la fin.

La plaine de *Teti*, avec ses cultures de terres chaudes, est circonscrite par les deux branches qui restent élevées jusqu'à la rivière, où se nourrissent des anguilles délicates et des truites tachetées de rouge, d'un goût exquis. Sur les coteaux, en partie incultes, croissent les maquis, composés de bruyères, d'arbousiers, de myrtes et de térébinthes, à côté du châtaignier et de l'olivier.

Je n'ai nulle part trouvé le calme aussi complet que dans cette excavation où l'on n'a ni les larges horizons ni les mouvements qui les parcourent. Les barrières s'accumulent contre le vent et le froid du nord et de l'est qui peuvent descendre de la grande chaîne et du col d'Oreccia ; ils sont immédiatement embarrassés par les contre-forts, et ils n'ont plus qu'un faible souffle lorsqu'ils arrivent sur les arêtes de l'excavation qui les empêchent de pénétrer.

Enfoncée comme elle l'est dans la zone des terres chaudes, à une petite distance de la mer, dont elle ne dépasse que de peu le niveau, n'ayant rien à craindre du remuement des flots de l'air, la petite plaine se baigne dans une atmosphère chaude et en garde la chaleur. L'humidité est inconnue dans toute la vallée: les versants, fortement inclinés, se terminent dans le lit même de la rivière, sans avoir barré nulle part ni perdu leurs faibles cours d'eau.

On ne peut avoir comme poussières que les insignifiantes parcelles de l'agriculture : l'atmosphère est aussi vierge des miettes de l'industrie, qui laisse la matière tranquille, qu'indemne des sables du fleuve, dont le fond est du galet.

Quoique sur le même versant, la plaine de Teti et le Tritorre, où doit se faire le stationnement d'été, ne paraissent pas appartenir à la même région, tellement l'espace qui les sépare est entrecoupé de contreforts et de collines. D'un endroit à l'autre, la distance n'est que de quatre lieues: mais en raison de la pente, qui est considérable, l'altitude varie de 100 à 1500 mètres. Il suffira donc de quelques enjambées pour occuper le point voulu, suivant la saison, bénéficiant de l'accoutumance, puisqu'on reste dans la même zone, et profitant des villages qui sont à mi-côte pour les époques intermédiaires à l'hiver et à l'été.

Le Monte-Tritorre est un soulèvement massif des terrains d'épanchement sur la crête même de la chaine nord, dans un des points les plus élevés de la partie centrale. L'immense cône poussé par la marée souterraine n'a pu se maintenir uni; ses divisions en quatre feuillets s'inclinent à l'est et à l'ouest, dans le sens de la chaîne génératrice. Des détails secondaires troublent à peine la symétrie générale, soit que les pentes à l'ouest s'inclinent davantage et s'entrecoupent d'une section transversale, soit que la séparation soit plus prononcée entre les deux branches du sud, soit que les cimes varient de hauteur, soit enfin que les faces nord et sud soient diversement découpées, et que, pendant que d'un côté on constate un semblant de cinquième branche, de l'autre on trouve des entassements de blocs, qui gagnent l'intersection.

La base d'implantation, d'un circuit de deux kilomètres à peu près, se perd dans un massif de pins et se distancie des sommets de plus de 200 mètres en moyenne.

On visite facilement le Tritorre par les trois

calanche (*) qui en séparent les branches, dont elles présentent l'inclinaison.

La première calanca est très-large et praticable dans toute son étendue. On trouve partout des conifères, des graminées et des cryptogames ; le pin le plus grand mesure quatre mètres de circonférence et 35 mètres de hauteur. On ne saurait mieux examiner les deux branches qui l'enserrent qu'en s'installant sur la plate-forme de son sommet.

La branche du sud, la moins élevée et la plus séparée des quatre, semble avoir été négligée par ceux qui ont donné au mont le nom de « Monte-Tritorre » (trois tours). Cette exclusion ne se justifie pas ; car tout lui est commun avec les autres. Sur la scissure transversale apparaissent de gros blocs détachés, des pins et des genévriers. Les faces sont bossuées, excavées ou entaillées avec des pins, des fougères et des graminées aux tiges délicates et agitées.

La deuxième branche est la plus large par sa base, et la seconde par son élévation : elle est aussi la plus chargée de pins : l'un d'eux apparaît tout chétif sur le point le plus élevé, payant ainsi de sa faiblesse la place éminente qu'il s'est faite. Aucun des blocs n'a été aussi travaillé et fouillé ; les auges, les berceaux et les larges conduits touchent aux fines cannelures et aux simples rayures.

Un têtard est dessiné sans branchies extérieures, à côté d'une niche et d'une chambre où il ne manque que la porte d'entrée : une large ouverture s'obstrue d'obscurité et se perd dans les profondeurs de la masse. Les craquements de la pâte et les ressauts

(*) On donne, dans le pays, le nom de *calanca*, à la tranchée qui laboure plus ou moins profondément une roche.

sont partout utilisés par de maigres pins. Les lichinées ont pris possession de toute la surface, formant une tapisserie bigarrée par leurs frondes grises ou blanches, brunes ou noires. On n'arrive à la seconde calanca qu'en passant sur l'intersection de la deuxième branche : elle est étroite, pierreuse et peu praticable. Du point où on l'aborde, on a sous les yeux le dos du troisième bloc, supportant une sorte de château ombragé en avant et en arrière par des rideaux de pins, et soutenu à la base par un arc-boutant, à centre détaché, ouvrant une large trouée à la lumière. J'aurai à parler bientôt de la plate-forme qui le termine, vers laquelle convergent les nombreuses cannelures des flancs.

La troisième et dernière calanca est très-large au centre : mais les extrémités se rétrécissent, présentant en bas de nombreux pins, et en haut des accumulations de débris rocheux, qui en rendent le parcours difficile. Pour le touriste avide d'émotions, ces difficultés ne sauraient être un empêchement à l'ascension, d'autant plus, qu'arrivé au bout il se trouvera sur une plate-forme de 45 mètres de longueur sur 27 de largeur, formée en grande partie par l'extrémité de la calanca.

Le génévrier, avec ses branches terre-à-terre, n'occupe pas tout l'espace : il y a aussi des graminées, des cryptogames, des labiées, de la gentiane et quelques pieds de digitale.

La cime du quatrième bloc reste nue et s'entame çà et là de larges et superficielles excavations. Deux blocs verticaux, sous forme de lames épaisses et écailleuses, avec une perforation centrale, se font suite vers la partie moyenne de la face nord, et masquent le précipice dont on n'approche pas sans effroi.

Le sommet du troisième bloc dépasse la plate-forme d'une trentaine de mètres : les flancs sont escarpés ; et, sans une cannelure en sautoir, de la largeur du pied, l'accès en serait impossible. L'ascension reste quand même dangereuse ; mais on peut l'exécuter avec le guide qui m'accompagne et en qui on peut avoir toute confiance.

Lovigione est berger dès son enfance, et depuis 45 ans, passe cinq mois de l'année dans ces montagnes, de juin à novembre. Malgré ses soixante-quatre ans, il conserve toute sa vigueur ; et ses mains de fer ne lâchent plus le voyageur dont il s'est chargé. Le temps a sans doute blanchi en grande partie sa longue barbe rousse et un peu plissé le front, mais la figure garde sa fraîcheur et le corps sa rectitude. Il n'a jamais été malade et je ne crois pas qu'aucun poumon fonctionne avec autant d'ampleur et de facilité, puisqu'il ne donne que douze inspirations à la minute.

C'est le type de l'ancien Corse dont il a conservé le costume et les mœurs. Lovigione est resté aussi fidèle au bonnet phrygien, au drap corse et à la *carchera*, qu'aux vieilles traditions de probité, de sobriété et de bravoure. Sa foi et ses sentiments hospitaliers vont jusqu'au mysticisme et au dévouement. Pour charmer les heures de la solitude, il a pris sa flûte aux bois de la montagne et l'a accordée avec leurs bruits. Comme la marche se fait la plupart du temps pieds-nus, il n'est pas de roche où il ne grimpe, et c'est vraiment pour lui un jeu d'escalader le conduit dont j'ai parlé. En un clin d'œil, il est sur la plate-forme du troisième bloc, le plus élevé de tous, saluant la Corse de ses *sguffuli*, et arpentant avec fierté la cime nue, parsemée d'auges, où la terre végétale que les siècles ont entassée par grains pour nourrir des genévriers, des fougères et des graminées.

L'horizon est sans limites avec un panorama admirable. Il n'est pas un coin qu'on ne fouille du regard, des vallées du Cruzini et du Sorro-insù ou de leurs soulèvements, que le temps a couverts de terre ou laissés nus, marquant ainsi la place des villages et le désert.

A quelques pas à l'ouest, on a la pointe du Ciarbello, non moins remarquable par son élévation (1750 mètres) que par ses calanche, immenses sillons en pleine roche, libres ou obstrués de fragments de roche. Elle se continue en s'abaissant par le large plateau de Lipio, dont les pentes se meurent à l'établissement thermal de Guagno-les-Bains, lequel s'ouvre chaque année à un grand nombre de malades.

Par leurs principes sulfureux et sodiques, les eaux de Guagno se sont acquis, depuis un temps immémorial, une réputation incontestée, non pas certainement dans la maladie qui m'occupe, bien qu'elles réussissent pour modifier heureusement la scrofulose, qui est son terrain de prédilection : leur clientèle ordinaire se compose de rhumatisants, de dartreux, d'arthritiques et de perclus, et là elles font merveille en appelant à la peau le vice humoral ou en rappelant la vitalité dans les parties malades (*).

Derrière le premier circuit viennent les crêtes, les pics et les flancs de nouvelles montagnes qui se succèdent dans la même direction. L'élévation n'est

---

(*) La Corse compte d'autres eaux thermales sulfureuses (Guitera, Pietrapola, Puzzichello, Caldanelle, Caldaniccia, Buderango, Tallano, etc.) ; et même des sources ferro-gazeuses (Orezza, Laporta, Alesani, etc.), d'un grand renom.

pas suffisante pour que l'œil pénètre dans les vallées après avoir parcouru les solitudes nues ou boisées, qui servent l'été pour les troupeaux ou les champs de culture avec leurs villages flanqués de massifs de châtaigniers.

En quittant le Tritorre, on ne peut s'empêcher de faire une visite à la mine d'argent de la *Silicella*, elle n'en est séparée que par le col où se trouve le sentier de communication des deux vallées.

Les blocs de la Silicella s'enfoncent dans la terre, ou se couchent à sa surface, en masses plus ou moins volumineuses : c'est l'endroit le plus fréquenté par la foudre, comme l'attestent les pins des environs qu'elle a abattus, fendus ou creusés. Il y a trois ans, elle s'est attaquée au granit, pour extraire de sa pâte de larges écailles d'un gris foncé, véritable plombagine. Le sol en a été jonché : malgré tout ce qui a été pris et emporté il m'a été encore possible d'en ramasser. Le feldspath et le quartz n'apparaissent pas seulement à la surface des brisures : on les voit aussi formant des bouquets sur les blocs intacts, ou les traversant dans une grande étendue, en ligne droite, sous forme de coins continus. J'ignore si la Silicella a été visitée par quelque minéralogiste ; si cela n'a pas été fait, il importe que les lieux soient explorés : il y a là peut-être de riches filons, qu'il faudra aller chercher avec la pioche et la mine (*).

(*) Je dois à l'obligeance de M. Dieulafait, professeur de minéralogie à la faculté des sciences de Marseille, de pouvoir donner des renseignements précis sur le minerai apporté de la Silicella :
« La gangue, dit-il, appartient au granit particulier si développé « dans toute la partie occidentale de l'île de Corse, granit dans « lequel se montrent de nombreuses plaques de feldspath et de « gros cristaux de quartz, irrégulièrement disposés. Les fragments

On ne sortira pas des mains de Lovigione sans avoir visité la source de la Paligiosa : il ne cesse de vanter ses vertus ; et il n'est pas loin de penser qu'elle a percé l'immense roc, d'où elle jaillit par une simple fissure. On peut lui donner satisfaction : la course n'est pas longue en partant de la Silicella ; mais les difficultés et les dangers du parcours se dressent partout, car il faut descendre des pentes raides pour atteindre la quatrième calanca du Ciarbello, au nord. Après les pins, les calanche avec leurs débris et leurs obstacles. Les pins n'ont guère à craindre la cognée sur leurs précipices : les grands vétérans n'ont plus que le parasol ; à terre s'entassent les branches mortes, les cuticules feuilletés, les fleurs rouges, les fruits écailleux, et les feuilles lisses qui chassent le pied. Les végétaux parasites y appendent leurs filaments, en chevelures grises ou brunes, ou les tapissent de leurs frondes grisâtres, tachetées de plaques brunes.

On ne traverse pas sans appréhension les calanche ; une pierre que l'on détache en marchant peut compromettre le système d'appui et entraîner un écroulement. Ce fait se produit même pendant

---

« examinés renferment des traces d'argent et de plomb. Il est « impossible, on le comprend, de savoir par l'étude de ces échan- « tillons, ramassés à la surface du sol, si le minerai augmente en « profondeur ; mais c'est dans tous les cas un fait bien intéressant « que celui qui se trouve signalé ici pour la première fois. »

Il est à souhaiter que la découverte faite par la foudre ne demeure pas inutile, et je reste avec l'espoir que le savant minéralogiste voudra bien compléter son examen par une visite du Tritorre. Nul doute que, après son exploration, la Silicella ne compte parmi les gisements métallifères déjà connus de la Corse, où l'on trouve du fer, du plomb, du cuivre, de l'argent, de l'antimoine, du manganèse et même du mercure.

les orages : la pluie, en emportant une base, amène une débâcle de pierres et des grondements répercutés qui imitent le bruit du tonnerre. Je crains à chaque instant de me voir entraîné ; cependant, à force de précautions et de temps, je finis par atteindre l'entaille, qui se continue horizontalement en étroit gradin, dans toute l'étendue de la roche à l'eau, dont la façade taillée à pic, n'a pas moins de 50 mètres de longueur sur 45 de hauteur. L'eau coule claire et abondante, à la partie moyenne, par une ouverture percée en pleine masse granitique, dans un encadrement de polypodes surmonté d'un if.

La canicule a déchaîné ses ardeurs ; malgré les filets de pluie qui coulent du front, la chaleur reste vive et il nous tarde réellement d'apaiser la soif ; lorsque nous n'avons plus rien à craindre de la température du liquide, nous l'ingurgitons à longs traits, et avec d'autant plus de plaisir qu'il est agréable au goût, et qu'on ne s'aperçoit de sa présence dans l'estomac que par la fraicheur qu'il lui apporte.

Lovigione a son opinion faite sur l'eau de la Paligiosa ; elle réveillerait l'appétit, ferait fondre les gros ventres, et chasserait la diarrhée ainsi que les vieilles fièvres. Ces assertions semblent avoir un fondement ; les eaux de ces montagnes doivent en effet produire un grand lavage en poussant aux évacuations alvines et rénales. Le nettoyage de l'intestin serait presque fait au bout de deux ou trois jours, puisqu'à ce moment les selles diminuent et changent d'aspect. Quant à la diurèse, elle persiste à être abondante, donnant lieu à des urines claires. Comme tous les nouveaux arrivants, j'ai fourni à ces éliminations et j'en ai trouvé un grand soulagement.

Ces eaux ont leurs réservoirs aux crêtes et elles ne s'y recueillent qu'après avoir traversé un sol granítique, fréquemment lavé par les orages, presque libres de matières organiques, et à peine munies des gaz et des minéraux qui doivent servir à leur digestion.

Comme elles n'emportent ni les matières organiques qui les corrompent, ni les substances minérales susceptibles de dégrader toutes les parois du nouveau réservoir, elles sont bues, pures et avec facilité par le sang. Et l'on comprend ainsi, qu'elles ne soient pas embarrassées dans leur passage, et qu'elles entraînent les crasses anciennes, sans en permettre de nouvelles.

Les malades qui vont au Tritorre en reviennent restaurés et refaits ; mais cette reconstitution ne peut être le fait seul des eaux, on y boit aussi du lait aromatisé ; et l'on n'ignore guère que c'est un de nos meilleurs reconstituants. Lovigione veut que le sang se régénère à ces deux sources, et pour preuve, il me montre ses joues fraîches et roses qui ne doivent rien à la viande.

L'*Aria fina* y est bien pour quelque chose aussi ; elle est également exempte de toute souillure organique ; et, sans accorder plus qu'elles ne méritent aux molécules résineuses, on ne peut cependant leur refuser une action bienfaisante, qui vient s'ajouter à la pureté, à la raréfaction et à la sécheresse de l'atmosphère.

Comme on le voit, tous ces milieux sont excellents pour les deux appareils qui les emploient ; et l'on peut penser qu'ils y puisent la solidité et la force qui doivent profiter à toute l'organisation.

L'atmosphère du Tritorre me rappelle exactement celle de l'Anahuac, et elle conviendrait même mieux aux phthisiques par ses exhalaisons résineuses, si le séjour pouvait y être prolongé toute l'année.

Mais les quartiers d'hiver sont assurés par la plaine de Teti, que j'ai fait connaître ; et en somme aux deux extrémités du versant, se trouvent toutes les conditions voulues comme constitution et douceur de l'air pour former une excellente station sanitaire. Le passage d'une station à l'autre pourra être entrecoupé par un séjour de quatre mois dans la zone intermédiaire des villages, à l'automne et au printemps. La période des froids ou de Teti ira ainsi du 15 novembre au 15 avril, et celle des chaleurs ou du Tritorre, du 15 juin au 15 septembre.

Je compte parmi les meilleurs mes jours du Tritorre, car ils sont une halte bienfaisante dans le mouvement précipité de la vie qui nous emporte. De même que le coursier qui halète sous la cuisse du cavalier se réconforte par un instant de repos, de même l'homme qu'entraîne le tourbillon humain est appelé à profiter du moment où il lui échappe. Ce n'est, il est vrai, qu'une courte provision de forces qui vont se dépenser avec rapidité.

Je ne devais pas achever mon séjour sans recevoir la visite de l'homme des maquis. Il était sans la moindre arme, et si je n'avais été avisé par un de ses compagnons, que le malade ne pouvait garder le lit ni recevoir les soins que je recommandais, je ne me serais guère douté que j'étais en présence d'un bandit. Les précautions prises à mon égard étaient bien inutiles ; je ne pouvais effectivement me troubler, puisque je ne devais rien à la *vendetta*.

Je manquerais à un sentiment de justice si je ne plaidais la cause du Tritorre, lorsque des altitudes étrangères sont préconisées et recommandées aux malades dans des conditions moins avantageuses. On n'a point, il est vrai, ici, leurs installations, mais elles n'ont été faites qu'en vue des malades, et rien n'empêche de penser que l'appât des bénéfices ne fasse le nécessaire pour ouvrir les routes, élever les établissements et créer le confortable.

La question n'est pas là ; elle est dans l'état de l'air et la main de l'homme n'y peut rien, pendant qu'elle reste maitresse de tout le reste. Tout doit lui être subordonné dans la tuberculose ; les plaisirs des voyages et les agréments de la vie ne peuvent plus compter pour le poitrinaire qui a la faculté d'émigrer ; ses jours appartiennent à la médication et il les lui doit d'autant plus qu'aucun d'eux ne s'écoule sans entamer sérieusement l'existence.

Il est vrai que ces sortes de malades se laissent prendre aux illusions ; le danger n'apparaît pas ou semble bien éloigné, et il n'en faut point davantage pour qu'ils s'endorment dans une vaine sécurité, sacrifiant ainsi leur salut au bien être. J'ai donc peu espoir de les amener à la station de Teti-Tritorre, où ils pourraient se refaire ; elle n'a ni les commodités, ni les courants organisés, ni les états de service qui doivent la recommander. Ceci ne saurait pourtant m'empêcher de faire un appel aux plus braves et aux plus soucieux de leur conservation ; il leur suffira d'un peu de volonté pour que les difficultés du voyage et de l'installation disparaissent ; outre le mérite d'avoir créé une nouvelle station, ils seront les premiers à en bénéficier.

Le chemin d'Ajaccio à Téti est d'ailleurs presque en entier carrossable, puisqu'il appartient à la grande route qui traverse la Cinarca, où se trouvent les plus beaux vignobles et les meilleurs crûs de la Corse.

Avec les ressources locales, on peut déjà satisfaire aux premiers besoins, en attendant le confortable qui ne saurait tarder à venir.

Quoique alpestre, le pays ne manque pas des produits nécessaires, et l'on peut être certain que les habitants qui sont travailleurs et hospitaliers tiendront à les augmenter et à faire tout le possible pour que l'hospitalité soit plus qu'un accueil bienveillant et sympathique.

Ce que je viens de dire au sujet du traitement de la phthisie par l'air, n'est évidemment qu'à l'adresse des fortes bourses ; quant au gros de la masse, loin de pouvoir choisir la station, il faut qu'elle continue à subir l'influence fâcheuse du milieu froid et humide, qui n'est pas étranger à l'éclosion de la maladie. Et le refuge qu'elle pouvait espérer de l'habitation n'est qu'illusoire, grâce à la spéculation qui lui cache le soleil lorsque le climat le livre.

Que d'erreurs enracinées dans l'esprit, dont on n'aura peut-être jamais raison !... Lorsque je recommande à mes poitrinaires de se préserver de l'air froid, ils me répondent invariablement qu'ils sont chaudement vêtus et qu'ils n'ont pas à le craindre ; ils plient en effet sous la charge dont ils me montrent le détail. C'est un empilement d'étoffes épaisses, se serrant à mesure qu'elles se succèdent et s'aidant parfois d'une ceinture. On n'arrive pas sans peine à la dernière flanelle ; elle est d'habitude crasseuse et intimement collée aux téguments dont elle paraît la doublure.

Il n'en faut pas tant pour entretenir le sang à la peau et pour gêner ses fonctions ; il en faut encore moins pour entraver les excursions thoraciques et contrarier ainsi celles du poumon.

J'ai beau leur répéter qu'avec des vêtements

amples on ne trouble aucune fonction et on conserve mieux la chaleur : l'habitude est trop ancienne pour que je puisse la déloger. Ces précautions sont, au reste, insuffisantes ; l'air froid agit aussi par son contact direct avec le viscère, et ce n'est point par les vêtements qu'on l'empêche.

Les écrans pour les orifices d'accès ne manquent guère, mais les uns ont disparu, car ils créaient des foyers d'air vicié, et les autres ne se maintiennent pas mieux, car ils sont abattus à mesure qu'ils se montrent.

Pendant que nous élevons des barrières pour protéger les plantes contre l'atmosphère, nous empêchons, par une contradiction inexpliquable, celles qui se forment naturellement pour la protection du poumon.

On ferait, à mon sens, chose raisonnable, en les conservant et en permettant même aux cheveux de flotter en toute liberté sur le cou, où ils sont naturellement entraînés, puisqu'il faut un véritable talent d'artiste, lorsqu'ils ne tombent pas sous les ciseaux, pour les ramener au point de départ et les y maintenir. Entre les mains de la coiffeuse, les fils épidermiques se tordent dans les formes les plus bizarres et, au lieu de la chute libre qui est si gracieuse, on a l'entortillement à outrance avec un air de prison.

Comme écran artificiel, je ne vois que la voilette d'acceptable ; elle semble même avoir été concédée à la femme pour la dédommager du rideau labial dont elle se trouve privée.

Je me garderais bien de proscrire la méthode d'endurcissement, laquelle est excellente ; je la complète même par l'hydrothérapie ; mais je ne l'accepte que comme mesure préventive ; plus tard elle ne peut que nuire.

Une fois malade, le poumon doit être soumis aux mêmes soins que les traumatismes ; et puisqu'il ne peut bénéficier de l'immobilité, il devra au moins se mouvoir lentement, dans un milieu chaud, pur et sec, à l'abri des agents d'irritation.

La médication directe par la glycérine de laquelle on doit tout attendre, aujourd'hui surtout que les belles recherches de Villemain et la découverte récente du *bacillus tuberculosus* semblent démontrer l'origine parasitaire de la tuberculose, s'annonce, je puis le dire, pleine de promesses.

Bien que les observations qui commencent à peine se limitent à certains phénomènes, il ne m'est pas moins permis de penser qu'ils expriment des modifications sérieuses de l'état local.

Les projections de glycérine s'effectuent deux fois par jour, au moyen d'un pulvérisateur à air, sous la direction d'un médecin, aussi instruit que consciencieux et modeste, M. le médecin-major Annequin.

On ne saurait, certainement, après quelques séances, prétendre à des résultats tout-à-fait remarquables ; les nôtres ne vont pas jusque-là, tout en marquant un progrès, du moment que l'oppression et la toux diminuent, que l'expectoration est moins purulente, plus facile et moins copieuse, et que l'état général est franchement meilleur.

En se reportant à ce que j'ai dit des propriétés de la glycérine, on s'expliquera les effets obtenus, et on aura droit d'en attendre de meilleurs dans la suite.

L'expérimentation se continue ; il y a là peut-être une voie à explorer et à parcourir, moyennant de la persévérance.

Je ne saurais en manquer; la question touche de trop près à celle des traumatismes, et l'on sait le rôle que j'attribue aux microbes et l'efficacité que j'accorde à la glycérine.

Les soins par le sang, ne sont pas moins nécessaires, puisqu'il est sa matière nutritive et un des facteurs de la stimulation du poumon ; mais au lieu de l'humeur féconde, qui ne devait recevoir que des principes fertilisants ou inoffensifs, nous avons le liquide des égouts dont nous fournissons les immondices.

Nous avons poussé si loin notre irréligion, que nous l'avons troublé jusque dans sa source, en dénaturant les substances qui le font. La terre n'a reçu que des plantes, des cours et des nappes d'eau pour la nourriture des animaux; il n'a pas été fait d'exception pour l'homme, et pourtant il en a jugé autrement : sa main s'est portée sur tout ; il a même choisi et pris son alimentation dans le règne animal, dont il ne devait avoir que le lait, sa première nourriture.

De la chair des animaux il a fait la sienne ; lorsqu'il n'est pas le plus fort, il est le plus adroit ; toute son existence se règle au reste sur ces deux qualités maîtresses, en vue des appétits qu'il a à satisfaire.

A part l'inhumanité de ces sacrifices sanglants, on ne peut qu'approuver un pareil choix : la viande serait même le meilleur des aliments, si elle n'était détériorée par le feu et les ingrédients culinaires.

Elle aurait dû être mangée crue ; ce n'était qu'une habitude à prendre, et elle ne paraît pas être difficile, puisque des peuplades sauvages ne la consomment pas autrement.

Par malheur, les goûts sont aux macérations par la chaleur et aux boues pimentées, et il n'est pas présumable qu'ils changent.

Pendant que la cavité buccale se tapisse de nerfs et s'asservit à leurs caprices de gustation, le sang n'en reçoit trace, et il est ainsi impuissant à manifester qu'il ne veut être troublé, ni dans sa température, ni dans sa pureté. Toute notre attention est pour l'officine culinaire, et elle n'est pas à court de moyens pour les sensations gustatives qui s'affadissent ou s'émoussent.

Pour le bouillon, qui est généralement considéré comme aliment indispensable, la coction est tellement prolongée qu'elle finit par compromettre les tissus et leurs sucs.

Il faut d'ailleurs avouer que, s'il n'engraisse pas le sang, il ne le vicie pas non plus, et qu'il n'est pas inutile à l'estomac, puisque, en le stimulant par sa température, il le met à même de digérer les viandes qu'il a durcies.

On ne conservera réellement à la viande toute sa puissance nutritive qu'en la consommant à l'état de rôti, à peine présenté au feu.

*
* *

De même que nous tirons du règne animal la plus grande partie de l'azote qui doit servir à nos tissus, de même nous demandons aux plantes les hydrocarbures qui sont nécessaires à la désassimilation.

Ces derniers s'accumulent dans les graines des graminées, et c'est pour cela qu'elles sont acceptées comme base de l'alimentation générale.

Ici encore nos manipulations vont reprendre pour détruire les formes : les pierres et l'eau les écrasent et les noient.

Il ne leur a servi à rien de revivre après l'enfouissement et de prendre des forces au soleil; elles passeront à l'état de masses épaisses, ne conservant rien de l'état naturel.

Autrement avisés, les Arabes les ont conservées, et ils ne pouvaient mieux faire pour avoir la plus utile des nourritures dans le *couscous*.

Je n'aurais certainement pas perdu ma peine en faisant connaître la préparation du *couscous*, si je pouvais ainsi en vulgariser l'emploi.

On doit employer la semoule de blé dur, et n'agir à la fois que sur deux ou trois poignées de farine, dans un grand plat à parois élevées. Pendant qu'avec la main droite on imprime des mouvements circulaires à la masse, celle de gauche, préalablement mouillée d'eau, fait pleuvoir des gouttes du liquide qui agglomèrent les menus fragments, leur donnant la forme granulée.

L'opération se poursuit ainsi sur de nouvelles quantités de semoule, après que l'on a débarrassé le plat des grains obtenus pour les soumettre à une nouvelle agitation sur un tamis, où ils se débarrassent de la farine restée libre, en s'arrondissant davantage.

En même temps que ces manipulations s'effectuent, on a sur le feu une marmite à col assez étroit, où l'on fait cuire de la viande avec des légumes, ou bouillir simplement de l'eau, afin d'avoir la vapeur nécessaire à la cuisson de la pâte.

On la met pour cela dans un panier en osier ou en alfa, de la forme d'un tronc de cône, afin qu'il s'adapte de la manière la plus intime à l'ouverture du pot.

Il faut en effet concentrer la vapeur dans le couscousier, et recouvrir pour cela toute la surface libre d'une serviette pliée en doubles.

Le couscous devant plonger en entier dans la vapeur chaude, on est obligé, pour que la masse soit accessible partout, de la percer quatre ou cinq fois dans son ensemble avec la lame d'un couteau ou le manche d'une cuiller, pendant la durée de la cuisson qui est d'une demi-heure.

Après ce laps de temps, on vide le panier dans le plat, où le couscous reçoit une aspersion de bouillon ou d'eau chaude.

On lui associe à ce moment des grains de raisin, si le couscous est au raisin, et on le reporte sur la marmite dans le couscousier, pour lui faire subir une nouvelle cuisson d'une vingtaine de minutes.

Il ne reste plus dès lors qu'à le manger : les uns l'arrosent de bouillon ou de marga, sorte de sauce avec du piment; les autres de lait; d'autres le couvrent de beurre qui ne tarde pas à se fondre.

Les pauvres ne le consomment d'habitude qu'à l'état naturel.

L'organisme consomme en moyenne dans les vingt-quatre heures, 20 grammes d'azote pour 310 grammes de carbonne; l'azote est peu répandu en dehors du règne animal, et l'on comprend que le choix de la semoule se justifie par sa richesse en fibrine végétale.

En saine logique, la semoule devrait être préférée aux autres farines et il n'en est rien cependant. Comme le prolétaire, notre voisin, elle se discrédite par son origine vulgaire et s'use par les services qu'elle rend. Toutes nos préférences sont pour les fécules exotiques, pour les mélanges, et pour les produits estampillés par la vogue.

Le tapioca, le salep, l'arrow-root sont venus à l'ombre dans les tubercules et les rhizomes du manioc, de l'orchis mascula et des maranta; le sagou a à peine senti le soleil dans la tige du palmier; mais ils ont pour patrie des contrées lointaines: les Indes orientales, l'archipel des Philippines, les îles Maldives et Moluques, Madagascar, le Nouveau-Monde, etc., et cela leur vaut un accueil empressé et coûteux, quoique ce soient des fécules sans gluten.

Quant aux mélanges qui ne sont, à vrai dire, qu'une association de farines et de fécules, l'imagination s'est donné libre carrière pour en produire de toutes sortes, afin de mieux fasciner. Il suffira de faire connaître la composition de quelques-uns d'entre eux pour montrer qu'ils ne se recommandent par aucune vertu particulière.

La revalenta arabica (Revalescière Dubarry) se compose de farines de lentilles, de pois, de maïs, d'avoine et d'orge; le racahout est un mélange de salep, de cacao torréfié, de fécules de riz et de pommes de terre, de glands doux d'Asie, de sucre et de vanille. Le Palamud ou potage des sultanes n'est aussi que du cacao torréfié, des fécules de riz et de pommes de terre et du santal rouge.

La fécule orientale comprend le salep, le sagou, les fécules de riz et de pommes de terre, la gelée de lichen, la gélatine, la vanille, etc.

La Zanakoul de l'Inde, la Palmyrine, l'Allataïne des harems, la fécule analeptique ne varient pas beaucoup des précédentes.

L'ervalenta Darwton, la farine mexicaine, la farine lactée de Neslé sont de la farine de lentilles, de maïs ou de blé, la dernière associée au lait; mais elles portent une étiquette qui leur sert de blason, et qui doit indiquer des qualités supérieures. La réclame n'a eu qu'à faire entendre sa voix pour embaucher les consommateurs : elle n'a au reste tendu un piège qu'aux bourses, puisque ses promesses ont été tenues.

Il ne me coûte rien d'avouer que j'ai été battu dans ma médication par un de ces mélanges, chez un vieillard asthmatique.

J'ai au reste reçu mon revers sans peine et j'en ai profité comme leçon; j'ai compris en effet qu'au lieu d'abuser de l'estomac pour médicamenter les appareils, il fallait au contraire le relever pour leur venir en aide.

Le tube digestif est vraiment le pivot de l'organisme, il est le travailleur qui fait vivre nos organes, et jamais il n'assurera mieux leur subsistance que lorsqu'on aura facilité ou favorisé sa besogne.

Mais nous ne venons à son secours sans modification immédiate de son tissu, ce qui peut nuire au viscère, et il est certainement préférable de s'en tenir au travail facile.

On ne saurait oublier que, si la plupart des médications réussissent en éveillant les fonctions de l'appareil digestif, elles ne l'en exposent pas moins à des états morbides qui sont leur fait exclusif.

La dissociation des aliments, qui est sa plus dure besogne, n'est plus qu'un travail insignifiant avec les bouillies claires où elle est toute faite.

La diète lactée n'a pas eu de peine à se faire accepter, et l'on peut dire qu'elle a conquis bravement son droit de cité en s'imposant par ses services. Il ne reste plus qu'à ajouter de la farine au lait pour gagner la cause des bouillies qui ne demandent, elles aussi, qu'à faire leurs preuves pour franchir la porte qu'on leur tient fermée.

Il est aussi injuste de les exclure que de sacrifier la farine aux fécules, du moment où elle a la chimie et l'expérience pour appuis.

D'éminents chimistes ont prouvé l'abondance des principes azotés de la farine de blé, et si l'on me permet d'insister sur ce qui m'est personnel, je dois à la vérité de signaler les services journaliers qu'elle me rend en dehors de ses similaires, qui se paient si cher.

Je reviens au couscous pour montrer, qu'avec l'état d'isolement et de faible agrégation de ses granules, on n'a pas à craindre que la pluie des sucs digestifs s'arrête à la surface.

La désagrégation moléculaire, déjà commencée par la vapeur chaude, se poursuit avec facilité et promptitude ; ce que l'on est à même de constater, puisque l'on peut recommencer une heure après, bien que les quantités ingérées aient été considérables.

Nul aliment, à mon avis, ne saurait mieux convenir pour les dyspeptiques, les poitrinaires, les anémiques, les valétudinaires, et même pour les enfants et les vieillards dont les dents sont incomplètes.

Je pourrais étayer mon opinion des faits de ma pratique; mais je les laisserai de côté pour n'apporter qu'un témoignage étranger venant du père même de la petite malade. Lorsqu'il la croyait absolument compromise par l'état du tube digestif, qui se refusait à tout travail utile, il constatait tout-à-coup une amélioration inespérée, qui se poursuivait et qui paraissait due au *couscous*, que l'enfant mangeait depuis quelques jours chez des arabes voisins.

Grâce à cette découverte et au nouveau régime qui fut continué à la maison, la santé générale ne cessa de reprendre, et le rétablissement finit par être complet.

Comme tous les appareils à sécrétion, les follicules de l'estomac et les glandes de l'intestin subissent un dépérissement fonctionnel par exagération de travail et ne donnent plus que de mauvais sucs. Les principes dissociants et les acides doivent se perdre forcément avec les masses épaisses, les tissus durs et les substances grasses qui se pénètrent difficilement et ne s'entament qu'avec peine. Et c'est ainsi que le mucus reste inerte, n'étant plus qu'un principe à ferments.

Pour que le travail digestif se fasse avec facilité et utilement, il faut que les aliments soient bien divisés, et que les agents catalytiques soient en quantité suffisante pour les imbiber et les amener à la dissolution.

Rien n'empêche une bonne mastication lorsque les dents se conservent, ni une fine division par le couteau. Si la pepsine et les peptones ne sont point à notre portée, en revanche l'acidité, qui est la condition absolue de la gastérase, est, pour ainsi dire, sous notre main; elle se trouve dans les condiments acides, et se supplée au besoin par quelques gouttes d'acide chlorhydrique ou d'acide lactique, en solution, au moment des repas.

Par la diminution du champ respiratoire, par le défaut d'hématose, et par les altérations du foyer pulmonaire, qui vicient le sang et lui font charrier la fièvre, la déchéance physique arrive non-seulement à grands pas chez les phthisiques, mais elle entraîne fatalement une consomption sans remède.

L'entretien des forces est donc une nécessité de

premier ordre, et elles ne se maintiendront qu'autant que le tube digestif sera l'objet des soins les plus entendus et les mieux suivis.

Il y aura à régler les repas et à les composer de substances riches en matières nutritives et de digestion facile, telles que les viandes saignantes, le couscous, les bouillies, le poisson, etc.

Le lait, associé à la glycérine et au sel, est à la fois un aliment et un remède.

En revenant à ma genèse de la tuberculose et aux analogies que j'ai pu établir entre le terrain de la plante et celui du tubercule, on verra que les indications qui en ressortent sont aujourd'hui la base du traitement de la maladie, puisque l'amendement et la chaleur, qui font fructifier le sol, ont leurs similaires dans l'alimentation et les excitants qui font évoluer les noyaux embryoplastiques.

Avec l'huile de foie de morue, on a à la fois l'aliment par les substances grasses et l'excitation par l'iode, le brome, le phosphore et le soufre; aussi se montre-t-elle d'une efficacité incontestable lorsqu'on la donne à doses élevées, en dehors des cas où elle est contre-indiquée.

A côté de l'huile de foie de morue se placent les préparations phosphatées ; le phosphate de chaux est le reconstituant hystogénique par excellence, et le prototype des aliments. Lorsqu'il fait défaut ou qu'il abandonne les matières albuminoïdes avec lesquelles il se combine intimement, la dénutrition organique est certaine et ne tarde guère à s'accuser. Mais de même que l'huile brune doit être préférée à la blanche, de même le sesqui-phosphate de chaux doit être employé de préférence aux autres phosphates.

Psrmi les eaux minérales, les unes favorisent l'acte

digestif et l'endosmose intestinale (eaux salines, arsenicales, chlorurées-sodiques, etc.); les autres poussent à l'activité les vaisseaux ou l'ensemble organique (eaux ferrugineuses et sulfureuses), et, en somme, dans les unes comme dans les autres, c'est la nutrition qui se présente comme but.

L'effet voulu peut être dépassé avec les substances qui jouissent d'un pouvoir excitant considérable; autant, en effet, une chaleur trop vive est nuisible à la plante, autant une excitation trop forte nuit au développement régulier du noyau embryoplastique. Ce serait donc une faute grave de venir en aide à la chaleur pendant qu'elle est dangereuse. L'huile de foie de morue elle-même ne doit pas plus trouver grâce que les eaux ferrugineuses ou sulfureuses, qui sont alors des agents pernicieux.

Dans la phthisie éréthique ou fébrile, où la chaleur déborde, il faut, au contraire, la calmer en modérant l'activité organique par le ralentissement de ses rouages. Mais que de difficultés dans cette médication, puisqu'elle nous force à ménager l'alimentation et le mouvement qui sont les deux véritables sources du calorique animal!

Lorsque la chaleur s'est fait un foyer dans nos tissus, et qu'il s'active par l'impressionnabilité des nerfs et des vaisseaux, la situation est vraiment embarrassante. Si l'on fait franchement de la médication antiphlogistique, si l'on spolie par les saignées, par les purgatifs et les diurétiques, les forces de l'organisme s'abattent et la maladie l'achève; si l'on se croise les bras, le mouvement fluxionnaire marche à la désorganisation aiguë, et l'organisation est encore condamnée à périr.

Lorsqu'il nous faudrait de puissants moyens d'action pour ralentir le feu qui s'alimente de notre vie, nous n'en trouvons plus que d'insignifiants dont nous ne pouvons même pas nous servir à notre gré.

On ne peut demander à la digitale et aux prépations d'antimoine qu'un calme momentané. L'accalmie, avec la quinine et le bromure de potassium, n'aboutit pas moins au naufrage, si on se plait à la prolonger, car on paralyse les vaisseaux; ce sont cependant d'utiles auxiliaires lorsqu'on les manie avec prudence.

La sédation appartient également au lactucarium, à l'eau de laurier-cerise et à la morphine; mais elle n'est qu'une sédation platonique, du moment où elle ne modifie en rien l'état du foyer.

Les béchiques miellés ne sont qu'une faible ressource, et nous nous privons du meilleur, en abandonnant le lichen qui se recommande aussi par ses propriétés alibiles.

Les lotions ne sont pas mieux traitées; elles enlèvent cependant du calorique et favorisent l'issue des matières excrémentitielles, si on sait faire choix du liquide et employer la température la mieux appropriée à l'état des téguments.

Les foyers s'entament et s'encombrent de leurs déjections, et l'on ne se trouve pas mieux armé que tantôt pour combattre.

Les évacuations qui n'arrivent que par contrecoup de l'estomac, n'entrainent qu'un dégagement momentané qu'il n'est point permis de poursuivre.

Bien qu'ils soient vivement prônés, les balsamiques doivent rabattre de leurs prétentions : par leurs impressions trop vives, ils favorisent l'irritation, et les succès qu'on leur attribue ne peuvent se reporter qu'au catarrhe chronique des formes torpides.

Les ombellifères et les labiées ne sont pas moins utiles pour ces cas par leur huile essentielle, par leur camphre ou par leurs principes amers, et ces principes se trouvent dans d'autres familles.

On chercherait en vain, dans la matière médicale, une substance mieux en état que la glycérine d'assoupir les foyers et de les dégager.

L'irritation s'apaise avec les stases qui se dissipent, avec les plaies qui se cicatrisent et avec les sécrétions qui s'éliminent, après avoir été désinfectées et fluidifiées.

Il se peut que je me fasse illusion, en attendant de la glycérine les résultats que je lui dois dans les traumatismes; mais je n'en reste pas moins avec la pensée consolante que le succès est possible, et qu'elle sera peut-être le remède de l'avenir.

Comme l'on a tout à craindre des accumulations de sang dans le poumon, il est indiqué de faciliter la marche du liquide et d'enlever les obstacles qui s'opposent à la déplétion du viscère. On sait combien ils sont répandus et quelle est l'influence fâcheuse de ceux qui siègent au cœur, au foie ou dans le tube digestif. Le courant peut ne s'embarrasser que momentanément par de simples troubles fonctionnels qui cèdent avec facilité, ou s'entraver d'une manière persistante par des modifications des tissus qui échappent à toute action médicatrice.

J'élargirais la question outre-mesure, si j'avais à la suivre dans tous ces détails. Il est cependant peu de circonstances où l'on ne soit obligé de maintenir à la peau sa nappe de sang; et le chauffage local, ainsi que les frictions térébenthinées, ne cessent vraiment d'être utiles que lorsque la peau est inondée de chaleur.

Le sang demande au reste à y être appelé et fixé;

on a certainement exagéré les spoliations par les cautères et les vésicatoires; en tous cas, les pointes de feu n'en font guère, et elles ne se recommandent pas moins par la promptitude de l'application que par l'absence de soins consécutifs.

Si l'excitation pulmonaire s'accroit par un exercice immodéré, elle s'affaiblit, au contraire, par l'immobilité qui est une cause de stagnation et de dépérissement des forces. Lorsque la marche lente dont on ne saurait contester l'utilité, n'est guère possible, il y aura intérêt à garder la position assise ou demi-assise, en facilitant le jeu des agents de la respiration, aussi bien par l'écartement des membres thoraciques que par la flexion de ceux du bassin.

*
* *

Après cette longue digression sur le poumon, il me reste à reprendre mon excursion à travers le pays.

Le Mexique compte 8,200,000 habitants, dont 1,500,000 Indiens d'ancienne souche; 6,500,000 métis et 200,000 blancs Américains ou Européens. Ce chiffre de la population est certainement insuffisant pour d'aussi vastes espaces, dont la superficie n'est pas moins de 175 millions d'hectares, plus de trois fois la France.

Aussi la généralité des terres reste-t-elle en friche, bien qu'elles ne se refusent à aucune culture. Le maïs, qui est la nourriture des hommes et des animaux, est seul cultivé d'une manière générale, sur e plateau. C'est à peine si l'on rencontre, dans quelques rares contrées, des champs de blé, d'orge, de seigle, lesquels donnent d'abondantes récoltes, lorsqu'on a soin de parer à la sécheresse par des barrages ou *presas.*

La propriété particulière se trouve, d'ailleurs, presque exclusivement entre les mains de riches *haciendados* qui se préoccupent peu de la faire produire. Il est commun de trouver des domaines d'une très grande étendue ; nous en avons vu, avec de grands villages, nous fournissant trois et même quatre étapes ; mon ami G... *d'Hermosillo* n'accusait pas moins de 10,000 têtes de veaux dans les siens. Ce nom me rappelle une fin tragique qu'une rançon consentie ne parvint pas à prévenir.

Les *Haciendas* sont rarement occupées par les propriétaires, dont l'autorité est entre les mains des majordomes, sortes d'intendants jouissant d'un pouvoir absolu sur tout le personnel. Elles sont fréquemment le point de mire des brigands qui infestent la campagne, et l'on est parfois obligé de les repousser à coups de fusil. A l'hacienda de San Miguel Ojotenjo, où j'ai passé plus de deux mois, j'ai vu un véritable canon, installé sur une terrasse, tout prêt à être braqué sur les assaillants.

Je dois à ce séjour d'avoir vu de près le *péon* qui est à la fois le bras des champs et celui de la défense. Au signal donné, il doit abandonner la pioche pour prendre le fusil et faire face à l'attaque.

C'est une bien triste existence que celle de ce malheureux qui nait attaché à la propriété et à la glèbe qu'il ne doit plus quitter.

Dès le lever du jour, il doit être aux champs, pour n'en revenir que le soir, avec l'obligation de réciter la prière en commun, devant la chapelle, au départ comme à l'arrivée. Dans une hutte ouverte aux quatre vents, il n'aura pour ses repas et son sommeil que l'invariable *tortilla* accompagnée de *frigoles*, et le crasseux *petate* qui le sépare à peine du sol. Le péon n'a accès dans le bâtiment principal, qui est réservé au majordome et à l'épicerie, que pour aller s'enfermer au cachot ou s'endetter à la *tienda*. Avec le quartillo de maïs et le réal qu'on lui donne, il ne peut réellement suffire aux besoins de sa famille ; il est vrai que l'épicerie lui ouvre un crédit ; mais il le paie de sa liberté, car il n'est plus libre de quitter du moment qu'il se trouve débiteur.

La condition du péon est vraiment misérable ; il a droit à mieux, et l'heure n'est pas sans doute éloignée, où la nation mexicaine mettra ses actes d'accord avec ses sentiments d'humanité qui sont si développés.

Mélange des races caucasique et mongole, le Mexicain n'a pas, à vrai dire, de type caractéristique. La peau est brune, la taille moyenne, la constitution robuste, le tempérament phlegmatique ; le front étroit se couvre de cheveux noirs, plats et abondants, pendant que la figure, de forme carrée, n'a que de rares poils ; la dureté du regard se mitige à peine par la douceur du sourire. Rien ne trouble cette figure taciturne ; elle est aussi inaccessible aux passions qu'aux émotions vives. La fierté et l'esprit de vengeance ont comme contre-poids la générosité, la reconnaissance et le dévouement.

Le plus grand respect entoure le chef de la famille ; il est le patriarche de la maison ; il n'est pas jusqu'aux petits enfants qui ne cessent leur tapage en sa présence ; dans les maisons où j'ai reçu l'hospitalité, il m'arrivait de connaître son arrivée, de ma chambre, par le calme instantané de leur babil et de leurs éclats bruyants. Il ne leur refuse rien, il est vrai ; mais autant il est affectueux pour ses enfants, autant il est indifférent pour la mère.

La femme mexicaine a pourtant droit à d'autres égards, car elle est aussi gracieuse que bonne. Des formes un peu épaisses ne gâtent en rien la douceur de sa physionomie ; elles semblent même convenir à sa nature rêveuse. Epouse dévouée, autant que mère affectueuse, elle ne connait que les jouissances du foyer ; c'est à peine si, à de rares intervalles, elle se livre aux plaisirs fatigants de la danse, qui semblent arriver à propos pour rompre le sommeil des tissus et la monotonie de son existence sédentaire.

Elle n'a pas été moins douée du côté de l'esprit que du cœur, son intelligence s'ouvre aussi bien aux travaux manuels, où elle excelle, qu'aux arts d'agrément, où elle brille.

L'Anahuac lui devait ses enchantements, sous un ciel toujours pur ; pour mieux les faire paraître, il a été vers les astres, diminuant les distances et enlevant les obstacles à la course de leurs rayons. Le *Popocatepetl, l'Istaccihuatl*, le *Citlatepetl*, le *Nevado de Toluca* et le *Neucampotepetl* sont encore allés plus loin, puisqu'il en est parmi eux qui s'élèvent jusqu'à 5,500 mètres, affectant l'aspect et la lumière des régions stellaires par leurs cimes blanches et leurs exhalaisons lumineuses. Le tonnerre et les orages ont été placés dans leurs flancs, comme imitation des choses aériennes.

L'immense plaine s'est hérissée de collines, s'est ouverte aux lagunes et aux lacs (*) et s'est prêtée

(*) Les lacs de Chapala et de Pezcuaro, que j'ai visités, veulent une mention spéciale ; le premier par son étendue qui est de 80 kilomètres de longueur, sur 25 à 30 de largeur, et le second par ses sites qui sont les plus pittoresques du globe.

comme théâtre au mirage, pour charmer ses regards de créole, en attendant les mois de l'hivernage, où elle prend sa grande robe verte, toute émaillée de rubis, de saphirs, d'émeraudes, de topazes et de brillants. A toutes les époques de l'année les *huertas* et les *alamedas* seront toujours en toilette de couleur variée pour lui faire accueil lorsqu'elle portera ses pas loin de la maison, où rien n'a été négligé pour la faire digne d'une pareille maîtresse. Pour ses heures de repos, de liberté et de flânerie, les galeries et les *patios* s'embellissent de fleurs, se parfument de senteurs et s'animent du gazouillement des oiseaux. Voilà l'Anahuac et ses habitants, dont je ne me sépare qu'à regret.

PASSAGE DE LA SIERRA-MADRE PAR LE 51e DE LIGNE

Il ne nous reste plus que 7 kilomètres à faire, en quittant Durango, pour abandonner le plateau et gagner les premières assises du gigantesque soulèvement, qui, sous le nom de Cordillère des Andes, s'étend avec ses montagnes rocheuses depuis le détroit de Magellan jusqu'à l'embouchure de la Mackenzie, dans l'Océan Arctique.

Les 80 lieues que nous avons à parcourir pour arriver à Mazatlan, en escaladant ou en descendant les rampes des deux versants par des chemins abrupts, à peine tracés, ne sont qu'une suite de paysages délicieux, au milieu de conditions climatériques différentes, qui en ont entravé ou permis le peuplement. D'un côté le froid est extrême ; c'est à peine si on trouve quelques maisons en pierre, où les habitants sont obligés de s'enfermer une grande partie de l'année. De l'autre, on a une température plus que douce, et des *pueblos* en assez grand nombre, avec leurs cases de bambou au toit de palmier; on ne s'y enferme plus; les heures brûlantes de la journée appartiennent aux oscillations du hamac, où se bercent les rêves et les sons de la guitare.

Le départ de Durango a lieu le 18 décembre. A la deuxième pause, nous avons le pied dans la Sierra-Madre où nous grimpons par un sentier rocailleux jusqu'à une grande colline, toute couverte de hautes graminées; cette végétation se continue dans la minuscule vallée du Rio-Chico, où nous bivouaquons à l'abri de grands arbres, qui nous protégent du rayonnement nocturne et du froid, que nous redoutions, d'après le rapport des officiers ayant reconnu la route la veille et constaté une température de — 16°.

Notre deuxième étape se fait à travers une suite de collines qui nous conduisent à *las Nimbres*, véritable entonnoir, où se précipite un fort vent, secouant avec le bruit de la pluie, les feuilles des mélèzes et des chênes, qui abondent en cet endroit. La curiosité d'un geai au damier noir et bleu, qui s'est trop approché de nos tentes est bientôt chatiée d'un coup de fusil. Il est vite plumé, embroché et présenté au feu; mais il ressemble à un échappé de carême; et malgré tous les soins du cuisinier, il ne nous donne qu'un pauvre rôti.

A *Llano grande*, notre troisième étape, le froid n'est plus supportable, bien que d'immenses feux couvrent le camp, et que des pins entiers flambent devant nos tentes; les parties qui font face au feu rôtissent, pendant que les autres gèlent; et cela est encore préférable à la tente, où l'on ne peut absolument tenir. Le lendemain nous n'avions que des blocs de glace dans nos bidons, et il ne fallait plus compter sur notre provision de pommes de terre.

Le départ a lieu à 6 heures ; les cavaliers se font piétons, car on ne résiste pas au froid à cheval. Aux premiers rayons du soleil, qui sème les brillants en touchant la gelée blanche des arbres et des vallons, nous voilà à grelotter de plus belle et à maugréer contre l'appel qu'il fait à notre restant de chaleur pour agrandir les flots de son océan. Il nous fallait une surprise, comme celle qui nous était réservée, pour nous tirer de l'engourdissement où nous restions plongés.

Les points blancs, qui apparaissaient à l'improviste, et qu'on avait pris de loin pour des chapeaux de champignons, étaient autant de crânes, scalpés par les Apaches et fixés sur des pieux.

Les convois qui font le transit entre Mazatlan et Durango, n'ont pas de plus redoutables pillards ; ces sauvages les attaquent toutes les fois qu'ils se sentent en nombre, et, suivant leur habitude, ils décollent et scalpent les victimes, dont ils plantent les crânes sur des piquets, lorsqu'ils ne les attachent pas aux branches des arbres.

Avant d'arriver à *El-Salto*, où nous avons à passer la nuit, nous rencontrons le long du chemin de gros fragments d'obsidienne, du cristal de roche, et même des quartz colorés en rouge et en bleu.

Les pierres précieuses semblent très-communes dans la Sierra-Madre : on y trouverait des diamants des émeraudes, des améthystes, des turquoises, de la cornaline, du jaspe et des calcédoines, mélangées de matières étrangères, dont elles prennent les couleurs.

Nous n'avions compté qu'avec notre imagination, en nous promettant un logement à El-Salto; la seule maison de l'endroit est une fromagerie appartenant à un basque. Nous sommes enchantés de rencontrer un compatriote dans ces solitudes, où l'on n'a en perspective que les Apaches et les frimas; on ne pourra pas dire de lui qu'il aime le plaisir, qu'il adore la chaleur, et qu'il manque de bravoure.

El-Salto passe pour être le Sanitarium des Durangueñas atteintes de pâles couleurs; on nous dit qu'elles en reviennent fraîches et roses; elles doivent en effet se refaire ici pendant l'été, par l'hydrothérapie, le lait et l'air frais de ces élévations. Les eaux fraiches et limpides de l'Arroyo del Salto coulent en cascades, sur un lit de porphyre creusé de bassins, comme si elles avaient été aménagées à la fois pour douches et bains.

La nuit est encore dure; mal en prit à un officier pour avoir gardé un brasero allumé sous la tente; au réveil, il avait une diplopie, avec paralysie de la paupière, que je traitai séance tenante par des vésicatoires ammoniacaux, au moyen des cupules de glands que j'avais sous la main. Il ne devait rester plus rien de l'affection quelque temps après, grâce à l'électricité dont je fis usage une fois rendus à Mazatlan.

Collines et vallons se couvrent de plantureux pâturages pendant toute notre marche du jour, jusqu'à las *Russias*, dont la température n'est pas étrangère au nom. A deux kilomètres plus loin, nous tombons dans une véritable clairière, où gisent pêle-mêle de gros pins comme témoignage de l'orgie du vent. Il a fallu sans doute un ouragan d'une violence extrême pour opérer un pareil bouleversement, si l'on considère dans quelles conditions d'immunité se trouve le pin par la forme linéaire de ses feuilles ainsi que par la rectitude et le poids de sa tige. Un joli petit rongeur à la fourrure grise et moelleuse est tout à ses ébats aériens, sautant avec agilité de branche en branche sur l'unique témoin du désastre, sans se douter du plomb qui va l'atteindre et le ramener à terre, pour être mangé en gibelotte.

Nous bivouaquons à la Ciudad où ne se trouvent que quatre ou cinq huttes inhabitées, perdues dans un magnifique vallon assez large pour loger une cité. Je ne crois pas qu'il lui arrive jamais pareil honneur, quelles que soient les séductions dont il s'entoure.

Dans le lointain, des jets de soleil détachent les parois blanches d'une *baranca* en pleine roche, enguirlandée de pins formant un contraste de tons et d'aspects d'un effet ravissant. J'ai à peine le temps de regarder; un malencontreux nuage efface à l'instant ce décor, et je ne vois plus qu'un repaire de fauves, à la place de l'éblouissante demeure du dieu de ces montagnes. L'imagination est bien « la folle du logis. »

Il nous rests encore deux lieues à faire par une pénible montée pour atteindre le point culminant de la Sierra. *Las Cumbres* forment un assez vaste plateau, où se trouvent les essences les mieux protégées contre la rigueur du climat par l'épaisseur de l'épiderme, les végétaux parasites et les résines. L'arbousier atteint de très-grandes dimensions et sert à nourrir un véritable bombyx, dont le cocon soyeux peut rivaliser avec celui de nos magnaneries. Les pins dominent: l'un d'eux est vivement martelé par un pic vert, qui lui demande sans doute sa nourriture.

Nous sommes à une altitude de 3,000 mètres, à peu près, et pourtant nous ne nous apercevons guère que les gaz et les humeurs affluent à la peau. Le poumon ne fonctionne pas plus vite; et n'était-ce un peu de fatigue, on ne se douterait point qu'on se trouve à une pareille élévation. De ce point nous dominons les deux versants des Andes, dont il ne nous reste plus qu'à fouiller la partie occidentale.

Devant nous la lumière prend un aspect particulier qui semble tenir à l'état des lieux; et nous n'avons que quelques pas à faire pour découvrir l'immense gouffre, qui est sans doute la cause du phénomène. Dans la partie inférieure, règne l'obscurité, et elle n'est pas évidemment sans influence sur les rayons lumineux des nappes élevées, qui s'impressionnent d'ailleurs de la tourmente des flancs. La chaîne qui nous fait face à une courte distance s'élève à une grande hauteur, dans une vaste étendue, présentant, aussi bien à droite qu'à gauche du chaînon qui la traverse, les caprices du feu souterrain et les effets du temps. Les roches se succèdent, se heurtant ou s'éloignant pour constituer des masses colossales ou des rocs solitaires. Les unes sont restées intactes, supportant la force des gaz qui les ont élevées avec des formes diverses, où il est cependant facile de constater les usures et les modifications imprimées par les siècles. Les crêtes forment des parois droites ou inclinées, unies ou sillonnées de déchirures, avec des sommets mousses, en flèches ou en lames dentelées. Les surfaces sont fouillées presque partout en rayures droites ou sinueuses, continues ou entrecoupées par des entailles: les excavations sont profondes ou restent superficielles, affectant les formes les plus capricieuses, où l'art trouverait de fort beaux modèles.

Les blocs isolés sont restés attachés à la base, droits ou tordus et penchés, ou bien ils s'entassent les uns à côté des autres, ou se superposent, attestant ainsi les violences, les mutilations et les brisures du terrain d'épanchement. Avec la terre qui s'est faite par leurs débris et les apports de l'air, les végétaux ont pris pied, et l'on voit aujourd'hui de beaux pins cramponnés un peu partout, et dominant sans partage ces déserts de pierre, où il n'y a plus de place que pour les nuages et le vent.

Ce que nous voyons nous fascine, et il me serait impossible de retracer les impressions que ce spectacle fait naître. Il n'y a dans toute la colonne qu'un cri d'admiration : c'est le sublime du grandiose, l'effacement le plus complet de ce que nous appelons les merveilles de nos mains. Faibles et mal guidées comme elles le sont, elles n'ont rien pour lutter avec la force et le génie de la nature. L'homme n'est au reste qu'un des atomes de la matière, dont elle fait ses grandes choses. La nature a pu seule faire sortir de l'abime les éléments de ces masses ; elle a pu seule les assembler et les fixer dans l'espace, après les avoir façonnés avec une grandeur étrange. On ne voit pas de ces spectacles sans une profonde émotion, et sans que l'esprit n'en conserve un souvenir ineffaçable.

A partir de *las Cumbres,* on n'a, pendant une dizaine de lieues qu'un sentier à pente raide, où l'on ne peut cheminer qu'en veillant à l'équilibre; ce qui n'empêche pas un certain nombre de nos troupiers de s'y allonger, au milieu des lazzis de leurs camarades recommandant le jarret en caoutchouc.

A mesure que nous avançons, le froid perd de sa vivacité, et la végétation change; aux graminées succèdent les cryptogames avec leurs varietés de fougères, puis les papillionacées et les labiées, qui n'ont plus rien à craindre pour leurs collerettes jaunes et azur. L'atmosphère adoucie nous charrie les molécules odorantes des pins et des labiées, que nous aspirons avec plaisir.

Le 24 nous étions à Duraznito où nous trouvons un village et des maisons pour nous loger. Ici nous avons encore de nouvelles tribus de végétaux. A côté du bananier et du caladeum, qui étalent leurs larges feuilles imprégnées de chromule, se voient les cactées montrant leurs bras nus ou leurs raquettes. L'arum, la sagittaire, l'élianthe et l'aster rivalisent par la dimension de leurs lances ou se font admirer par leurs disques jaunes et leurs fleurs violées.

Duraznito se prépare à la fête de la Nativité : au coup de minuit, tout est en mouvement dans la petite chapelle, où les acclamations des fidèles se joignent au carillon de la cloche.

Cette grande fête du monde catholique n'est pas célébrée avec moins de solennité à la cime des Andes, que dans n'importe quelle partie du Mexique. Nulle part au reste, le sentiment du culte extérieur n'est plus développé qu'ici, surtout parmi la population indienne, qui fête aujourd'hui Dieu, la vierge et les Saints, comme elle sacrifiait autrefois au dieu Toll et aux autres divinités tutélaires.

L'indien ne demande ses réjouissances qu'aux cérémonies religieuses, et en cela il pense autrement que nous.

De Duraznito on aperçoit distinctement le fond du gouffre, et on suit mieux ses parois rocheuses, qui finissent en s'estompant dans le bleu du ciel. L'esprit ne se fatigue point d'admirer l'œuvre colossale de la nature, bien qu'elle défie ses prétentions et son pouvoir.

Nous avons à remonter sur la crête du contrefort et à descendre ses rampes pour arriver à Buenos-Ayres, notre gîte d'étape. Aucune partie du chemin parcouru n'a été encore aussi pénible et aussi dangereuse. En sondant les précipices qui sont sous nos pieds, et dont quelques-uns ont jusqu'à 1,000 mètres de profondeur, on se sent pris de frisson et de vertige.

Deux de nos mulets y ont disparu; c'est au reste un accident assez commun dans les convois, et jamais on n'a songé à retirer les *talegas* qui s'y sont précipitées. Sur un rocher d'une assez grande étendue, on n'a pour tout chemin que des branchages recouverts d'un peu de terre, soutenus par des piquets de bois enfoncés dans le roc. Un des officiers de la colonne s'y est seul aventuré à cheval, à la suite, il est vrai, d'un pari dont il est sorti vainqueur.

Buenos-Ayres est un site charmant à la limite de la région des pins. Dans le lointain, on voit une ligne sombre semblant servir d'appui à des dentelures de montagnes : c'est le Grand Océan que je salue avec joie, en songeant que les mêmes eaux baignent les rivages de la Méditerranée où j'ai passé mon enfance. Un souvenir ému me ramène auprès de ma famille, qui a mon affection la plus vive et que je suis loin de revoir. Les montagnes qui nous en séparent se suivent en s'abaissant avec des ressauts, qui leur donnent la forme d'une mer houleuse, dont les lames se seraient figées au moment du plus grand tumulte. Le soleil a pris sa toilette de pourpre pour s'endormir dans le Pacifique, après avoir éclairé son coucher d'immenses flots de lumière du rouge le plus vif.

Buenos-Ayres se chauffe mieux à ses rayons : les coryzas diminuent, et nous pouvons laisser de côté les vêtements épais, qui n'ont pas été d'une préservation suffisante.

On nous montre au loin le *réal de Ventana* perdu dans les désordres de la branche adjacente, à proximité de l'*Arroyo del Galto*. La mine appartient à une compagnie anglaise et semble peu prospère, à cause des frais de transport du minerai aux haciendas de *Beneficios*, de *Durango* et de Mazatlan : elle n'emploie qu'une centaine d'ouvriers.

Nous continuons à descendre pendant toute l'étape de *Tepalcates*; la grande halte se fait au *Rancho de Piedra Gorda*, qui doit son nom à un roc solitaire, en pain de sucre, de formes épaisses. *Tepalcates* est à la fois la limite des terres tempérées et des terres chaudes, la ligne de séparation des Etats de *Durango* et de *Sinaloa* et la terminaison du contre-fort sur lequel nous avons constamment cheminé en partant de las Cumbres. Il ne s'y trouve qu'une vallée trop étroite pour notre campement, ce qui nous oblige à demander encore l'hospitalité aux pentes que nous quittons définitivement. Nous nous installons de notre mieux pour notre premier séjour, à l'abri des figuiers de l'Inde, qui nous protégent du soleil par leur feuillage épais.

D'un froid intense nous passons avec rapidité à une chaleur vive; ces contrastes subits s'expliquent ici, en dehors de l'inclinaison du versant, par l'élévation du plateau et par la situation en grande partie intertropicale du pays. Le rio de Mazatlan nous amène ses eaux fraiches et limpides; elles font contraste aussi avec celles du plateau et de la côte orientale, que nous n'avons cessé de boire depuis le commencement de la campagne, le vin étant très-rare et trop cher.

Le soleil ne s'était pas plutôt plongé dans les ondes du Pacifique, que des bandes de perroquets, au nombre de 3 à 4,000 voyageant en colonnes et par couples, passaient au-dessus de nos têtes, mêlant le bruit de leur babil aux détonations de nos chasseurs. J'ai eu entre les mains une de leurs victimes, toute brillamment parée de nos couleurs nationales ; elle devait même paraître le soir à notre table, mais je me suis bien gardé de toucher à nouveau à cette chair coriace, véritable semelle dont j'ai gardé mauvais souvenir depuis *Puente nacional,* où nous en avons consommé en même temps que du *toucan,* qui lui, est très-délicat.

Ces passages réguliers et à heure fixe se font de la terre froide à la terre chaude, qui ne sert que pour la nuit. Ce jugipède est très-commun, mais on ne l'approche pas facilement, à l'encontre du colibri qui papillonne constamment auprès de nous, comme pour nous faire admirer son magnifique plumage, scintillant de reflets métalliques.

Nous en voyons d'extrêmement petits, de la taille même d'une abeille ; et ce ne sont pas les moins remuants, car à peine ont-ils plongé leur bec effilé dans la fleur dont ils pompent le nectar, qu'ils s'en vont à une autre, pour répéter indéfiniment le même pillage. Le Chouparosa est, sans contredit, le plus mignon des oiseaux ; on ne se lasse point d'admirer son activité et sa riche parure.

Le camp est levé, le 28 au matin, pour une installation plus commode à deux lieues en avant, à *Aquas calientes* où se trouvent des eaux chaudes, dont nous nous empressons de profiter pour notre lessivage. L'état-major a trouvé place auprès d'un grand rocher, baignant en partie dans un bassin d'eau claire où folâtrent des poissons blancs, que nous essayons en vain de pêcher à l'émérillon. L'écaille de l'able, dissoute et enfermée dans des globules de verre, sert à la fabrication de fausses perles, qu'on trouve communément dans le commerce à Mazatlan, à côté des perles de la plus belle eau, provenant des côtes de la basse Californie.

Ma tente disparaît sous un dôme de verdure, et je n'aurais rien de mieux à désirer, si je n'étais exposé à tout instant à la visite des forficules, des faucheurs et des moustiques, qui en abusent réellement. Il me suffit d'en tenir l'entrée libre pour assister, de ma couchette, aux délicates évolutions des libellules et des argus, qui se font admirer par leurs couleurs tendres et leurs poussières chatoyantes.

Au crépuscule, on suit avec plaisir les sautillements des poissons allant aux imprudentes éphémères, qui se fient trop au calme de la surface. Ce jour de la nuit ne dure rien : c'est un évanouissement instantané dans les ténèbres ou dans les rayons de la lune, qui s'escortent du chant de la *chichalaca* et du cricri du grillon.

Nous restons sur place jusqu'au 31, attendant l'arrivée de quelques compagnies, qui marchent à deux journées derrière nous. L'attaque des fortes positions d'*Espinazzo del Diablo* a lieu le 1er janvier à six heures du matin ; elles étaient vaillamment défendues par 500 hommes des troupes de Corona, qui s'excitaient à la résistance par des ululations.

A midi nos trois colonnes débouchaient bravement sur les crêtes, après une chaude affaire où j'avais la douleur de perdre mon fidèle Jules, foudroyé, à mes côtés, d'une balle au front. Après les premiers pansements sur le champ de bataille, je recevais l'ordre de rejoindre l'ambulance, à *Pueblo nuevo*, où devaient se pratiquer les grandes opérations.

Le 3, le régiment se met en marche, suivant le cours tortueux du rio de Platanitos, que nous traversons à diverses reprises. Une courte distance sépare Platanitos, où nous avons passé la nuit, de Guamouchyl, où nous devons camper. Nous quittons définitivement la vallée à las Palmillas pour nous engager dans une suite de petites collines jusqu'à las Iguanas, dont le nom est emprunté à l'iguane qui y est commune, et dont la chair savoureuse est fort recherchée. On chasse l'iguane au lazzo, après qu'elle a été attirée et captivée par les sons de la musique, qu'elle savoure en dilettante, imitant en cela les bois et les rochers de la fable, dont elle est peut-être l'origine.

De Iguanas à Igueras, on voyage au milleu d'une véritable forêt d'arbres qui ne sont pas moins utiles à l'industrie et aux arts qu'à la médecine. Les bois de fer s'emploient pour leur dureté, de même que le *tepehuajc*, le *huamuchyl* et le *temezquite* s'utilisent pour leurs écorces chargées de tannin, que les tanneurs préfèrent au tan du chêne.

L'acajou prend place à côté de l'ébène et du palissandre, de même que le *palomulato* se mêle au sablier élastique, dont les fruits sont explosibles.

Les rayons lumineux s'enferment dans les cellules ou s'échappent avec des teintes qui varient suivant les végétaux : avec l'*omape* ils sont roses et teignent les montagnes ; avec le campêche, le brasil, le moxa et l'indigotier, ils sont roses, rouges, jaunes et bleus et servent aux couleurs de l'industrie.

A celles-ci s'ajoutent le cramoisi, le carmin et l'écarlate qui appartiennent au règne animal, puisqu'ils proviennent des insectes du cactus cochenillifère.

Le colossal figuier de l'Inde est la maison du voyageur, par ses branches aux vastes jetées, qui, en se fixant au sol, forment les parois d'une habitation. Il en est de très-grande dimension, au point qu'un seul arbre a pu nous fournir un abri pour une compagnie et pour l'état-major du régiment. Et, afin que l'hospitalité ne laisse rien à désirer, il tient à ses côtés le calebassier et le cocotier pour la vaisselle, le linge, la crème, le sucre, le lait, l'huile, le vin, le vinaigre, etc.

La médecine n'a pas été moins bien partagée. Le *portlandia* et le *guaco* s'emploient comme fébrifuges; le dernier jouit d'une vieille réputation contre la morsure des serpents. Les *cassia fistula et obtusifolia* et le tamarin, purgent ou rafraîchissent. Les tasses de *gayac* sont autre chose qu'un jouet incassable aux mains des enfants; elles les fortifient aussi par les boissons qui s'y chargent de principes excitants et toniques.

L'*acacia catéchu* donne ses extraits astringents qui n'ont rien à faire avec la terre du Japon. On n'a pas seulement des matières tinctoriales avec le *cactus-nopal*, puisqu'il fournit aussi une gomme astringente. Le *palma christi* ou *ricin* et le *datura stramonium* atteignent de grandes dimensions et sont très-communs. Le *tezcuite* a de très-anciens services qui remontent à une épidémie de scorbut, dans les troupes de Fernand Cortez.

De beaux champs de cotonniers apparaissent un peu partout dans la plaine, qui va de Igueras à Mazatlan, notre dernière étape. Le coton est un émigré tout frais de la guerre de sécession, et néanmoins il fait déjà acte de conquérant, et lutte avec avantage contre les autres produits. Il est vrai que sa culture se fait presque sans frais, puisqu'on ne s'en occupe plus, une fois ensemencé, que pour le décharger de ses capsules, qui se reproduisent deux fois dans l'année, au nombre de 150 et même 200 par pied, grâce au terrain humide où il s'alimente. Eu égard à la proximité de la mer, les frais de transport sont très-faibles et l'on comprend que sa culture donne des revenus considérables, autrement importants que ceux des meilleurs états à coton des Etats-Unis, d'après ce que m'affirment les planteurs du Nord. D'importation américaine, le coton est entre les mains des Yankees qui s'en enrichissent, en raison de la faible production de leur pays où les bras sont employés à la guerre.

LE SINALOA

Mazatlan, où nous sommes rendus enfin, est considérée comme la reine des cités mexicaines du Pacifique. La ville est coquettement assise sur les rivages de la mer, au milieu des cocotiers et des palmiers, qui ombragent de leurs parasols élevés ses blanches terrasses. Elle compte 10,000 habitants et possède un bon port, qui n'est pas sans être exposé aux coups de vent et aux raz-de-marée. Sa salubrité laisserait peu à désirer sans les lagunes qui se trouvent au nord, et qui, en se desséchant l'été, sont l'occasion d'embarras gastriques fébriles et d'accès de fièvre palustre d'une certaine gravité.

On n'a en ville que quelques rares citernes, contenant de la mauvaise eau ; mais en creusant des trous dans le sable de la plage, on en trouve d'excellente, si l'on se borne à recueillir la première provision ; car on n'a plus après que de l'eau de mer qui semblerait ainsi profiter de la saignée faite à la nappe venant des pentes de la Sierra.

On n'aurait qu'une idée incomplète du Sinaloa en ne le voyant que par la route que nous avons suivie et par ce que je viens de dire de sa capitale. Je dois aux circonstances de la campagne de l'avoir visité en grande partie et de pouvoir en parler davantage.

Après quelques jours de repos à Mazatlan, où je recevais l'hospitalité et l'accueil le plus gracieux dans la maison de M. le consul de l'Equateur, nous prenions la route de la Noria, à deux étapes de la ville, pour rayonner dans l'intérieur du pays pendant nos trois mois de séjour.

Le Sinaloa a une superficie de 75,700 kilomètres carrés, avec une population de 160,000 âmes ; par ses côtes, il baigne à la fois dans le Pacifique et dans la mer Vermeille. On ne lui conteste guère la première place parmi les états les plus productifs, tant au point de vue des richesses agricoles que minérales. Le coton, dont il a été question, n'est pas la seule production importante du pays : le maïs, le café, le blé, le tabac et la canne à sucre donnent également lieu à de grandes cultures et à un commerce lucratif.

La canamelle boit avec rapidité les sucs d'un pareil sol pour se panacher de panicules blancs et soyeux, et fabriquer, en toute hâte le liquide sucré, qui doit s'exporter sous le nom de cassonade (panocha) dans l'ancien monde. Comme le coton, elle est une émigrée, mais de vieille date, venue à pas lents des parties orientales de l'Asie, après avoir passé par l'Afrique et l'Europe. Grâce à la nature du terrain et à la chaleur, la canne à sucre atteint ici sa maturité en moins d'un an et se traite presque partout par un procédé simple, qui lui fait perdre malheureusement presque la moitié de la matière sucrée. Ses tiges dépouillées sont placées en paquets entre des laminoirs où elles s'expriment : le suc ainsi obtenu, est traité par la chaleur et le lait de chaux ; et lorsqu'il est assez épaissi, on le fait refroidir et cristalliser dans une chaudière dite rafraîchissoir. Il est ensuite introduit dans des formes en bois, ou dans des barriques munies de chevilles que l'on retire, pour laisser égoutter la portion restée liquide, c'est-à-dire la mélasse.

La *panocha* ou sucre brut se consomme en l'état ou s'exporte en Europe pour être raffinée; le Mexique ne possédant encore aucune raffinerie. Quant aux mélasses, elles servent à la fabrication du rhum, de l'aqua ardiente, et d'autres liqueurs fermentées.

Le Sinaloa est d'une fertilité extraordinaire en son entier; la partie qui a le nom de Bajio, produit deux récoltes de maïs par an, rapportant jusqu'à 300 fois la semence. Il n'y a pas de morte saison : toute l'année, le pays est couvert d'un manteau de verdure et de fleurs. Celles-ci charment par leurs couleurs, séduisent par leurs formes et attirent par leurs senteurs. Dans la fleur de cœur, le rouge et le jaune du centre s'enveloppent d'une robe blanche; — elle est blanche et jaune avec des franges roses dans la tête de vipère : le pistil s'allonge en forme de main de six doigts dans le *mygalcochill* ou *arbol de las manitas*. Avec le magnolier, la jonquille et l'oranger, on a des parfums à profusion. Les orchidées, les asclépiades et les différents convolvulus se marient entre eux, ou s'enlacent aux lianes pour former des guirlandes et des berceaux, où nichent les oiseaux qui aiment à se faire bercer par la brise. Le *buenco de aquas* est entre toutes les lianes la plus remarquable et la plus utile par l'eau excellente qu'elle contient dans sa tige.

Cherchez à terre et vous trouverez la toute modeste sensitive; elle est si délicate qu'elle s'impressionne d'un nuage, d'une goutte d'eau, d'un souffle, de l'approche des mains. Les rayons du soleil l'absorbent; elle le suit dans sa course, toute ouverte pour se saturer de ses chaudes caresses et ne se ferme que lorsqu'il se livre au sommeil. Les botanistes, qui ont accordé à la sensitive un système nerveux, ont certainement commis une divagation physiologique; mais on ne peut pas cependant s'empêcher de rapporter à un fluide quelconque l'extrême sensibilité dont elle se trouve douée.

Les plantes à fruits sont celles des terres chaudes: le goyavier, le cocotier, le mammey, le sapotier, l'avocatier, la chirimoise, le bananier, etc.

Les Hespéridées comptent sept espèces d'orangers et quatre de citronniers ; les palmiers ne se subdivisent pas moins; parmi ces derniers se trouve le *chou palmiste*, dont le bourgeon terminal en forme de chou est très-recherché en raison de sa saveur.

L'*areca-catéchu* auquel on a attribué à tort le cachou en fait partie : c'est avec son amande associée aux feuilles du *piper bétel*, à la chaux et au tabac, que se prépare le masticatoire tonique et astringent connu sous le nom de bétel.

Dans les différents ordres du règne animal on remarque surtout les ruminants à cornes : tels que le cerf, le chamois, le chevreuil et le daim, dont nous avons utilisé la fourrure pour remplacer les culottes de peau de chèvre, qui s'étaient forcément substituées sur le plateau aux pantalons de drap dont nous manquions.

Le coyote pullule, et autant il est incommode la nuit par ses cris lugubres, autant les martres, les mouffettes et les putois, qui sont également communs, sont insupportables par leur odeur. Le *tapir* n'est pas rare et il constitue un excellent gibier.

Parmi les oiseaux, le geai, la huppe, le guêpier et le faisan se font remarquer par les belles couleurs de leur plumage, de même que le *tzentzantlootli*, ou merle moqueur, se fait rechercher par la variété de ses chants qui sont une imitation du ramage de tous les autres oiseaux.

On n'a qu'à regarder ou à chercher pour voir toutes sortes d'insectes ; mais je n'ai ni les connaissances de l'entomologiste, ni le temps voulu pour les examiner attentivement et pénétrer dans leur monde.

Je dois à l'obligeance de Monsieur le pharmacien Lyonel, de Mazatlan, d'avoir possédé le plus curieux peut-être d'entre-eux, l'animal *planta*, espèce de cigale qui doit son nom à la plante qui se développe et se nourrit sur son dos.

Voilà la terre à sa surface ; si nous découvrons ses saillies et si nous pénétrons plus profondément, nous la verrons encore plus chargée de trésors.

L'or se trouve à l'état pur dans les *placeres* et même dans les roches ; mais, d'habitude il se combine avec l'argent dont les filons sont d'une fréquence extrême et d'une grande richesse dans les mines de *St-Sébastien*, de *Rosario*, de *Copala*, de *Panuco* et de *Cosala*.

Malgré les exportations en contrebande, la monnaie de Mazathan est une de celles qui accusent les meilleurs rendements.

Bien que mieux traité que la côte du Sud, le Sinaloa n'expose pas moins aux fièvres graves à quinquina et aux maladies intestinales.

Par le manque de soins, la population indienne se trouve littéralement infestée d'une vieille gale, connue sous le nom de guaguana ; par les complications qui l'accompagnent, le travail des mains devient presque impossible.

Les Indiens sont comme les Arabes : ils vont volontiers au médecin, sauf à ne rien faire, à moins qu'ils ne reçoivent les médicaments nécessaires et qu'on ne leur répète à satiété le mode d'emploi. Comme ils me revenaient sans avoir suivi mon ordonnance, nous fîmes une collecte pour leur préparer de la pommade sulfuro-alcaline et, si nous n'arrivâmes pas à satisfaire à tous les besoins, nous finîmes au moins par faire comprendre aux malades comment leur mal était curable.

En même temps que nous soignions les Indiens nos voisins, d'autres, arrivant des bords du Rio-Gila, venaient quêter des vêtements, du tabac et de *l'aqua-ardiente*.

Les *Cacomaricopas* sont des hommes vigoureux au visage brun, avec une longue chevelure tombant en tresses sur le dos. Chez quelques-uns la figure est barbouillée d'ocre rouge, ce qui leur donne un air féroce et sanguinaire. Le chef portait une sorte de toque en plumes, avec un pantalon court et une veste ouverte sur le côté, en peau de chamois. Ceux qui ne se sont pas encore procuré nos longs paletots, conservent le pagne en cuir dont ils couvrent une partie de l'abdomen. Ils lancent tous la flèche avec une dextérité extraordinaire, au point qu'elle atteint n'importe quel but à une distance de cent mètres.

Rien ne leur est plus familier que le maniement de l'arc auquel ils sont dressés dès l'âge de sept ans.

Combien nos têtes féminines en rabattraient si elles envisageaient le sort de la femme cacomaricopa, véritable esclave traitée avec la plus grande tyrannie, à laquelle incombe jusqu'à la fabrication des vêtements du mari qui ne s'occupe que de chasse. Elle devient épouse pour un cheval, un rifle, une fourrure donnée en cadeau au père, et celui-ci ne s'avise jamais de consulter sa fille qu'il livre complétement, quelle que puisse être sa répugnance.

Le cacomaricopa est du reste sans pitié pour tout ce qui est faible : dès que le vieillard tombe malade, s'il ne guérit pas promptement par l'usage de quelques herbes, il est abandonné après qu'on lui a allumé du feu et laissé une cruche d'eau. C'est bien une vilaine nature, dont on n'a rien de bon à attendre.

Nous quittons la Noria le 12 mai, pour nous embarquer à Mazatlan, laissant derrière nous d'anciens compagnons de route, dont nous n'avons cessé de nous servir depuis le commencement de la campagne, qu'ils ont singulièrement facilitée.

L'*arriero* est, comme le péon, un des bras de la vie au Mexique ; être nomade, honnête, sobre et laborieux, il est constamment sur les routes, effectuant partout les échanges et les transports.

Le nombre des hommes et des bêtes est nécessairement en rapport avec les demandes du commerce. Une division se compose généralement d'un chef ou majordome, de *cabos* ou caporaux, affectés à la surveillance, et d'arrieros proprement dits, qui s'occupent du chargement et de la nourriture des mules. Un arriero suffit pour un *attaje* de cinq à six bêtes.

La mule mexicaine est intelligente, nerveuse, de formes fines et de taille moyenne. Le chef de file est un cheval ou une jument portant une clochette : tout lui est subordonné, la direction, la marche et les arrêts. Même au repos, il suffit d'un tintement de la clochette pour rallier les bêtes et les conduire à l'abreuvoir ou aux pâturages. La docilité du troupeau est extrême. Les mules s'attachent davantage à la jument ; il en est même qui lui font cortège et ne souffrent pas que d'autres en approchent.

Elle est vraiment traitée en reine, jusqu'au moment où elle sera complétement délaissée : dans le cas que j'ai vu, l'abandon était dû à un vaste abcès des flancs, en pleine suppuration.

En s'emparant de la *Yequa caponera* on est sûr d'entrainer tout le troupeau : les voleurs le savent si bien, qu'ils ne font jamais leurs coups autrement.

Au commandement de : Parate (rangez-vous), toutes les mules, bien qu'en liberté, se placent sur le même rang, où elles attendent avec de légers mouvements d'impatience, la charge qui leur est destinée pour défiler ensuite sans confusion.

Elles marchent lestement, prenant par-ci par-là une bouchée, et ne continuent plus lorsque la charge se dérange jusqu'à l'arrivée de l'arriero. Les retardataires accélèrent le pas : il est d'ailleurs d'une allure vive pour toutes ; car elles ont hâte d'arriver au gîte, où elles doivent recevoir le picotin de maïs et la ration de *rastroge*.

Outre les autres soins domestiques, la femme

arriera a à sa charge la préparation des repas qui lui prennent pas mal de temps; il lui faut en effet chaque fois fabriquer la *tortilla* et faire cuire les *frigoles* ou l'*arroz* et, parfois, rôtir le *tassajo*.

La tortilla est une galette de maïs qu'on trouve aussi bien à la table du riche qu'à celle du pauvre. Elle est préparée avec des grains de maïs qui ont trempé quelque temps dans l'eau additionnée de carbonate de soude. Dès que le périsperme est assez ramolli, le grain est broyé au moyen du *mélate,* sorte de moulin formé de deux pierres dont l'une est fixe et l'autre maniée à la main. On pétrit ensuite la pâte pour en former des galettes qui cuisent dans un pot, ou sur une plaque de fer préalablement chauffée.

LA SONORA

Nous faisons la traversée de Mazatlan à Guaymas en 48 heures, sur l'escadre du Pacifique, qui passe successivement devant l'embouchure du Rio del Fuerte et les bouches des rios Mayos et Yaquis, à côté de la petite île de Lobos. San Fernando de Guaymas est le centre d'un très-grand commerce, grâce à son port qui est un des meilleurs du Pacifique.

La ville touche à la plage de la mer Vermeille, vers sa partie moyenne, à l'est, et s'entoure à l'entrée de tout petits ilots. Enserrée comme elle l'est par des roches volcaniques, elle manque presque complétement d'eau et de verdure. Sa population ne va pas au-delà de 5000 âmes.

Au moment où nous débarquons, la chaleur est intense; des légions de moustiques nous font le plus mauvais accueil. Il faut gagner les azoteas (terrasses) pour le sommeil de la nuit et leur abandonner les chambres et les cours. Le maringouin semble vraiment affamé de nos humeurs; à chaque instant, il perce et reperce la peau avec un bruit agaçant, qui n'irrite pas moins que la liqueur dont il l'arrose. Nous devons, paraît-il, cette guerre incessante à la blancheur et à la finesse de nos téguments; mais les mexicains qui nous donnent cette explication ne sont pas non plus épargnés.

On n'a pas seulement à craindre les moustiques dans les appartements : la température en est très-élevée et en fait de véritables étuves.

A côté des taches des moustiques, nous voyons apparaître les élevures du *sarpullido* (lichen des tropiques) ; c'est un supplice de plus, qui s'exagère par la marche, par l'ingestion des substances chaudes, et par le séjour au lit.

Nos soldats font comme les habitants; ils couchent sur les trottoirs ou dans les cours, et je me garde bien de provoquer des mesures pour les en empêcher. On ne se préoccupe guère ici, de l'air nocturne; il est presque pur, en raison de l'aridité du sol, et d'une température peu éloignée de celle du corps. Les dormeurs n'ont rien à craindre des curieux et des voleurs ; leur sommeil est sous la garde de tous : la ligue est générale et elle s'est formée tacitement comme une nécessité du climat, ce qui est curieux à noter.

Le bruit grave du Conjo nous trouve presque indifférents; les heures de repas sont en effet accablantes, malgré le jeu rapide des éventails de la table. Le *Panka* est d'importation indienne ; il est dans le genre des écrans carrés, en toile claire, que l'on trouve communément aux fenêtres des villes du Pacifique. Un certain nombre d'écrans se suspendent au plafond des salles à manger, et se mettent en mouvement par une corde tenue à la main. Nous ne gagnons pas grand'chose à passer de temps en temps du vin au garçon Yaqui, chargé de ce service ; quelle que soit son activité, il ne peut que nous envoyer de l'air chaud.

Autant la glace qui nous arrive de l'Orégon par les bateaux de San-Francisco, a été utile, prise avec modération, autant elle s'est montrée dangereuse lorsqu'on en a abusé. J'ai été témoin d'apepsies inquiétantes et d'aggravations consécutives par les *Pikles* qui finissaient par compromettre le restant de forces du tube digestif.

Après l'affaire de la Passion, des détachements occupaient Bajochibampo, et le Rancho, en attendant le départ pour l'intérieur, qui devait avoir lieu au bout de deux mois. Le dernier de ces postes intéresse par sa grande lagune, avec ses rideaux de palétuviers et ses ibis roses.

Le nom de la Sonora est des plus connus en France, par suite de la tentative tragiquement terminée de Raousset-Boulbon. L'Etat a une superficie de 206,000 kilom. carrés et une population de 105,000 âmes, dont 40,000 blancs et créoles, 20,000 métis et 45,000 indiens.

Malgré les écarts extrêmes de la température, le climat est très-salubre. Les côtes et les plages baignent dans la mer Vermeille, toutes dénudées : quant au restant du pays, il n'est qu'une suite continuelle de plaines et vallées, de plateaux et de montagnes d'une très-grande fertilité ou d'une aridité absolue. Le sol se prête à la culture de la canne à sucre, du café, du tabac, du coton, de la vigne, des céréales, des légumes et des fruits ; les patates, les melons, les pastèques et les dattes sont très-estimés. Les mulets et les *berendos* (moutons) appartiennent à une très-belle race, les derniers donnent une viande très-savoureuse.

J'aurais dû dire, avant tout, que les femmes sont plus blanches, plus gracieuses et plus aimables qu'ailleurs. D'après un vieux dicton : « *harina carne y mujer de Sonora a deser* » (la farine, la viande et la femme doivent être de Sonora). A un banquet de noces, où je me trouvais avec mon ami, le préfet de Guaymas, nous faillîmes susciter une scène orageuse, l'un pour l'avoir répété devant une Durangueña, et l'autre pour avoir vanté, en présence d'une Yankee, le désintéressement des Français à l'égard du dollar.

Pour ce qui me regarde, la paix déjà ébauchée le soir, se complétait le lendemain par une visite que ma fougueuse voisine me priait de faire à son mari malade et alité.

J'aurai à parler plus tard de ce qui a trait aux produits du sous-sol ; en attendant, je suivrai le chemin parcouru jusqu'à Urès, dans l'intérieur de l'Etat. Lorsqu'il a été question autre part de la chaleur, j'ai dit de quelle manière nous avions effectué le trajet qui sépare Guaymas de l'ancien Tipic. .

Hermosillo ne date que de 1830, et il est déjà la ville la plus importante de l'Etat par ses relations commerciales et par sa population qui est de 12,000 âmes. La ville est à l'origine d'une belle vallée, sur la rive droite du rio Grande de Sonora, au pied du *Cerro de la Campana,* ainsi appelé à cause du son métallique que l'on obtient en percutant ses marbres blancs. L'œil déshabitué de la verdure retrouve avec plaisir les cocotiers, les palmiers, et les massifs verdoyants chargés de fleurs, des nombreuses huertas disséminées dans la ville.

La population, de mœurs douces et polies, est, en très-grande majorité, formée par l'élément féminin : il en est de même au reste pour les autres villes de l'Etat. A notre arrivée à Urès, où nous devions nous rendre quelques jours après, on n'accusait pas moins de 25 filles nubiles, dans la société élevée, pour quatre garçons.

A l'encontre de la plaine aride qui va de Guaymas à Hermosillo, on a, pendant tout le chemin d'Urès dans la ligne du Rio Grande de Sonora, de vigoureux mezquites et de riches pâturages, parsemés des fleurs rouges et bleues du tabachin et des convolvulus.

Nous sommes en plein hivernage : les eaux du fleuve ont grossi à tel point, qu'elles entraînent les premiers chasseurs qui s'engagent et nous n'arrivons à passer qu'en cherchant un endroit guéable, où s'échelonnent des Indiens attachés à une corde.

Le 12 août, nous étions dans la capitale de l'Etat ; elle occupe également une des rives du fleuve, dans une vaste plaine entièrement découverte. Quoique de date récente, *San Juan de los Urès*, possède à l'heure qu'il est, une population de 6,000 âmes, et l'on peut présumer qu'elle s'augmentera rapidement, en raison de sa position centrale et de ses abondantes ressources.

LA BIENFAISANCE A URÈS

On s'y était battu entre libéraux et interventionnistes : ces derniers avaient rallié à leur cause les Yaquis, les Mayos, les Opatas et les Pimas, qui s'étaient brillamment conduits. J'ai eu à donner mes soins aux blessés qui se trouvaient encore dans l'hôpital de madame Assompcion, et je serais injuste si je m'éloignais de celle qui y a pris les traits de la bienfaisance, sans lui payer mon tribut d'admiration.

Madame Assompcion de la Gandara est restée, toute jeune, veuve du Gouverneur de l'Etat et mère d'une enfant qui a aujourd'hui seize ans. (*) Les années de veuvage n'ont pu affaiblir la beauté des formes ; c'est à peine si elles ont touché à la fraîcheur du visage, qui rayonne de grâces, de dou-

(*) Au Mexique comme dans les pays chauds, la femme est nubile de bonne heure, et très-féconde. L'excellente madame Incarnacion Moralès d'Hermosillo, dont je ne prononce le nom que pour la remercier encore de sa généreuse hospitalité, avait été mariée à douze ans, et elle m'a, à maintes reprises, répété en riant, que ses visiteurs l'avaient plus d'une fois trouvée à sa partie de billes. Une autre dame de la même ville, que je voyais à une de mes consultations, était déjà mère de six fillettes à vingt-deux ans, lorsque sa complexion indiquait une jeune fille, pouvant à peine aborder le mariage. Dans la maison du préfet d'Urès, où j'allais donner mes soins à un de ses vingt-cinq enfants, on en voyait de tout âge et de tout sexe, formant une véritable compagnie, que j'aimais à passer en revue. On dit au reste communément à Sonora, qu'il suffit d'attacher le portrait d'un homme au lit d'une jeune femme pour qu'elle devienne aussitôt mère.

ceur et de bonté. Jeune, belle, à la tête d'une immense fortune, elle n'avait qu'à faire un signe, pour que les plaisirs fussent à ses pieds, esclaves de ses caprices. Avec eux, la vie est gaie et bruyante; mais elle n'a aussi que la durée de l'éclair qui ne fait qu'apparaître et disparaître dans les ténèbres, où ils conduisent rapidement au grand sommeil, ceux qui se sont abreuvés de leurs philtres. Ne troublons pas le repos de leurs victimes, car elles ont droit à tout notre oubli.

La riche palais qui semblait devoir être leur demeure, ne s'est fermé qu'à eux; il n'y a là de place que pour les malheureux qui souffrent, et pour celle qui s'est dévouée à leur soulagement.

Toute la façade, qui longe une grande place, est convertie en hopital, dont chaque pièce, de moyenne grandeur, ne comporte que deux lits d'une propreté remarquable. Le mobilier est bien modeste; une table et une chaise, également fraiches et propres. C'est parfait au point de vue de l'hygiène : une large fenêtre, nul encombrement et des murs fraîchement blanchis, sans la moindre tache. Tout est à la charge de Madame Assompcion, entretien du matériel, nourriture, service, médecin et médicaments.

J'ai dû à l'absence du médecin anglais, qu'elle a attaché à son hôpital, de faire la visite pendant les dix jours que je suis resté à Urès, ce qui m'a permis de la voir à l'œuvre, et de savoir ce qu'elle est pour ses malades.

Dans les deux amputations de membres que j'ai été obligé de faire, elle a été tout le temps à mes côtés, toute émue du sang qui coulait, mais calme, et prête à me serrer la main, en signe de remerciement, une fois le sacrifice heureusement terminé. Elle est la première, parmi ses gens de service, et il n'est pas de besogne devant laquelle elle recule. Elle est toute heureuse de ce qu'elle fait, sans y mettre la moindre ostentation : le seul regret que je l'aie entendue exprimer, c'est d'être obligée d'aller recruter les malades, pour la plupart Indiens.

Madame Assompcion ne comprend pas cette répugnance pour l'hôpital ; mais elle ne voit que le sien ; ailleurs, c'est autre chose ; et l'on s'explique les larmes dont j'ai été, plus d'une fois, témoin. Nul mot ne sonne avec plus de tristesse aux oreilles des natures impressionnables ; car il signifie les soins nécessaires et étrangers dans un milieu nouveau, où l'on ne saurait trouver ni les habitudes domestiques, ni la liberté, ni la vie à soi. Là, il n'y a que des figures inconnues, aigries par la souffrance, ou fatiguées de la tache ingrate ; et ce n'est pas sans une grande émotion qu'on voit apparaître celle du chirurgien ; car il est la diète, le rationnement, la drogue amère ou le couteau cruel. A côté ou plus loin, c'est l'agonie qui terrasse et terrorise ; c'est la mort qui fait ses appels et encaisse ; c'est la civière qui emporte et défile, et, au bout, est le marbre froid de l'amphithéâtre où le scalpel laboure et dépèce le cadavre.

L'hôpital est aussi un foyer d'air mauvais où les maladies se communiquent et s'aggravent.

Les vices de notre système hospitalier ne sont pas d'aujourd'hui, et ils ne finiront pas demain. L'hygiène veut qu'on s'éloigne des centres, pour les placer sur les hauteurs, qu'on les fasse précaires et petits ; et c'est l'inverse que nous faisons. Les quartiers les plus populeux ont leurs hôpitaux, comme si nous voulions y installer le plus dangereux de leurs poisons. Il est vrai que leur salubrité n'est que la chose accessoire devant la grandeur de l'édifice et la beauté de ses formes. C'est une de nos manies de bâtir pour les siècles, en faisant grand et beau, dût-on pour cela détourner les bras de l'agriculture et créer la cherté alimentaire, l'insuffisance nutritive, la chétiveté et les maladies qui vont puiser des forces redoutables dans l'entassement des détritus organiques de nos immenses constructions hospitalières.

J'admets que pour les cas urgents on ait pour ainsi dire, un pied à terre en ville ; mais, pour les malades transportables, il faudrait des ilots hopitaux, à la périphérie des cités, dans les endroits les plus salubres par l'élévation et la circulation de l'air. Le système des baraques est le seul acceptable pour les asiles de la maladie ; et si on a soin de les faire petites, modestes, à sol élevé et avec de larges ouvertures, on n'aura pas à craindre qu'elles soient des magasins d'air infect. Ce serait encore moins à craindre avec des terrains d'alternance, qui permettraient de les faire disparaître par le feu, tous les 4 ou 5 ans, en laissant à la zone abandonnée un repos de pareille durée pour son assainissement.

L'isolement des maladies contagieuses répond à un autre ordre d'idées, qui devraient le rendre obligatoire, même au sein de la famille. Il faut que le feu fasse son œuvre à fond dans leurs baraques à de plus courts intervalles, et détruise leurs foyers d'infection, qui sont une menace constante par l'émigration de leurs germes virulents, qu'ils prennent la voie de l'eau ou de l'air.

La conservation de nos malades ne peut se subordonner davantage à nos commodités ; il est temps que nous nous décidions à en faire le sacrifice. Avec nos constructions séculaires, quels que soient les efforts de la science, ils seront tenus en échec. L'aération des locaux, le lavage des pièces, le grattage des surfaces, le blanchiment des murs et la désinfection générale ne peuvent être qu'une faible atténuation des poisons nosocomiaux, puisque les murs et le sol pompent sans cesse les impuretés des milieux où ils plongent, et s'en chargent de plus en plus.

J'ai dit dans une partie de ce livre, ce que seront les semences morbigènes dans l'avenir, et il faut reconnaître que nous leur venons en aide de toutes nos forces. La civilisation a fait de nous les descendants abâtardis des anciennes races trempées à la résistance par l'air pur des champs, et aguerries aux durs labeurs de la vie par le travail des muscles.

Il ne saurait être question de cela aujourd'hui : en désertant les campagnes pour les cités, nous avons remplacé l'air pur par l'air altéré, et nous avons substitué le cerveau aux muscles.

Pour avoir place au budget, l'organe intellectuel est mis à la torture ; dès que l'enfant est en état d'articuler le son, il devient la chose des écoles ; et là il est chauffé à blanc avec des matières cadavéreuses, le grec et le latin, qui le consument. Il faut faire vite et arriver sans retard ; l'Etat est inexorable pour les limites d'âge. Je ne serai pas le seul à lui dire qu'il n'est point dans le vrai en recrutant trop vite et en licenciant trop tot. L'âge tendre n'a ni le discernement, ni la résistance voulue, et l'âge mûr est encore en état de rendre les meilleurs services, lorsqu'on le déclare impuissant. Que de forces stérilisées par une retraite précoce, et, pourquoi ne pas le dire aussi, par une paperasserie inutile, véritable plaie sociale, où s'absorbent d'innombrables bras, au détriment de la production vraie !

Après la réclusion de l'école, celle des chantiers administratifs et industriels, qui est définitive, n'étant entrecoupée que par le temps, malheureusement trop court, de la caserne, sur laquelle pèsent d'injustes appréhensions. Là, on ne s'occupe pas seulement de développer les forces, car nous avons besoin d'hommes forts pour les fatigues de la guerre ; l'esprit se plie aussi au devoir et l'âme se forme aux beaux sentiments.

On trouverait bien encore quelques heures à consacrer à l'air libre ; mais les cafés et les cabarets pullulent sur notre passage, et nous nous livrons au calme de leurs flots, qui seront la tempête demain.

Voilà dans quelles conditions nous parcourons le chemin de la vie, nous y traînant comme de vrais invalides, et semant à chaque pas les victimes. C'est au reste un curieux chemin que celui qu'on a sous les yeux. A côté des oisifs installés en champ de foire, on voit les travailleurs suant à la tâche, pour fournir à l'existence générale.

Chez les premiers, on assiste perpétuellement à la comédie ou au drame. Les uns festoient, et se grisent des fumées de l'estomac : tout leur temps est aux minuties personnelles et à la représentation. La journée commence par les épidermes et les poussières qui se baignent, s'amputent, s'alignent ou reçoivent le fouet ; et elle se continue par les présentations. Le tableau, soigneusement brossé, a pour sujets les personnes en présence, l'état du temps, les choses du dehors et du passé, les faits du présent, et surtout ceux des voisins. La partie vraiment animée est réservée au huis-clos de la nuit; les uns battent l'air de leurs membres, les autres l'ébranlent de ses sons, d'autres le chargent de leurs folies; ce sont de vraies scènes de monomanie agitante.

Les acteurs du drame se recrutent d'une toute autre manière; ce n'est plus l'estomac plein qui grise; c'est l'estomac vide qui réclame. La troupe est nombreuse, affamée et de mauvais aspect; elle a autre chose à faire qu'à s'occuper des épidermes et des grains de poussière; la table n'est mise nulle part et les miettes n'abondent guère. La ration ne peut s'augmenter qu'au détriment du voisin qui n'a pas de moindres appétits : il en est réduit, lui aussi, aux expédients et aux coups de main. Les plus audacieux mettent d'habitude à profit les ombres de la nuit pour donner l'assaut aux somptueuses curées, où il ne leur est fait aucune part. Lorsque la garde veille, l'attaque est le drame, et il est rare que le dénouement n'en soit terrible.

D'un côté c'est comique; de l'autre, lugubre. Il ne saurait donc y avoir de place, parmi les oisifs attablés ou guettant les miettes et les riches curées, pour celui qui veut parcourir sainement son chemin; la sienne est parmi les travailleurs.

La nature a varié le travail, et l'a même imposé, en ne nous livrant ses biens que par parcelles et moyennant un travail constant, comme si elle avait voulu par là nous arracher aux vices du far-niente.

Toutes les aptitudes sont utilisées dans son immense chantier; car il faut se nourrir, se vêtir, s'abriter et s'outiller. Pour prévenir et combattre les accidents et les usures de l'homme qui est le premier instrument de l'outillage, elle a mis à sa portée des moyens d'entretien qu'il a tout intérêt à connaitre.

L'air sera pur et sec, autant que possible; la pureté appartient tout au plus à celui du dehors, et nulle part elle n'est aussi compromise que par les cabarets, qu'il faudra absolument éviter.

Tous les chemins mènent aux champs pour les heures inoccupées ; là, tout est au profit du corps et de l'esprit. L'exercice de la marche n'est pas moins salutaire que les jeux de disque, de boules et de quilles, qui fortifient les membres et développent l'adresse. Et puis, quel spectacle plus édifiant que celui de la nature au travail et à la liberté, nous donnant le meilleur enseignement par son exemple ! Pendant ce temps, la maison s'aère et se purifie ; la propreté est d'autant plus nécessaire que le logement est plus petit. En l'absence de bains, on peut se servir pour celle de la peau d'un simple lavage, ou mieux, d'un frottage à la brosse avec de l'eau savonneuse.

Qu'elle soit froide ou chaude, qu'elle appartienne au corps ou à l'atmosphère, l'humidité sera toujours pour l'économie un grand danger, sur lequel il y aura à veiller. Contre l'humidité du corps, il faut le remplacement sans retard des vêtements, ou, à défaut, le chauffage. Quant à celle de l'air, contre laquelle sont impuissants nos moyens individuels, il appartient à la police sanitaire des villes de la détruire dans ses grands foyers, surtout dans les logements au ras du sol, où l'on n'a qu'un demi-jour chargé de vapeurs froides et malsaines.

Un grand nombre d'affections sont occasionnées par le froid, lorsqu'il surprend le corps échauffé : et il suffira d'un peu de vigilance et de quelques précautions pour s'en garantir. Il avertit d'ailleurs par son impression des troubles qu'il provoque, et il sera bon, à ces moments, de le combattre par une bonne sudation, même au moyen d'eau chaude simple, si on n'a à sa disposition ni bourrache, ni tilleul.

Les invasions du froid se chassent par la chaleur; on vient au reste par celle-ci à bout de bien des maladies. Le calorique par la braise s'emprunte au feu de la marmite; il n'est ni une drogue, ni un instrument de chirurgie, et il n'est pas plus difficile de l'avoir que de le manier. La braise est chargée sur une pelle et approchée plus ou moins des parties qu'on a intérêt à chauffer, ou bien elle sert à porter à blanc n'importe quel morceau de fer. Les douleurs extérieures, les vieilles plaies, les ulcères, les trajets fistuleux, les engorgements chroniques et les maladies anciennes de poitrine et de ventre, se trouvent aussi bien du chauffage que des pointes de feu. Dans les affections aiguës de la poitrine les ventouses sèches ne sont pas moins utiles que les pointes de feu dans les anciennes; et, dans un cas comme dans l'autre, il n'y a réellement pas de difficultés à leur application.

A côté du calorique, que je ne saurais assez recommander, d'autant plus, qu'il ne coûte rien aux bourses pauvres, se place la glycérine, dont l'importance n'est pas moins grande. (*)

La glycérine ne revient qu'à 2 fr. 50 cent. le kilogramme; si elle ne se donne point, elle n'est pas chère non plus. Ceux qui ont voulu se donner la peine de lire ce livre, doivent être édifiés à son sujet. Ils ont pu voir en effet que, partout où le

(*) On a pu lire, au chapitre « outillage », l'observation tout-à-fait intéressante d'une petite scrofuleuse traitée localement par le calorique et la glycérine camphrée. Le camphre s'associe à la glycérine dans toute notre médiation externe, et concourt à former l'enduit du feutre médicamenteux.

corps s'est trouvé entamé, elle a été sur la brèche pour en défendre l'entrée à l'air, et à ses bataillons de microbes, et qu'elle n'a pas été moins efficace pour les détruire une fois entrés dans la place. Les maladies de la peau, des yeux et des oreilles se trouvent aussi bien de ses applications que les affections fébriles où l'on a intérêt à faire des saignées de calorique : dans ce dernier cas, on doit l'employer en frictions sur les parties antérieures et latérales du tronc, pendant une vingtaine de minutes, et continuer ensuite avec du camphre en poudre. Immédiatement après la friction, la chute de la température est d'un degré ou de plusieurs dixièmes de degré ; c'est donc avec raison que j'ai pu donner à la glycérine le nom de « quinine des pauvres ».

Prise à l'intérieur, elle est également utile dans les maladies malheureusement très-fréquentes du tube digestif et de l'appareil respiratoire. Elle balaie les ferments ou les neutralise et panse les blessures des microbes, auxquels elle donne la mort. Le sang se purifie à son contact, et la porte aux poumons pour l'adoucir et le dégager. J'ai dit autre part, qu'on pouvait l'y amener directement par les pulvérisations, et qu'on devait attendre davantage de ce mode d'emploi.

La glycérine doit être entre les mains de chacun : elle est toujours bienfaisante, et sans la moindre nocivité, différente en cela de l'acide phénique, le médicament de la vogue dont le maniement à la légère présente de sérieux inconvénients. Je n'ai pas eu à le combattre comme poison, quoique l'on cite des cas ; mais j'ai traité ses inflammations, ses brûlures et ses mortifications ; je peux même nommer une fillette de l'Hilhil, d'une dizaine d'années : j'ai dû la mutiler de l'index, qu'on avait trop largement arrosé de phénol, à la suite d'une coupure insignifiante.

La science a sans doute des moyens autrement puissants que ceux que j'ai indiqués ; mais ils n'appartiennent qu'aux privilégiés qui ont eu les faveurs de la fortune ; ou bien on ne les rencontre que dans les hopitaux ; et il faut savoir y arriver à temps, d'autant plus qu'on n'a point à compter sur des secours, lorsqu'on les quitte invalide.

C'est là encore un défaut de notre système hospitalier, qui demande également sa réforme. Les invalides doivent être recueillis comme des malades, dans des asiles particuliers, ensoleillés et à l'air pur, en dehors du régime des cités. Ceux qui ne connaissent que l'Algérie du passé, peuvent encore douter de sa salubrité ; quant à nous, qui l'habitons depuis de longues années, nous affirmons hautement que le climat en est salubre, et que nulle terre ne saurait mieux convenir aux infirmes, grâce aussi à ses vastes espaces qui laisseront la famille unie et la feront agricole.

Je n'aurais pas eu à parler des maladies de l'esprit si elles avaient été soumises à leur hygiène et à leur traitement, qui sont l'éducation et la volonté. On se demande d'ailleurs, comment elles ont pu se constituer un cadre, puisqu'on ne leur trouve point de lésions, et qu'on ne voit guère la raison de leur existence.

La nature n'a point fait de séparation ; le moule est unique et la maison commune ; elle a le même sol, le même toit, la même atmosphère, le même foyer de lumière et de chaleur. Le petit rudiment qui propagera un jour la famille, n'est venu que par l'union de deux êtres, et n'a pu se développer sans leurs soins. Pouvait-on mieux mettre en évidence l'union et les devoirs?... Les nécessités de l'existence ont, il est vrai, forcé à la dispersion, les nouvelles souches et leurs rejetons. Mais la dissémination, qui devait laisser intact le souvenir de l'origine commune, l'a au contraire effacé. C'est à peine si la cohésion se maintient dans les petits groupes; hors de là, il n'y a généralement qu'indifférence, sinon inimitié. La protection, qui était la tâche du fort, dans la petite famille, devient l'oppression dans la grande; là, on partageait le morceau de pain; ici, on l'accapare.

Jamais les mauvais penchants ne prennent plus de force qu'au soleil de l'oisiveté ou au fumier de l'inconduite, et n'arrivent plus sûrement au paroxysme de l'aberration et de la perversité. Par eux, les principes qui nous ont accueillis au berceau se perdent dans le crime, et se noient dans le sang. Les éléments qui nous étreignent avaient assez de leurs forces, pour vaincre notre faible organisation, même valide et appuyée, sans que des mains fratricides vinssent à leur aide, en rompant le faisceau de la résistance. On ne compte vraiment plus les naufragés de la tempête constamment déchaînée et affranchie de la digue commune; si encore on accourait à leur secours! mais parmi les spectateurs, les uns ne reconnaissent que le culte de leur personne, et ne voient plus rien en dehors; les autres ne s'en détachent que momentanément, à leurs heures et suivant leurs convenances.

Ils ne sont qu'en nombre infime, ceux qui ne voient que les secours à porter. Et l'armée de l'humanité qui devait être si nombreuse et si dévouée, n'a, en réalité, que des déserteurs et des traînards abandonnant à la tâche obscure ceux qui se dévouent sans mesurer les sacrifices. Les statues qui se dressent pour l'immortalité ne seront point aux soldats de la bienfaisance; ils n'ont pas choisi, eux, le champ de bataille, où elles se récoltent, ni fait le bruit qui les élève. Ils n'en voudraient pas au reste; leur triomphe, à eux, est le salut du naufragé et la joie à son foyer. Eh bien! qu'ils aient une place à ce foyer qu'ils ont vivifié en y sèchant les larmes, et que, semblables aux dieux lares des anciens, ils en soient les génies tutélaires!

Ce n'est pas assez. Qu'ils en aient une aussi au foyer de tous ceux qui s'intéressent à la famille humaine, et si je me suis permis la douce tâche de leur dire le nom de madame Assompcion, c'est pour qu'ils le recueillent et le conservent comme celui de la fée bienfaisante qui ne connaît ni le repos contre l'infortune, ni la lassitude pour le bien.

Au moment où je transcris ces lignes, la ville de Marseille conduit le deuil d'un des meilleurs soldats de l'humanité. Le docteur Fabre, professeur de clinique médicale, tombe encore tout jeune, prodiguant aux malheureux son vaste savoir et sa grande fortune. Ce nom a été, comme celui de madame Assompcion, le symbole et le palladium de la bienfaisance, et il doit également s'inscrire ici en lettres ineffaçables.

Que le Bien, pour eux, soit à l'Oubli, ce que le soleil est à l'Ombre.

BOTANIQUE MÉDICALE

On connaît à Guaymas la flore manuscrite de l'Etat par un médecin français, du nom de Breton, malheureusement mort avant de l'avoir publiée. On la dit très-intéressante ; mais, quelques recherches que j'aie faites, il m'a été impossible de savoir ce qu'est devenu ce manuscrit. Il est d'autant plus regrettable qu'un pareil travail soit peut-être perdu pour la science, qu'il doit contenir des renseignements précieux sur la médecine des Indiens par les simples. Ils n'usent pas d'autre médication depuis les temps les plus reculés ; et, comme l'expérience s'est transmise, en s'accroissant, ils sont ainsi arrivés à avoir des *curanderos* très-habiles, et même des spécialistes en renom.

Il est d'ailleurs notoire que, même parmi nous, le diplôme n'est qu'une faible ressource, tant que l'expérience n'est pas venue à son aide. Tout en me méfiant des exagérations, je n'ai réellement renoncé à voir un guérisseur de rage à Hermosillo, que lorsque j'ai su que la médication locale se bornait à des passes de doigts trempés de salive, et au marmottement de quelques mots. Les malades seraient, il est vrai, soumis à la diète et aux diaphorétiques, ce qui rentre dans les indications de la maladie, puisque les accidents ne peuvent s'enrayer que par l'affaiblissement et l'élimination du virus. L'empirisme est cette fois, d'accord avec la physiologie ; ses succès ne peuvent être au reste qu'à ce prix.

Je resterai dans la logique des choses en formant mes groupes d'après les propriétés physiologiques des plantes ; c'est à cela d'ailleurs que je bornerai ma rapide excursion, sauf quelques particularités.

Plantes vomitives. — Elles renferment différentes espèces du genre *Psychotria*. L'*ipéca blanca* du Mexique est moins irritante que l'ipécacuanha gris et strié. Le *polygala del païs* s'administre comme vomitif de la même manière que l'ipéca ; il s'emploie en plus dans les affections des voies respiratoires, dont il modifie les sécrétions, et contre la morsure du crotale qui est très commun dans la Sonora. La *suffocatoria de Colima* est plutôt un émèto-cathartique. Les graines du *chicalote* et de la *habilla*, la *Padifolia de Jalapa* et la *scabiuscula de Colima* sont également vomitives.

— PURGATIVES. — Le *Jalapa* et le *Méchoacan* tirent leur nom de la ville et de l'Etat qui les produisent en abondance. L'*Auchichi* (Bryonia variegata) purge énergiquement et sert comme rubéfiant de la peau. Par l'expression des semences du *Piñonsillo* et de *l'iguerilla*, on obtient des huiles purgatives ; celle de l'iguerilla se consomme sous le nom d'*aceite de castor* (huile de ricin en français).

Le *tabachin* (poinciania pulcherrima) possède en outre des propriétés emménagogues. Avec les pulpes de *casse* et de *tamarin*, on obtient plutôt des boissons laxatives et rafraîchissantes. Aux plantes purgatives déjà nommées s'ajoutent le *tanquamete*, le *jumete*, le *cisalpinia exostemma*, le *pipitzaohuac*, la *mentzilia hispida* et la *globularia alypum*.

— VERMIFUGES. — Les plus importantes sont le *pica-pica (dolicos pruriens)*, le *manzanillo*, ainsi appelé du nom de la ville de Manzanillo, dans l'Etat de Colima, et la *cebadilla*, dont on fait usage également dans le rhumatisme chronique, dans les paralysies et dans la rage.

— EMMÉNAGOGUES. — La *rue*, la *sabine*, l'*artemisia del païs (ambrosia artemisifolia)* et le *sinhuaposte (montagnea fructescens)* méritent seuls d'appartenir à ce groupe, bien que d'autres plantes parmi les excitantes s'utilisent dans le cas. Le *sinhuaposte* est appelé par les Indiens la médecine des femmes.

— EXPECTORANTES. — A côté de l'*isopo del païs* se

trouvent les baumes du *liquidambar styraciflua*, du *styrax benjoin de Colima*, et du *palo mario;* les résines de l'*élafium copalliferum*, et des *amyris coronna* et *tecomaca* ne servent que comme encens et vernis.

— EXCITANTES. — Leur nombre est considérable; mais pendant que les unes, telles que les sauges, la *yerba buena*, le *toronjil*, la *nepeta citroïdora*, la *yerba dulce*, l'*acocote (penta crypta arthro purpurea)* la *damiana (cineraria mexicana)*, le *saylquilite (matricaria pyrethroïdes)*, le *mahuposte*, le *tejescuite*, la *yerba del Indio*, le *gengibre*, la *yerba santa* s'emploient sans indication précise; d'autres au contraire s'appliquent à des cas voulus. C'est ainsi que la *capitaneja (bidens étérophylla)* et la *raiz del manso (héliantus glutinosus)* s'utilisent, la première, pour les chancres, et la seconde pour les ulcères cancéreux et les autres plaies.

La *rosilla* et la *yerba del Angel (eupatorium sanctum)* sont, l'une sternutatoire et l'autre nervine. Pour les piqûres des insectes et l'éléphantiasis on se sert de la *yerba del tabardillo* (*piqueria trinervia*), pour les morsures des serpents et les piqûres de scorpion, du *guaco*.

La *tardadilla* (*contrayerba*) s'utilise dans les affections adynamiques, dans l'anémie, dans la dyarrhée et la dyssenterie chroniques; le *piru schinus molle* dans les affections de l'estomac et des reins; la *yerba del cura* dans le rhumatisme; la *semoncilla* et la *gubernadora de Mexico* dans les fièvres; la *sarsaparilla* dans la syphilis et les dermatoses.

— IRRITANTES. — Les différentes espèces d'*euphorbes* se placent au premier rang. La *yerba della golondrina* (*euphorbia maculata*) est d'un usage commun dans les vieilles plaies, dans les dermatoses et dans le *favus*. On a également des effets irritants avec las *ojas de San Pedro (daphné lauréola)*, la *flor de Pascua (euphorbia étérophylla)*, la *yerba del alacran (plumbago scandens)* et l'*alcatroz*.

— ASTRINGENTES. — Aucune de ces plantes, dont le chiffre est pourtant élevé ne saurait supporter la comparaison avec le *cuate (viborquia polystochia)*, dont la gomme est presque du tannin pur, ce qui l'a fait substituer au *Kino*. Le *huisache*, le *palo de campèche (hématoxylum campechianum)* le *tepehuaje* (*acacia acapulcensis*), le *brasil* (*cisalpinia ecchinata*), le *huamuchyl* (*mimosa unguis cati*), le *cascalote* (*rhus coriarius*), le *timbe* (*rhus schinoïdes*), le *zumaque* (*rhus mollis*), la *ciruelilla* (*bonchisia sessifolia*) et la *bistorte* possèdent tous des propriétés plus ou moins astringentes. L'écorce du *chicozapote* est d'un usage commun dans les flux intestinaux. Le *ratanhia du Mexique* est le *crameria linearis*.

— TONIQUES. — Comme les autres centaurées, la *centaurea mexicana* s'emploie dans la dyspepsie, dans les fièvres palustres et dans les anciennes diarrhées. La *cerraja*, le *zacatechichi* (*athanasia amara*), la *emula*, le *quassia* et le *palo mulato* (*zantoxylum clara herculis*) sont également toniques et fébrifuges. Le dernier se trouve en abondance dans le Sinaloa, où l'on s'en sert aussi comme sudorifique et diurétique. On donne volontiers dans le pays le nom de quinquina au *copalchi* (*croton pseudochina*).

Il s'emploie en effet de préférence aux autres amers dans les fièvres, avec des résultats généralement favorables. J'y ai eu plus d'une fois recours pour nos soldats, en décoction ou en macération vineuse, et je m'en suis bien trouvé. Le *laoba* et le *cuachalilla* viennent au dernier rang.

— DIURÉTIQUES. — On comprend l'action sédative

des graines du *Jajobo* dans les ardeurs urinaires par le ralentissement qui s'effectue dans le centre de la circulation. La *pinguinica* (*arctostaphylos pungens*) semble jouir d'une véritable efficacité dans la gravelle, dans la blennorrhée et dans les catarrhes chroniques de l'appareil génito-urinaire. L'*apio*, la *yerba del zapo*, le *lentrisco* et le *cainça* favorisent également les évacuations rénales. Par la fermentation de la sève du *maguey* (*agave cubaensis*) on a une boisson diurétique qui paraît avantageuse dans la diarrhée chronique, dans la chlorose et dans l'amenorrhée.

— EMOLLIENTES. — Après le *huinar* ou *popalajo* (*malva scoparia*), le *monacillo* et la *yerba del negro*, viennent les gommes, qui presque toutes appartiennent à la famille des légumineuses, qu'on trouve en abondance au Mexique. Je me suis communément servi de celle du *mezquite* (section des légumineuses), qu'on a presque partout, en raison de sa solubilité dans l'eau. Avec les graines de la *chia salvia* et de la *Pamita* on a une boisson rafraîchissante et agréable; les graines de la dernière sont très-petites et d'un beau rouge ; les Indiens les récoltent dans les montagnes de la Sonora et en font l'objet d'un commerce. Comme elles émettent rapidement leur mucilage à froid, elles sont très-recherchées l'été.

Nulle boisson n'est plus répandue ici pour les malades que l'*attolle*, sorte d'émulsion d'aspect laiteux, préparée avec les graines de maïs, non moins recommandable par ses propriétés émollientes que par sa vertu nutritive. On emploie moins les fécules du *chinchayote* (*schinus edulis*), du *camote* (*batata edulis*), du *manioc* (*yatropha edulis*), du *cacomite* (*brigridis cacomite*), et du *jicote* (*dolicos tuberosus*), bien qu'elles se trouvent dans les mêmes conditions que l'*attolle* par leurs propriétés.

GISEMENTS MÉTALLIFÈRES ET MÉTALLURGIE DES MÉTAUX PRÉCIEUX

Je n'ai qu'à rappeler les anciens *placeres* de la Sonora et à mentionner l'or de lavage, où de nos jours on trouve encore de grosses pépites, à côté des grains, des paillettes et de la poudre, pour montrer la richesse minière du pays. La curieuse histoire de la salière, qui a donné à la mine le nom de Saladero, est à apporter à l'appui.

Il avait suffi d'une nuit aux pères Jésuites pour extraire le minerai, le griller, le fondre et le transformer en une salière d'argent massif qu'ils présentèrent le matin à leur évêque, parce qu'il avait, la veille, comparé leur maison sans salière à une habitation sans murs.

Il existe peu de roches, dans l'intérieur, sans filons métallifères : d'ordinaire ils sont en contact avec du porphyre, dans une gangue de quartz, où l'on peut voir à l'œil nu les particules du métal. Au dire des Gambusinos, que j'ai eu occasion de voir à Hermosillo, les minerais d'affleurement ne sont pas moins productifs que les autres, aussi se livrent-ils plutôt à leur recherche qu'à l'exploitation des mines abandonnées.

En dehors de l'état natif, l'or se trouve aussi en pyrites dans les filons et dans les terrains d'alluvion.

L'argent est d'une découverte plus récente, il se présente généralement à l'état de sulfure, mélangé à d'autres métaux, tels que la galène (sulfure de plomb natif), la blende (sulfure de zinc), les sulfures de cuivre, d'arsenic et d'antimoine. Les fameuses planchas de plata, où il se trouvait pur, sont aujourd'hui inexploitées.

On voit encore à Urès une usine abandonnée, qui a servi autrefois au traitement du cinabre.

Les filons de cuivre gris sont assez communs, mais ils ne s'exploitent qu'en vue de la préparation du magistral.

On a des métaux dans presque toutes les roches des districts de la Madalena, d'Arispe, d'Urès et de Moctezuma. La Madalena compte jusqu'à vingt-huit mines d'or, d'argent et de cuivre, rendues presque inutiles par les incursions des Apaches. Les placeres de l'Altar restent également improductifs par le manque d'eau; dans quelques points cependant, l'or est à l'état de particules assez grosses pour qu'on puisse se servir du vannage.

Le minerai traité par la fusion ou l'amalgamation reçoit le coin de la monnaie d'Hermosillo.

La méthode par fusion est la première en date; la dernière ne repose en effet que sur des données scientifiques que les peuples primitifs ne pouvaient posséder pas plus ceux de l'Amérique que ceux de l'Ancien Continent. On sait que nos ancêtres ont commencé par se servir du silex taillé ou non pour la confection de leurs armes et de leurs outils : ce fut l'*âge de pierre*. L'*âge de bronze*, alliage d'étain et de cuivre, lui succède; ces deux métaux, qu'on trouvait à l'état natif, furent facilement mis en œuvre par la simple fonte et le martelage. Ce n'est que bien plus tard qu'arrive l'*âge de fer;* l'extraction de ce métal exige également des connaissances étendues, hors de la portée de peuplades à demi-barbares.

Le passage suivant emprunté à de Humboldt prouve que les peuples de l'Amérique travaillaient l'argent bien avant la conquête. « Depuis 1545 jus-
« qu'en 1571, les minerais ne furent traités à Potosi
« que par le fondage. Les *conquestadores*, ayant uni-
« quement des connaissances militaires, ne savaient
« pas diriger des procédés métallurgiques. Ils ne
« réussirent point à fondre le minerai au moyen de
« soufflets, et ils adoptèrent la méthode bizarre
« que les indigènes employaient dans les mines
« voisines de Porco, qui avaient été travaillées au
« profit de l'Inca longtemps avant la conquête. On
« établit, sur les montagnes qui environnent la ville
« de Potosi, partout où le vent soufflait impétueuse-
« ment, des fourneaux portatifs appelés *huayres*.
« Ces fourneaux étaient des tuyaux cylindriques
« d'argile très larges et percés de trous. Les Indiens
« y jetaient, couche par couche, du minerai d'ar-
« gent, de la galène et du charbon ; le courant d'air
« qui pénétrait par les trous, vivifiait la flamme et
« lui donnait une grande intensité. Les premiers
« voyageurs qui ont visité les Cordillères parlent
« avec enthousiasme de l'impression que leur avait
« laissé la vue de plus de 6,000 feux, qui éclairaient
« la cime des montagnes autour de la ville de Po-
« tosi. Les masses argentifères obtenues étaient re-
« fondues dans les cabanes des indiens, en se
« servant de l'ancien procédé qui consiste à faire
« souffler le feu par dix ou douze personnes à la
« fois, à travers des tuyaux de cuivre de un à deux
« mètres de long, percés à leur extrémité intérieure
« d'un très petit trou. »

Les procédés en usage aujourd'hui n'ont plus rien à faire avec cette méthode primitive, qui ne peut être appliquée à des minerais pauvres.

EXTRACTION DE L'ARGENT

Pour extraire l'argent par la fusion, on mêle le minerai à la galène et on soumet le tout au grillage. Le mélange d'oxyde, de sulfate et de sulfure de plomb que l'on obtient, est ensuite soumis à une haute température dans un fourneau dont on a fermé les issues; on n'a plus alors que de l'acide sulfureux et du plomb liquide, où se trouve tout l'argent du minerai. On procède consécutivement à leur séparation au moyen d'un fourneau à réverbère, dont la sole est une coupelle recouverte de cendre lessivée fortement battue.

Le four étant préalablement chauffé, on coule le plomb en donnant le vent d'un fort soufflet, afin de l'oxyder; des rigoles partiquées à la partie supérieure de la coupelle laissent passer l'oxyde qui se forme et qui reste à la surface en raison de sa plus faible densité. L'opération se continue en versant de nouveau du plomb, jusqu'à ce que la coupelle contienne une forte masse d'argent, que l'on retire après refroidissement pour le couler en barres et le porter ainsi à la monnaie.

Dans le procédé par l'amalgamation, le minerai est préalablement bocardé et réduit en poudre, avec le concours de l'eau, dans des moulins dits *arrastres*. On obtient de la sorte des boues qu'on expose au soleil dans une aire dallée (*patio*), où elles sont disposées en tas (tortas) et saupoudrées de sel marin, dont on assure le mélange par le piétinement des mules pendant huit heures.

Après un repos de quelques heures, on ajoute du magistral, dont le principe actif est le sulfate de cuivre provenant du grillage des pyrites de fer et de cuivre, et l'on fait de nouveau piétiner les mules.

On laisse encore reposer vingt-quatre heures, et on ajoute le mercure (azogue), que l'on incorpore à la masse par le piétinement des mules, pendant seize jours en moyenne. Le mélange prend de plus en plus des teintes grisâtres, et après essai on ajoute du magistral, s'il n'y en a pas assez, ou de la chaux, s'il est en excès. Lorsque l'essai est concluant, la masse est soumise petit à petit à des lavages successifs dans un appareil dit lavadero ; l'amalgame et les particules terreuses y reçoivent un courant d'eau plus ou moins énergique qui les sépare en entraînant les dernières pendant que l'amalgame reste dans des rigoles. Le lavadero a très-heureusement remplacé les pieds des Indiens qui restaient plongés jusqu'à la ceinture dans un courant d'eau et dans un milieu mercuriel. Les parties amalgamées sont ensuite lavées à grande eau, enfermées dans un filtre en cuir dont l'extrémité est en toile à voiles, et enfin soumises à l'expression. On n'a plus alors qu'à couler l'amalgame dans des moules en fer qu'on porte sur un plateau de même métal, muni de pieds et percé de trous ; le tout est placé sous une cloche que l'on chauffe. Par suite de l'élévation de la température, le mercure se distille et tombe au-dessous du plateau où on le recueille.

L'opération dure de huit à douze heures. L'argent ainsi obtenu est poreux et demande une nouvelle fusion avant d'être coulé en lingotière et livré à la monnaie.

L'argent a été sans doute moins torturé par les alchimistes que l'or et le mercure dont j'aurai à parler; mais il n'a pas non plus échappé à leurs spéculations.

En raison de sa blancheur, ils lui donnèrent le nom de Diane, et lui attribuèrent des relations mystérieuses avec cet astre. Ils le vantèrent comme spécifique dans les maladies du cerveau, et en firent usage en applications et en limaille dans la piqûre du scorpion, ainsi que dans les palpitations et dans la fétidité de l'haleine. Ce métal ne pouvait faire plus mauvaise entrée en médecine, où il a pourtant conquis une des premières places : le crayon au nitrate d'argent est le compagnon obligé du bistouri pour la chirurgie. L'efficacité de ce sel est tellement avérée dans les inflammations aiguës ou chroniques des muqueuses et de la peau qu'on s'en sert communément comme caustique antiphlogistique.

Sans qu'on se rende bien compte de son action dans l'épilepsie, dans la chorée et dans l'ataxie locomotrice, il n'en affirme pas moins sa vertu sédative et ses bons résultats. De ce côté, il a donc rattrapé avec nous le crédit que les alchimistes lui avaient fait perdre comme remède, sans pourtant avoir atteint en rien le prestige dont il s'entoure dès son apparition.

L'argent s'est le mieux prêté par ses propriétés à la fabrication des monnaies; et s'il existe encore des localités où l'on fasse usage de jetons de fer, de coquilles, de graines de cacao, de morceaux de cuir et même de savon pour la commodité des échanges (comme j'ai pu le constater dans quelques pueblos isolés du Mexique), il n'en est pas moins accepté comme monnaie universelle, et il gardera longtemps encore sa place dans le champ monétaire, malgré les attaques toutes récentes dont il a été l'objet. Dès qu'on parle de monnaie, il est convenu que c'est de monnaie d'argent ou d'or. Son monnayage remonte aux temps les plus reculés et subit des modifications dans les procédés; au moule et au coin où se gravait la tête des animaux et des régnants, ont succédé le balancier qui frappe du même coup les deux faces de la pièce, la machine à découper, la tranche et enfin la presse monétaire qui fonctionne de nos jours. L'argent allié au cuivre, en vue d'augmenter sa résistance au frottement, est étendu en lames d'épaisseur variable par des laminoirs qui tournent en sens inverse et peuvent être rapprochés à volonté.

Le *pezo* mexicain représente l'effigie du *zopilote* perché sur un nopal.

EXTRACTION DE L'OR

L'or apparaît en grains ou en cristaux ramifiés dans les roches qui forment le passage entre les terrains de sédiment et les terrains ignés. C'est au moyen de l'eau et de sébiles en bois ou de plans inclinés recouverts de laine et traversés de baguettes que les orpailleurs séparent le métal qu'ils recueillent dans les terrains d'alluvion et dans les sables de transport, où il n'arrive qu'à la suite de la désagrégation de ses roches.

Lorsque, par l'un de ces procédés on s'est débarrassé en grande partie des éléments terreux, le restant est traité par l'amalgamation et distillé ensuite pour séparer le mercure. Le vannage ne s'emploie que rarement et à défaut d'eau; on fait également usage de la sébile et du plan incliné pour l'exploitation des roches, après que le minerai a été pulvérisé. L'or se trouve comme l'argent dans les sulfures de plomb, de cuivre et d'argent, et s'en extrait à peu près de la même manière. Les mattes provenant du grillage des sulfures se fondent avec le plomb afin de retenir l'or, et le plomb aurifère est ensuite soumis à la coupellation.

L'amalgamation ne diffère en rien de celle de l'argent.

Quel que soit le procédé employé, l'or renferme presque toujours des métaux étrangers : argent, cuivre, fer ou étain, dont il est facile de le débarrasser.

Lorsqu'on le fond avec le nitre, on élimine le cuivre, le fer et l'étain en les oxydant. Pour en séparer l'argent, il faut le réduire en grenaille et le traiter par l'acide sulfurique dans des vases de platine. L'acide reste sans action sur l'or pendant qu'il convertit l'argent en sulfate : on répète l'opération à plusieurs reprises en lavant chaque fois, puis on coule en lingots.

L'or a eu le privilège d'exercer au plus haut degré l'imagination des alchimistes. Transformer en or les vils métaux, voilà ce qui poussait les adeptes de l'alchimie à vieillir sur leurs creusets, torturant en vain la matière pour arriver à ces transformations; et, s'ils ne furent pas heureux de ce côté, ils se rattrapèrent d'un autre, en attribuant à l'or une foule de propriétés médicales, qui en firent une panacée universelle, leur rapportant des bénéfices illicites.

Porter l'or en amulettes, c'était un remède souverain qui rendait la gaité aux gens atteints de mélancolie; plonger le métal rougi dans de la tisane, c'était donner à cette dernière la vertu de guérir infailliblement les maladies les plus invétérées. Pour se refaire le sang et combattre l'anémie, il suffisait de saupoudrer les mets de sa poussière, ou de faire bouillir une pièce pendant vingt-quatre heures avec une vieille poule ou un vieux coq, ce qui devait donner un bouillon éminemment réparateur.

Ils rendaient l'or potable en le dissolvant dans l'eau régale et en le retenant ensuite dans les huiles essentielles. Ces préparations devinrent des secrets de famille, et restèrent longtemps en vogue ; jusque sous le règne de Louis XIV nous trouvons la fameuse liqueur d'or du général Lamothe dont on parle encore.

L'or n'a pas eu le sort de l'argent en thérapeutique ; s'il s'est fait accepter par quelques-uns dans le traitement de la syphilis, il a été au contraire repoussé par la généralité ; c'est d'ailleurs un irritant dangereux pour nos tissus, et l'on conçoit qu'il soit délaissé de nos jours.

EXTRACTION DU MERCURE

Le cinabre ou sulfure rouge de mercure n'a que de rares gisements qui se trouvent d'habitude dans un espace limité entre le grès rouge et le calcaire pénien. Ceux du Mexique ne fournissent plus rien à la consommation de l'azogue qui est pourtant considérable ; ils étaient très-restreints et d'une faible production, ce qui les a fait abandonner.

En raison de la volatilisation du mercure, son traitement est des plus simples. La mine est triée et exposée sur la sole d'un four percée à jour, qui se chauffe par un fourneau placé au-dessous. Au moyen du courant d'air activé par le foyer, l'acide sulfureux et les vapeurs de mercure s'élèvent et gagnent les conduits qui débouchent dans le four et se continuent par des allonges dites *aludelles*, sur une terrasse à double pente, de manière à amener les vapeurs mercurielles dans une rigole commune, avant qu'elles arrivent dans la chambre où elles achèvent de se condenser. Le mercure ainsi obtenu n'est pas pur, et c'est pour cela qu'on le distille pour le débarrasser des matières étrangères. On le met, à cet effet, dans des cornues en grès ou en fonte, en ayant soin de les couvrir d'une couche de sable, afin d'éviter que le liquide soit projeté hors des appareils distillatoires, pendant le passage des vapeurs, qui sont condensées dans l'eau où elles sont reçues. Le mercure est ensuite placé dans des bouteilles en fer pour être expédié en l'état.

Il n'est pas de transformations auxquelles ce métal n'ait été soumis par les chercheurs de la pierre philosophale, qui devaient convertir en or tous les métaux. Pour les alchimistes il devait représenter de l'or ou de l'argent à l'état imparfait, et ils étaient convaincus qu'il pouvait être converti en ces substances par des moyens qu'ils cherchaient avec une ardeur fébrile. Pour eux encore, il était le principe de tous les êtres et il devait exister dans tous les corps pesants et volatils.

Entre les mains des souffleurs, qui se disaient en possession de la pierre philosophale, le mercure a été une source de profits malhonnêtes ; après certaines manipulations, ces voleurs d'un genre particulier finissaient toujours par en extraire l'or qu'ils y avaient frauduleusement dissout.

Les spéculateurs ignorants payaient fort cher la poudre qui avait produit cette prétendue merveille ; mais quand, après le départ du souffleur, ils répétaient l'opération sur du mercure ordinaire, ils s'épuisaient en efforts inutiles et s'apercevaient trop tard qu'ils avaient été dupés.

Outre qu'il est employé pour l'extraction de l'argent et de l'or, le mercure sert encore à une foule d'autres usages. Le physicien et le chimiste ne peuvent s'en passer, et l'on peut dire que sans lui, un grand nombre de découvertes seraient encore à faire. N'est-ce pas au moyen du mercure que l'immortel Lavoisier a découvert la composition de l'air ? N'est-ce pas le mercure qui a fait faire tant de progrès au gaz ? N'est-ce pas encore par lui que nous sommes prévenus des mouvements de l'air et que nous connaissons sa température et la nôtre ?

Merveilleux agent pour nos tissus, il est antiplastique pour ceux où la vie est en excès, et réparateur pour ceux où elle fait défaut. On n'explique pas autrement ses succès dans la syphilis que par les modifications progressives qu'il imprime à la nutrition et aux sécrétions qui se trouvent fortement atteintes par le virus.

Les affections vénériennes ne sont pas les seules où son action s'affirme de la manière la plus heureuse. Mais je n'ai pas évidemment à insister ici sur les services remarquables qu'il rend tous les jours à la médecine dans une foule de circonstances diverses.

INDIOS MANSOS Y BRAVOS

La Sonora est, pour ainsi dire, enfermée dans un cercle d'Indiens, plus ou moins gagnés à la civilisation ou entièrement sauvages et qui parlent différents dialectes, tous issus de la langue *Nahuatl.*

Les premiers, connus sous le nom d'*Indios mansos* ou *Catechisados* sont organisés en villages et adonnés aux travaux agricoles ou pastoraux. Bien que vivant à part et encore attachés à quelques-unes de leurs anciennes coutumes, ils n'en sont pas moins en relation avec les blancs, pour lesquels ils se montrent doux et polis.

Les derniers que l'on appelle *Indios bravos* ou *chimarrones* sont au contraire nomades, vivent de chasse et de pêche, et se montrent féroces envers les blancs.

Des agglomérations formées d'individus issus de même souche sont nées les tribus, qui se retrouvent aussi bien chez les uns que chez les autres. Il ne manque certainement pas de relations à leur sujet; aussi, ne vais-je en parler que pour rapporter ce que j'ai vu ou ce que j'ai appris des habitants de la Sonora, qui les voient de fort près et très-souvent.

Yaquis : 12,000.— Ils occupent la partie moyenne de la vallée fertile du Rio-Yaqui. Nous les voyons tous les jours au marché de Guaymas, qu'ils alimentent des produits de la vallée, et nous les retrouvons un peu partout comme domestiques et portefaix. Leurs bras s'emploient aux travaux des mines comme aux cultures des haciendas, et on ne saurait avoir de meilleurs plongeurs pour la pêche des huîtres perlières, qui se fait toutes les années aux mois de mai et de juin sur les côtes de la Basse-Californie, principalement dans la baie de La Paz, non sans de véritables dangers. Les requins et les *tintoreras*, sortes d'immenses raies, infestent le golfe de la Californie et le plongeur n'a à leur opposer comme défense que le petit bâton effilé aux deux bouts, dont il se sert pour détacher les huîtres de leurs bancs.

Les perles de la Basse-Californie ont un bel orient et sont très-recherchées; malheureusement les bancs s'épuisent; c'est à peine si on en trouve de roses; quant aux noires, elles font entièrement défaut aujourd'hui. Comme on sait, la perle n'est qu'une hypersécrétion globulaire, de cause morbide, provenant de la nacre.

Le Yaqui est brave, travailleur et économe; dès qu'il a amassé un certain pécule, il s'empresse de rentrer à la vallée et se fait cultivateur pour son propre compte. Profondément religieux, il devient un gardien bien incommode pour le *padrecito* (curé), qui ne peut s'éloigner ni faire une absence, sous aucun prétexte. Les Yaquis ont eu autrefois leurs soulèvements et leurs heures de férocité; mais, depuis 1847, je crois, ils sont paisibles et inoffensifs, bien qu'ils soient organisés pour combattre. Nous avons reçu la visite d'une de leurs milices, à Rancho, et je dois avouer qu'elle ne m'a semblé guère dangereuse.

L'ordre dans les rangs était parfait; mais en dehors de cela, pas plus le chef que l'armement et le costume, rien n'indiquait une troupe.

Leur commandant, vêtu comme les autres, ne se reconnaissait qu'à une canne à pomme d'argent, et on n'aurait pas cru à des miliciens, s'ils n'avaient porté des arcs et des carquois munis de flèches.

Le capitaine *Markin* fut reçu à notre table, et j'ai encore présent à la mémoire l'embarras dont il fit preuve en se servant de la cuiller et de la fourchette, qu'il maniait peut-être pour la première fois. Il me parut tout heureux d'un numéro de l'*Illustration* dont je lui fis volontiers cadeau, voyant que les dessins l'intéressaient beaucoup.

Mayos : 7,000. — Ils ont la même origine que les Yaquis, dont ils sont les voisins, au cours inférieur du Rio Yaqui. On les dit moins braves, moins dociles et moins intelligents.

Opatas : 12,000. — Moitié de race pure et moitié Mexicains, ils sont fixés dans des pueblos aux hauts affluents du Rio-Yaqui. Agriculteurs, braves et guerriers, ils se trouvent souvent engagés contre les Apaches. Les Opatas sont poëtes, musiciens et parlent une langue harmonieuse. On les a vus à Guaymas répéter des morceaux de musique à la première audition, et l'on s'accorde généralement à dire qu'ils formeraient d'excellents musiciens, si leurs dispositions étaient cultivées.

Pimas. — Ils vont du nord de la Sonora jusqu'à l'Altar (Pimeria alta) et de la région du Rio-Yaqui au pied de la Sierra-Madre (Pimeria baja). Les deux Pimerias se séparent par la rivière de l'Assompcion, et abondent en or de lavage. Les Pimas sont doux, à demi-civilisés et adonnés à l'agriculture.

Papajos : 8,000. — Ils habitent la région des

sables, entre les rios de Sonora et de l'Altar, et servent de barrière contre les Apaches.

Seris. — Il n'en reste plus que 500 dans l'île de Tiburon, où ils se sont réfugiés, conservant encore leur caractère indomptable. Ceux que j'ai vus à Hermosillo avaient les cheveux ornés des plumes des oiseaux dont ils vendaient les dépouilles.

Cacomaricopas. — Ils habitent en grande partie le territoire de l'Arizona; j'en ai parlé ailleurs.

Apaches : 2,000 à peu près. — Divisés en tribus peu nombreuses dans les plaines du Nouveau-Mexique, près de l'Arizona et des bords du Rio-Grande-del-Norte. Adroits chasseurs et excellents cavaliers, ils poussent actuellement leurs incursions très-loin pour se procurer les troupeaux, qui doivent remplacer la vénerie des grandes prairies, presque détruite aujourd'hui. D'un caractère vindicatif et cruel, l'Apache est un vrai fléau pour la Sonora. Aussi habile à manier la lance qu'à décocher la flèche et à tirer avec le rifle, il a fait depuis longtemps justice des *presidios* et des *ranchos* de la frontière qui devaient arrêter sa marche. Les Sonoriens les plus rapprochés sont toujours en éveil, mais les expéditions qui s'organisent parfois donnent, généralement, peu de résultats. Les Apaches sont aussi bravaches pour l'attaque qu'ils sont prompts pour la fuite, sachant qu'ils n'ont pas de quartier à attendre. Les Mexicains n'épargnent que les femmes et les enfants ; ces derniers sont amenés comme prise de guerre et se vendent en moyenne une centaine de piastres. Ces acquisitions ne sont pas d'ordinaire heureuses ; l'instinct de la liberté reste vivace et continue à travailler ces jeunes têtes.

Entre autres cas, je cite celui d'un enfant pris à quatre ans, que sept années de confortable et de soins n'avaient pu attacher au gouverneur de l'Etat qui l'avait adopté et élevé. Le souvenir de la mère avait pourtant dû s'effacer de sa mémoire, puisqu'elle n'avait plus reparu après les deux premières semaines de l'enlèvement; on la voyait alors, chaque nuit à la porte du gouverneur, s'arrachant les cheveux avec des cris de désespoir.

D'autres il est vrai, se fixent facilement et s'attachent à leurs maîtres; telle était la femme d'une quarantaine d'années que j'ai eu à soigner, et que j'aurais prise volontiers pour une Mexicaine, si je n'avais été renseigné par son médecin qui m'en faisait le plus grand éloge.

Les Navajos font partie des Apaches, et sont comme eux, vindicatifs et féroces. Bien peu habitent des villages fixes; d'habitude, ils établissent le *jakal* de leur campement passager dans les parties les plus giboyeuses, afin d'être à portée du gibier. Ils se nourrissent de chasse, de fruits et de la galette ou de la bouillie de la graine du *zacate*, qui vient en abondance dans la prairie. Voraces et gloutons, les Navajos sont très-friands de la viande du cheval, qu'ils consomment à l'état cru. On recherche beaucoup leurs couvertes, remarquables par leur tissu et leurs couleurs.

Comanches. — Bien qu'ils soient à une grande distance de la Sonora, puisqu'ils habitent les prairies au nord del Rio-del-Norte, ils ne la visitent pas moins, et sont même plus à redouter que les Apaches.

Au moins une fois par an, les Comanches font des expéditions pour avoir des chevaux, qu'ils montent avec une dextérité surprenante; ils passent et avec raison pour être les meilleurs cavaliers des Indiens sauvages.

LA PINTA ET LE GOITRE A URUAPAN

Dans les premiers jours d'octobre, nous quittions la Sonora après un séjour de cinq mois pour regagner l'Anahuac à Durango, par le chemin que nous avions déjà fait, et nous organiser en colonne mobile en vue de l'évacuation. Nous devons à cette circonstance d'avoir visité beaucoup de localités et touché de nouveau aux terres du Pacifique à Uruapan, qui est le but et le terme de mon voyage, en raison de ses pintos et de ses goîtreux.

Il n'est pas un des endroits parcourus qui n'ait son importance; mais en me limitant à ceux qui se trouvent sur la route la plus directe, la course est encore longue et je n'en dirai que quelques mots.

Durango est la première ville que nous rencontrons depuis notre départ de Mazatlan ; il compte 14,000 âmes et jouit d'un climat salubre.

La ville n'est qu'à deux kilomètres du Cerro-Mercado, vaste montagne de fer magnétique, renfermant de 55 à 60 0/0 de fer.

Dans l'immense plaine qui s'étend de Durango à une petite distance de *Zacatecas* se trouvent les villes de Sombrerette et de Fresnillo, qui doivent leur existence à des mines d'argent et de cuivre; la dernière compte plus de 2,000 mineurs. Les

Apaches et les Comanches sont la terreur des haciendas de ces contrées qui sont généralement désertes.

Après les llanos de Zacatecas, qui ne sont que des steppes, on a des montagnes d'aspect sauvage, formant une véritable ceinture à la ville et renfermant en abondance des minerais d'argent.

Nous revoyons avec plaisir Aquas-Calientes où nous avions nos quartiers au moment du départ pour le Pacifique. La ville compte 20,000 habitants, et possède des bains thermaux qui n'en sont éloignés que de deux kilomètres. L'eau captée aux griffons sort au milieu de bassins en maçonnerie avec une chaleur qui varie de 25 à 38°, présentant ainsi la température du bain hygiénique et du bain chaud. On sait que, de 25 à 30°, le bain n'est ni tonique ni débilitant, et que, de 30 à 38°, il est débilitant après avoir produit une excitation générale. Heureusement, la spéculation qui s'attaque à tout n'a pas encore touché à ce bien du pauvre, à qui les ablutions sont le plus nécessaires. On comprend que ces eaux soient fréquentées journellement par de nombreux baigneurs, car la liberté des pores de la peau est aussi indispensable à sa respiration qu'à l'évaporation et à l'élimination des produits excrémentitiels. Les poisons endogènes ne sont pas étrangers à bien des maladies dont nous cherchons ailleurs l'origine ; et on ne saurait mieux les contrarier ou les affaiblir qu'en facilitant leur sortie.

Les nitrières d'Aquas-Calientes me rappellent que la fabrication de la poudre est chose commune même dans les ménages Indiens. Il en faut en effet pour les joetes (fusées) qui s'allument à tout propos et dans n'importe quel pueblo, mêlant leurs bruits aux *repiques* des clochers.

On accourt de tous les points du Mexique à la foire de San-Juan-de-los-Lagos, comme, de tous les côtés de la Corse, on va à la Santa-de-Niolo; le trafic s'exerce sur toutes les branches de la production et donne lieu à des affaires considérables. Il y a deux ans, nous traversions Lagos pour aller à Guadalajara : nos souvenirs font seuls la route aujourd'hui pour aller y recueillir les sympathies d'autrefois.

En raison des nombreuses guerillas qui se montrent dans le Bajio, nous nous installons momentanément à Léon. Cette ville se distingue de celles que nous venons de voir par ses cultures de céréales et par ses fabriques de *zarapès* et de *rebozos.*

Le Bajio est considéré avec raison comme le grenier et le jardin du Mexique : il est en effet non moins remarquable par sa fertilité que par ses sites, ses forêts, ses lacs, ses eaux chaudes et ses volcans.

C'est là que nous avons été témoins d'un fait aussi curieux que rare et que je tiens à rapporter. A côté de la véritable mère, on voyait, dans la même écurie, une mule nourrice prodiguant ses caresses et son lait à un jeune poulain dont elle s'était emparée dès sa naissance, sans admettre le moindre partage. Ce cas me rappelle une femme d'Hermosillo, d'une soixantaine d'années, allaitant, elle aussi, vingt-cinq ans après ses dernières couches, un tout petit nourrisson resté orphelin de mère.

Dans les premiers jours de février, nous nous éloignions définitivement de Léon, par la route de Zamora, en passant par *San-Pedro-Piedra-Gorda* et la *Piedad.*

Autant la première de ces villes est saine, autant la dernière est insalubre : la Piedad est traversée par le Rio-Grande de Santiago, dont elle subit les inondations pendant les fortes crues. On doit à ces circonstances et surtout à son atmosphère chaude et humide de nombreux cas de fièvres graves et d'éléphantiasis ; l'usage du poisson du fleuve, il est vrai, passe aussi pour n'être pas étranger à cette dernière affection.

Aucun nom ne saurait mieux rendre la foi religieuse de la population ; j'ai vu bien souvent les femmes marchant sur les genoux pour se rendre à l'église, et l'habitude presque générale est de garder pendant toute la cérémonie, les bras étendus ou de s'en frapper avec force la poitrine.

Nous avons autrefois occupé Zamora en revenant de Guadalajara : la ville s'étend dans une belle plaine, toute sillonnée d'arroyos et de canaux de dérivation ; et quoique appartenant à la zone tempérée, elle a la végétation exubérante des terres chaudes. Le frêne se montre partout d'une taille élevée, aussi bien dans les huertas que sur les places et les routes. A trois kilomètres au sud, on a le parc de Jajona, aménagé et entretenu avec un soin particulier. Les arbrisseaux et les fleurs sont sacrifiés aux massifs d'arbres élevés, en vue sans doute de l'ombre et de la fraîcheur. On n'a pas non plus visé aux effets des cascades avec l'eau qui y abonde ; elle a été réunie dans des bassins écartés des allées, d'où elle s'écoule par des *sequias*, après avoir servi à nettoyer et à raffraîchir les baigneurs.

Comme divertissement très-suivi on a les corridas de toros, un peu en avant du parc. L'amphithéâtre se remplit avec rapidité ; tous les regards vont à la loge du taureau sauvage qui s'élance avec entrain dans l'arène, croyant trouver la liberté ; mais le toréador est là, campé en face, en costume bariolé, le spectre rouge à la main, au centre de la nouvelle prison qui est toute houleuse. Il n'en faut pas tant pour allumer la colère de l'animal ; en un rien, il est à l'ennemi, l'armure baissée, afin de mieux l'enlever ; les coups portent dans le vide ; les attaques manquent et se renouvellent : lorsqu'il touche à son but, le toréador a déjà escaladé les barricades, salué par les huées de la foule et les cris de « a fuera capote. »

Avec le picador les passes sont autrement vives ; la pointe de la lance n'irrite pas moins que le drapeau rouge ; d'habitude c'est le cheval du picador qui reçoit les coups. L'exaspération du taureau est à son comble, lorsqu'il se sent couvrir de bandelettes et de bolas rouges, qui ne s'attachent qu'en lui perçant la peau. Ainsi affublé de cette toilette, il ira au supplice, tentant un dernier effort pour se débarrasser du matador qui lui présente le fer. La *primera spada* connaît le point à toucher, et il est rare que l'animal ne tombe dans son élan, frappé au cœur. A ce moment les bravos et les piastres partent en même temps de tous les côtés de l'amphithéâtre. Je ne me suis jamais caché pour dire aux Mexicains quel était mon dégoût pour ces distractions barbares, qui rappellent encore les tristes temps où l'on se divertissait à la vue du sang et des souffrances de malheureuses victimes.

Dans la vraie corrida, la lutte est essentiellement pacifique et réellement amusante ; le taureau, jeté par terre au moyen du lazzo, reçoit une corde à la ceinture, et se relève portant son cavalier dont il ne veut à aucun prix. Devant ses sauts désespérés la corde se lâche vite, et, il n'est plus possible de tenir à califourchon ; les tentatives se répètent sans plus de succès au milieu de l'hilarité générale.

Comme l'*embolado*, il sort vivant de l'arène,

n'emportant que le souvenir de ses tracas et de son humiliation.

La salubrité de Zamora laisse plus qu'à désirer; nous y avons eu des cas de typhus parmi nos soldats, à notre premier séjour, et ils ne sont pas rares dans la population civile. Les fièvres des terres chaudes, tout en étant communes, n'atteignent point la fréquence de l'anémie et des affections du tube digestif; l'éléphantiasis a ses malades comme dans tout le restant du Bajio.

L'ivrognerie donne lieu à des expositions qui ne manquent ni d'originalité ni de portée. L'ivre-mort est transporté en pleine rue et abandonné au milieu des fleurs, dans l'attitude d'un cadavre. Pour le vétéran chevronné de l'aqua ardiente ce ne sont là que de purs enfantillages; il est depuis trop longtemps livré aux longs sommeils, aux cauchemars lugubres et aux humiliations publiques pour qu'il se corrige à un semblable réveil.

Après l'affaire de *Tenguecho*, nous prenions la route d'Uruapan à travers un pays montagneux et pittoresque, couvert de belles forêts et habité par les *Indiens Tarasques*.

Avant d'arriver à *Ojos-Calientes*, nous trouvons le sol jonché d'anciennes laves, et le feu souterrain ne semble pas près de s'éteindre; la petite plaine où nous bivouaquons, lance en de nombreux endroits ses jets de vapeur, où s'ouvre à ses eaux bouillonnantes, en attendant que ce travail ou une poussée plus forte en aient fait un cratère.

Uruapan est la ville des sanglants combats depuis la révolution; la lutte venait d'y être terrible entre les libéraux et les impérialistes, qui avaient été complétement écrasés. Par suite de sa proximité de l'Etat de Guerrero, il est le point obligé du transit du café, du cacao, du riz, de l'indigo, de la cochenille, de l'aqua ardiente et des fruits des terres chaudes, aussi bien que des arrivages d'Acapulco. Les habitants semblent attribuer aux passages fréquents des convois les maladies qui lui ont fait un renom d'insalubrité, telles que les fièvres paludiques et bilieuses, la dyssenterie, le typhus et la phthysie pulmonaire : cette accusation est évidemment inexacte.

Je n'ai pas au reste à m'occuper de la question ; comme je l'ai dit, Uruapan n'est le but et le terme de ma rapide course dans l'Anahuac et le Valladolid qu'à cause de la pinta, que j'ai eu la bonne fortune de pouvoir observer.

Dans les deux observations que j'ai recueillies à la hâte, je n'ai pas le spécimen rouge et je ne peux par conséquent, prétendre à une appréciation exacte de l'affection. Pour cela, il m'aurait fallu beaucoup plus de temps et des sujets en plus grand nombre. Il y a plutôt ici une curiosité satisfaite qu'une question de pathologie étudiée et résolue. On entend en effet parler si souvent au Mexique des pintos de l'Etat de Guerrero et de leurs colorations bizarres, qu'on est, pour ainsi dire, tourmenté par le désir de les voir et de les examiner.

Emmanuela, d'une trentaine d'années ; tempérament bilioso-nerveux ; bien réglée et d'une bonne santé ; pinta depuis douze ans. La maladie a débuté par de petites taches blanches aux pieds et aux mains, avec un développement lent mais progressif, puisque l'albification des appendices est aujourd'hui complète. D'autres taches sont survenues plus tard aux paupières et aux lèvres, présentant la coloration et la marche des précédentes ; au moment où je vois la malade, elles forment une large bordure au bulbe et à l'orifice buccal. Partout la peau est souple, sensible au toucher et de température normale. Au dire de la patiente, les parties malades n'ont jamais été le siège de démangeaisons ni de douleurs. On est évidemment ici en présence d'une *achromie.*

Dolorès, 45 ans. — Tempérament bilioso-nerveux, robuste et d'une excellente santé, pinta depuis 15 ans. Le tableau est fortement bigarré et autrement étendu ; les pieds, les mains et la face antérieure du tronc sont tout tigrés, les premiers en blanc pur et le dernier en blanc légèrement fauve ; la coloration est franchement café au lait dans les longues bandes de la partie externe des bras. On n'a plus que des teintes noires plus ou moins accentuées aux membres inférieurs et au visage, qui sont également tachetés. Outre leur coloration d'un noir intense, les taches de la face se piquent visiblement de grains de la même couleur.

Comme dans le cas qui précède, l'évolution des taches a commencé par de tout petits espaces, et s'est continuée peu à peu pendant longtemps. La peau a presque perdu sa sensibilité pour le tact ; elle conserve cependant sa température et ses fonctions d'exhalation. Par le froid, les taches violacées et noires seraient plus saillantes et douloureuses ; les blanches sont seules exemptes de desquamation.

D'après les renseignements que j'ai pu recueillir, la pinta serait très-commune dans l'Etat de Guerrero, et s'observerait plus spécialement dans la classe pauvre, surtout parmi ceux qui s'occupent des travaux des champs.

Les indigènes l'attribuent à la chaleur humide

qui règne dans l'Etat, ainsi qu'aux aliments échauffants et aux rayons solaires.

On ne naît pas pinto, mais on le devient à l'âge de 16 à 17 ans en moyenne. Les taches apparaissent sur toutes les parties du corps et de préférence sur les points exposés au soleil ; ce qui démontrerait que les rayons solaires ont une action directe sur l'appareil chromatogène. On regarde comme contagieuses toutes celles qui n'ont pas une coloration blanche.

Une fois formées, les manchas sont indélébiles, quelle que soit la médication employée. Celle-ci qui consiste généralement en applications d'onguent mercuriel, de pommade au précipité rouge, et de solution de sublimé corrosif, se complète par les diaphorétiques et par la diète pendant une quarantaine de jours. Ce traitement paraît le plus efficace pour arrêter la marche de la maladie ; mais il ne produit rien sur les lésions existantes.

Uruapan a ses goîtreux comme le Guerrero a ses pintos ; dans l'un comme dans l'autre cas, l'affection est d'origine toute locale, et cela apparaît d'autant mieux pour le goître qu'il devient introuvable dès qu'on s'éloigne de la ville. Aussi les étrangers ne se fixent pas à Uruapan sans appréhension ; ils sont, en effet, d'après ce qui m'a été rapporté, menacés du goître après un an ou deux de séjour.

Le goître d'Uruapan n'offrirait pas plus d'intérêt que celui qui s'observe ailleurs, s'il n'appelait l'attention sur certains points d'étiologie qui s'excluent ou se confirment.

L'encaissement d'un air froid et humide n'est guère possible dans une ville découverte et inondée de soleil. On doit mettre aussi de côté l'alimentation, puisqu'elle est de même nature que celle des localités avoisinantes qui demeurent indemnes.

Il ne resterait plus que l'eau à incriminer; elle est fortement accusée par les habitants, et leur opinion semblera acceptable, lorsqu'on aura fait certaines éliminations afin de mieux préciser.

On n'a affaire ici ni aux eaux de neige, ni aux eaux magnésiennes, ni aux eaux désoxygénées. La neige est inconnue dans ces régions; les terrains sont de nature silico-argileuse, et l'eau que l'on boit a d'abord parcouru un assez long trajet à ciel ouvert sur un lit de scories volcaniques, creusées de larges cellules. Elle n'a ni l'amertume des sels magnésiens, ni le goût douceâtre des sels de chaux; elle cuit bien les légumes et dissout le savon. Dans la population on ne la consomme d'habitude qu'additionnée de *tequesquite* (carbonate de soude) pour en faciliter la digestion, ce qui prouverait qu'elle manque de sels minéraux. Lorsque j'ai voulu voir le médecin de la localité pour mieux me renseigner, on m'a répondu qu'il en avait été chassé comme les autres par l'usage des plantes, qui est très-familier aux habitants.

Le pharmacien qui s'y maintient ne connaît point d'analyse; mais il est convaincu que l'eau potable d'Uruapan contient de petites quantités de sels. Sans pouvoir apporter des preuves sûres à l'appui, il m'est néanmoins permis de penser que le goître observé ici se rattache à l'absence de principes salins.

Ce n'est point d'ailleurs au pas de course que s'élucident les questions ardues de la science; c'est déjà beaucoup pour le soldat, qui fait ses étapes journalières, le sac sur le dos, s'il trouve le temps de recueillir les impressions de la route, d'autant plus que les observations se multiplient dans la marche continue et qu'elles présentent souvent des aspects nouveaux.

Tout se mêle dans cette récolte à la hâte, qu'il faudra soumettre au triage et à l'examen pour en retenir les parties vraiment utiles et en déterminer l'importance.

En abordant la tâche dans ces conditions, j'ai voulu, sans compter avec les difficultés et les obstacles, ne voir que les secours à l'organisme.

Mon travail est issu de cette pensée, et si, tel qu'il est, il peut, malgré ses défectuosités, réaliser ma part de concours à l'œuvre commune, je ne m'inquièterai que médiocrement des agressions qu'il aura peut-être à subir, en raison même de son originalité.

Comme le laboureur, j'ai fait de mon mieux pour que le grain jeté au sol vienne à bien; tout en sachant que j'essaierais en vain de le mettre à l'abri des intempéries qui peuvent en compromettre la destinée; car le jugement du public, dont nul ne dispose, est aux produits de la pensée ce qu'est l'atmosphère aux semailles du laboureur.

FIN DE LA DEUXIÈME PARTIE

APPENDICE

APPAREILS

A INHALATIONS ET A BAINS DE VAPEURS TÉRÉBENTHINÉES

Les appareils des planches 3 et 4 figurent dans un rapport d'inspection générale de l'année 1880. A l'époque où j'en parlais, je n'avais pas plus l'intention de les faire connaître autrement, que je ne songeais à livrer au jour les observations qui avaient été prises et qui devaient en montrer l'utilité. Je n'en ai point recueilli depuis, et j'en éprouve un véritable regret à cette heure, puisque je me trouve ainsi privé de témoignages plus nombreux et plus variés.

APPAREIL A INHALATIONS

L'appareil dont je me sers a été confectionné à l'hôpital même, sur mes indications, par un infirmier. Il est en fer-blanc et se trouve disposé comme il suit. A la partie inférieure une chambre à alcool, à la partie moyenne un réservoir à eau et à la partie supérieure un tronc de cône terminé par un tube légèrement cintré. La forme cintrée m'a paru la plus convenable pour la circulation des vapeurs médicamenteuses, que le malade doit aspirer en serrant entre les lèvres un petit tube en verre. Par la facilité du nettoyage du verre, j'ai évité la répugnance qu'éprouveraient les malades à se servir du même tube les uns après les autres. Afin d'empêcher les déperditions de la vapeur, j'ai adapté un canal en roseau à frottement exact au tube en verre et à celui de l'appareil. Le réservoir émet latéralement deux tubes pour l'introduction de l'eau et le dégagement de ses vapeurs, et se perce à la partie centrale du plafond d'un trou circulaire destiné à recevoir une capsule mobile en métal qui doit s'y adapter de la manière la plus intime. Dans le tronc de cône se trouve une porte et des trous qui doivent servir au passage de la capsule, et à l'introduction de l'air nécessaire à l'ascension des vapeurs et à la respiration.

Pour se servir de l'appareil, il faudra le placer sur une table de nuit, si le malade est alité, après avoir garni la capsule, fermé sa porte et allumé la lampe à alcool. L'eau n'est introduite dans le réservoir où la capsule plonge et se chauffe, que dans les cas où la volatilisation doit se faire au bain-marie.

Lorsqu'on le remplit d'eau froide, le nuage médicamenteux n'apparaît au bout du tube, lors du premier fonctionnement, que dans une quinzaine de minutes, et ne représente que la matière volatilisée. Les vapeurs qui proviennent de l'eau chaude ne pouvant que troubler le poumon par leur accumulation dans les alvéoles, sont rejetées dans l'atmosphère par leur tube particulier. Le bain reste donc exclusivement médicamenteux ; et, par les dispositions prises, on n'a point à craindre que les vapeurs deviennent nuisibles par leur température, leur force et leur abondance.

Il n'a point fallu une moindre attention dans le choix de la substance à volatiliser : l'expérience s'est faite d'abord avec les balsamiques ; et ils ont dû être abandonnés à la suite d'accidents congestifs et hémoptoïques, même dans les formes torpides ; en attendant que je trouve mieux, je fais usage à cette heure, d'un mélange formé de cinq parties de glycérine pour une de camphre.

La volatilisation du camphre se fait avec la plus grande facilité par la température du bain-marie ; mais pour la glycérine une pareille température n'est pas suffisante, et la capsule devra appuyer sur le plafond de la chambre à alcool et se chauffer directement à la flamme de la lampe.

L'appareil fonctionne 3 fois par jour, à 6 heures du matin, à 3 heures et à 7 heures de l'après-midi : la durée des séances est de 4 minutes pour chaque malade.

Dès l'arrivée des premières vapeurs, il survient d'habitude une petite toux sèche qu'on a à peine le temps de remarquer ; les aspirations se font silencieusement dans la suite, et si la toux se reproduit, elle affecte alors un caractère humide, et provoque la sortie de quelques crachats. A la chaleur agréable qui est bientôt perçue dans toute l'étendue du poumon succèdent une douce fraîcheur et un sentiment de bien-être des plus remarquables ; un de nos malades nous dit que sa poitrine s'ouvre ; il veut ainsi exprimer la liberté avec laquelle il respire et le soulagement qu'il en éprouve.

A mesure que les séances se répètent, des modifications importantes se manifestent dans les surfaces d'exhalation et dans leurs produits : l'appareil s'agite moins et expulse mieux les matières qui l'encrassent et l'encombrent. L'air trouve désormais un passage plus large pour arriver aux globules et donner l'éveil à ces millions d'ouvriers qui, alourdis par le poison carbonique, ne travaillent que somnolents et assombris à l'entretien et à l'assainissement de l'organisme. Aussi les voilà rutilants et légers courant avec rapidité les grandes voies et les minuscules sentiers pour répandre en tous lieux la chaleur et la vie. L'ébranlement est partout : de même que le coursier s'excite au coup du fouet et le soldat au bruit du clairon, de même les tissus s'animent aux impressions de l'humeur qui se féconde et se purifie par l'oxygène. Le courant passe et repasse allant à eux sans embarras et sans arrêter un seul instant son travail de réparation et de drainage, qui doit tant profiter à la force des appareils et à l'énergie de leurs fonctions.

Nulle part on ne suit mieux l'éveil général que dans le tube digestif qui nous avertit de ses actes par l'appétit : Je l'ai vu une fois devenir irrésistible ; et je n'ai point de cas où il n'ait témoigné d'un certain entrain.

Voilà les premiers effets de la balnéation pulmonaire : quant aux résultats définitifs, je n'ai pas la prétention de vouloir conclure d'une manière absolue par le petit nombre de malades dont il me reste à faire l'histoire clinique. L'expérience réduite à ces proportions ne peut être qu'insuffisante, bien qu'elle soit favorable, et il ne m'appartient point de lui reconnaître une autorité qu'elle ne saurait avoir.

— A... 72 ans. — Les radiales calcifiées par la vieillesse et l'alcool témoignent des difficultés de la circulation ; il n'y a pas que les indurations et les sinuosités des vaisseaux artériels, le sang est aussi mal aéré et peu en état de les stimuler. A l'affaissement des fausses côtes à gauche et aux voussures périrachidiennes et péristernales s'ajoutent l'absence du bruit respiratoire, la matité ou l'exagération de la sonorité pour confirmer davantage les traces d'un ancien épanchement et l'existence de l'emphysème. Des bruits ronflants et sifflants et des crépitements montrent le catarrhe des bronches et expliquent la dyspnée et les taches bleues de l'anoxhémie. La toux n'arrache que de rares crachats, et elle reste aussi impuissante que la fréquence de la respiration à faire arriver un peu plus d'air dans les parties accessibles. La fièvre, les fatigues respiratoires et l'insomnie semblent avoir raison des forces de l'organisme. Le malade ne trouve un peu de repos qu'en *fumant la pipe*, c'est ainsi qu'il désigne l'appareil ; il me le demande avec instance pour la nuit, et je donne volontiers satisfaction à son désir.

Les inhalations affaiblissent en effet le catarrhe et les accidents dont il est la cause principale ; à mesure qu'elles se succèdent, les phénomènes asphyxiques s'amoindrissent et finissent par disparaître avec le catarrhe. Le malade rentre dans sa famille aussi bien que possible, tout en conservant son emphysème et l'imperméabilité des parties compromises par l'épanchement.

— M. B. T... sous-officier indigène. — Ce malade nous est envoyé pour emphysème et catarrhe pulmonaire avec fièvre. La coexistence des deux maladies s'accuse par leurs signes habituels ; il y a de la dyspnée et de fréquentes quintes de toux qui entraînent en abondance des mucosités visqueuses et empêchent le sommeil en grande partie. Les inhalations calment la toux, apaisent la dyspnée et favorisent le repos de la nuit. La fièvre tombe et l'expectoration se réduit. Le patient se trouve dans un état de santé qu'il ne connaissait de longtemps malgré un long séjour dans un autre hôpital.

— B... E... — Entré à l'hôpital pour point douloureux du thorax, à gauche, datant de deux mois. La toux remonte à la même époque, persiste et réveille singulièrement la douleur. Il ne s'est, à aucun moment, produit de la fièvre ; le malade ne s'est point alité et n'a que peu perdu de ses forces. Les éléments du diagnostic se complètent par la pression, la percussion et l'auscultation au moyen desquelles on éveille la douleur et l'on perçoit une diminution de la sonorité et du murmure vésiculaire ; un signe autrement important nous est fourni par les bruits de frottement. Les inhalations et les bains térébenthinés sont également indiqués ; par les premières on calme la toux et l'on supprime ainsi les secousses thoraciques qui favorisent la pleurésie ; par les derniers on appelle le sang à la peau et l'on dégage par là la plèvre malade. Au treizième jour, on ne trouve plus ni frottements, ni matité, ni faiblesse respiratoire.

— R... E... 14 ans. — D'une famille de tuberculeux. Les sommets thoraciques affaissés laissent les clavicules saillantes ; à gauche l'expiration est rude, prolongée, avec quelques craquements secs dans la fosse sus-épineuse, où la matité et la bronchophonie sont nettement prononcées. Des crachats opaques, lacérés, verdâtres, nagent fusionnés ou libres dans une petite quantité de sérosité. Il n'est plus possible à la malade de quitter le lit ; elle est très-amaigrie, et continue à perdre ses forces par la fièvre, l'inappétence, la diarrhée et des sueurs profuses. Le ramollissement semble devoir marcher vite dans de pareilles conditions, et je ne saurais m'en tenir aux inhalations seules. La fièvre est combattue par la quinine associée à la digitale et et par des frictions prolongées qui ont lieu deux fois par jour ; celles du matin se font avec la glycérine et le camphre, et celles du soir avec la pommade à la quinine. Cautères sous les clavicules, lichen miellé coupé avec le lait et potion pectorale (sirop de tolu 20 gr., sirop d'ipéca 10 gr., glycérine 20 gr., extrait de laitue 0,20, bromure de potassium 0,40.) Inhalations trois fois par jour; elles facilitent chaque fois l'expectoration et rendent la respiration plus libre. Après un mois de traitement on n'a plus de craquements et la condensation pulmonaire est notablement diminuée ; au moment où je prescris des bains térébenthinés, il n'y a plus de fièvre ni de sueurs. Les forces reviennent avec le fonctionnement du tube digestif; l'embonpoint renaît.

— J... 36 ans. — Le malade tousse depuis longtemps et maigrit ; il a parfois de la fièvre, s'enrhume facilement et manque d'appétit. A l'auscultation des sommets on trouve l'expiration prolongée et rude, le murmure vésiculaire affaibli, la voix retentissante ; aux signes indiqués s'ajoutent les vibrations pectorales et la matité pour confirmer l'infiltration tuberculeuse rendue encore plus apparente par des craquements à l'omoplate. Les inhalations sont suivies d'un mieux local et général des plus manifestes, mais le malade se déplaît à l'hôpital, et comme il lui est possible d'avoir un appareil en ville et de continuer le traitement à la maison, il demande à nous quitter. Je l'ai revu deux mois après, et j'ai constaté avec plaisir que le mieux se continuait, grâce sans doute à la médication qui n'avait pas été interrompue.

— G. M... 22 ans, récemment accouchée. La délivrance n'est pas sans doute étrangère au ramollissement tuberculeux qui s'accompagne de fièvre et d'hémoptysies. J'ai affaire à une Castillane indocile, irascible et fière comme les gens de sa race ; elle aspire mal, et reçoit plus mal encore les observations qui lui sont faites. Son séjour dans nos salles n'est que de courte durée, et cependant on n'a plus de fièvre ni de crachements de sang lorsque satisfaction est donnée à son désir de sortir. Les râles et les sueurs ne sont que peu diminués.

— L... V... 67 ans. — Un ancien catarrhe des bronches remontant à une quinzaine d'années s'est, depuis 4 mois, exaspéré sans marquer aucune rémission. La peau est chaude, et partout on trouve des ronchus et des bulles surtout à la base ; les crachats visqueux et purulents n'arrivent qu'au moyen de quintes pénibles. La gêne de l'hématose s'accuse aussi bien par la dyspnée que par la turgescence veineuse de la face et la fréquence des mouvements respiratoires. Grand lavement de glycérine, looch avec glycérine et poudre de Dower, ventouses sèches en grand nombre. L'orgasme respiratoire s'abat visiblement avec les inhalations : les évacuations bronchiques deviennent plus faciles, et l'amélioration fait journellement des progrès. La malade reçoit son exéat après quelques bains térébenthinés qui font le plus grand bien.

— B... 59 ans. — La malade traine également une vieille bronchite qui s'est exaspérée par un refroidissement. Elle est très-oppressée et obligée de garder la position assise; les crachats d'un blanc verdâtre sont expulsés par des quintes de toux fatiguante. Des râles bullaires de dimension variable se montrent dans toute l'étendue du poumon. Infusion de racine d'ipéca ; looch kermétisé, ventouses sèches. La malade se trouve bien soulagée après les inhalations; elle expectore mieux et respire avec plus d'ampleur. La décroissance des accidents aigus se poursuit sans interruption, et ils sont entièrement enrayés à la sortie, le quinzième jour.

— D... E... 15 ans. — L'état général est bon ; la toux se montre par quintes principalement la nuit et le matin. On n'a comme râles que des ronchus graves et aigus s'étendant à toute la poitrine. Les parents semblent bien inquiets de la ténacité du catarrhe qui dure depuis quelques mois; mais, soit que j'interroge l'histoire des ascendants, soit que je me livre à des investigations locales, rien ne m'autorise à penser qu'il se lie à une diathèse tuberculeuse; la mère est rhumatisante et le vice rhumatismal devrait peut-être se trouver en cause. Iodure de potassium, eau de Vichy et ventouses sèches. Après 12 jours d'inhalations, il n'existe plus de râles ni de toux ; je donne à la fin quelques bains térébenthinés.

— A... 42 ans. — La bronchite est unilatérale ; l'exhalation pulmonaire se fait déjà mieux aux premières inhalations; quelques râles bulleux se mêlent aux ronchus qui s'affaiblissent; au dixième jour, on n'en a plus ni des uns ni des autres.

— L... C... 12 ans. L'embonpoint et les forces semblent conservés bien que la petite malade soit tourmentée depuis deux ans par une toux opiniâtre qui a fini par acquérir une grande fréquence dans les six derniers mois. Le médecin qui la soigne dès le début n'arrivant à rien avec les diverses médications employées, se fatigue de la voir et l'abandonne après avoir conseillé l'envoi à l'hôpital. Il y a des tuberculeux et des pertes dans la famille, et l'on s'y montre très inquiet. A l'auscultation on trouve le murmure respiratoire trrs affaibli par la condensation du poumon, et comme étouflé par les mouvements bruyants des bronches où l'on perçoit des ronchus graves et aigus généralisés. Arséniate de soude, lait salé étendu de glycérine, ventouses sèches et légers laxatifs. Les inhalations commencent immédiatement et se continuent pendant tout le séjour à l'hôpital qui est d'un mois. Au moment où la malade reçoit son exeat, on ne trouve plus de ronchus, et la toux ne revient qu'à de longs intervalles. L'enfant rentre dans sa famille en enportant un appareil dont elle doit continuer à faire usage.

— R... — Des accès de fièvre survenus depuis huit jours provoquent une grande oppression chez la malade qui est d'habitude essoufflée et courte d'haleine. Les nuits sont très mauvaises ; le sommeil n'est possible que dans la position assise et il se trouve profondément troublé par la toux et par la dyspnée qui revient par accès, donnant lieu à des sueurs copieuses. A l'arrivée dans nos salles, l'oppression est à son comble, les radiales battent faiblement, et la figure a la teinte de la cyanose. La dilatation de l'aorte est rendue aussi manifeste par les mouvements expansifs, les battements et les bruits à la partie supérieure droite du sternum, que par l'enrouement, la faiblesse du murmure respiratoire, et la dysphagie qui dénotent des accidents de compression. Lavement purgatif, potion éthérée, ventouses sèches en grand nombre et frictions avec le baume de Fioraventi. Le lendemain, eau-de-vie allemande et sulfate de quinine. Je n'entends amoindrir en rien les avantages du repos et de la médication indiquée, en revendiquant ceux des inhalations dans le mieux qui se déclare avec rapidité, puisque la malade peut se lever le troisième jour, sans éprouver ni oppression, ni fatigue. L'embonpoint et les forces n'ont que peu souffert ; aussi ne cesse-t-elle de circuler et de prêter la main à l'infirmière pour son service, pendant les quarante jours qu'elle reste à l'hôpital, n'éprouvant plus que de la dyspnée, la nuit, à d'assez longs intervalles. La patiente se voit enfin en état de reprendre son travail de domestique, et demande à nous quitter ; c'est pourtant le repos sinon les soins qu'il lui faudrait à l'avenir ; car le traitement n'a pu que s'adresser aux accidents aigus éveillés par la fièvre. Je prescris quelques bains térébenthinés avant la sortie.

Cette pauvre femme devait succomber instantanément trois mois après, pendant une syncope.

APPAREIL A BAINS DE VAPEURS TÉRÉBENTHINÉES.

L'administration des bains térébenthinés se fait au moyen de l'appareil à réchauffer les cholériques, qu'on trouve dans tous les hôpitaux, en lui faisant subir de légères modifications. Pour que l'appareil primitif, qui se compose d'un tronc de cône à la base et d'un tuyau coudé formé de deux pièces, puisse servir à l'administration de ces bains, il suffit de suspendre un récipient au-dessus de la lampe à alcool placée à la base, et de l'y maintenir par des griffes fixées à l'intérieur du tube. Le tuyau se démontant au-dessous du coude, rien n'est plus facile que de retirer le godet par le fil de fer qui forme anse à la partie supérieure, et de le replacer après y avoir versé le mélange de térébenthine et d'eau dont on doit faire usage. En ajoutant à la partie terminale du tube un manchon en bois muni d'une toile métallique, j'ai ainsi préservé la literie de toute détérioration par la chaleur du métal, et empêché la propagation des flammes qui proviendraient du reflux des vapeurs sur la lampe à alcool après saturation du lit.

L'emploi de la térébenthine seule exposerait le tégument à une vive irritation ; même en l'additionnant des deux tiers d'eau, on doit bien se garder de prolonger le bain au-delà de 15 à 18 minutes, sous peine de dépasser le but que l'on veut atteindre ; rien n'empêche d'ailleurs, si le patient a besoin d'être exposé à une chaleur prolongée, d'enlever le récipient et de continuer le bain à l'aide seulement du calorique sec.

Le bain se donne au lit, où le malade est placé entre des couvertures en laine, sous un appareil de cerceaux fixes laissant la tête libre. On fait reposer l'appareil à vapeurs sur un tabouret et on l'engage par le manchon entre les couvertures ; à part les cas où l'on aurait à doucher une région malade, l'ouverture devra être dirigée du côté des pieds. On éteint la lampe à alcool et on retire l'appareil au bout d'une quinzaine de minutes, tout en laissant le patient dans l'atmosphère térébenthinée où il doit rester plus d'une heure ; il n'y a plus alors qu'à bien l'essuyer et à le coucher comme d'habitude.

On arrive à saisir facilement les effets immédiats des bains térébenthinés, en suivant les phénomènes subjectifs et objectifs auxquels ils donnent lieu. Lorsque le lit n'est que médiocrement chauffé, les malades accusent tous un sentiment de bien-être très-accentué; mais à mesure que la chaleur augmente et que la peau s'hypérémie, il survient des picotements et une sorte de cuisson avec prurit, laquelle ne persiste généralement pas après le bain. Autant l'irritation des points enflammés ou excoriés est constante, autant la formation de plaques d'érythème est rare : dans tous les cas, l'injection des parties dure peu ou se dissipe promptement.

Je ne crois point qu'on puisse attribuer uniquement à la chaleur, qui ne s'élève pas au-delà d'un degré, la transpiration abondante qui se remarque, puisque je l'ai vue telle dans des cas où la température du corps et la durée du bain étaient manifestement insuffisantes pour déterminer des sueurs aussi copieuses. Il y a peut-être là un effet de l'activité des actions organiques, et cette supposition est d'autant plus acceptable que des expérimentateurs sont arrivés à obtenir des augmentations de 4 à 5° sans qu'il résultat pour eux d'inconvénient durable. Comment admettre une pareille innocuité, si l'on réfléchit à quel degré d'altération devrait être parvenu l'organisme pour subir ainsi l'influence des lois qui régissent la matière brute ? On ne doit pas moins attribuer la débilitation passagère que l'on constate aux pertes sudorales qu'à la sédation qui est une conséquence des grandes excitations.

L'absorption de la térébenthine par l'organisme se reconnaît à un certain nombre de signes qui deviennent plus ou moins apparents suivant les appareils. Ces signes se multiplient pour celui de l'urination, soit que les émissions urinaires deviennent plus fréquentes et plus copieuses, soit que l'urine prenne et émette une odeur de violette caractéristique, ou que, traitée par l'acide azotique, elle donne un précipité coagulable analogue à celui de l'albumine, dont il se distingue par sa solubilité dans l'alcool.

Pendant que la circulation générale gagne un peu plus d'activité, la respiration perd au contraire de sa fréquence, en bénéficiant de l'ampleur des inspirations : même dans un cas d'emphysème, j'ai vu le mouvement thoracique devenir plus lent, plus étendu et moins rigide.

La révulsion tégumentaire et les départs excrémentitiels se présentent comme la suite nécessaire et incontestable des deux phénomènes principaux du bain, qui s'attestent par la rubéfaction de la peau et les sueurs.

Je viens à peine de dire que l'appareil urinaire accusait le mieux l'action de la térébenthine, et ce fait doit garder toute son importance, moins à cause de l'excitation locale qui sera utilisée dans les catarrhes chroniques, comme on le verra aux observations, qu'en raison des produits extractifs qui s'éliminent en majorité par les reins.

Ces principes n'ont, il est vrai, que peu attiré l'attention comme agents morbifiques ; à part l'urémie, l'arthritisme, le rhumatisme et un peu l'herpétisme, leur étude a été plutôt faite en vue de leur formation, de leur constitution chimique et de leur siège. On sait ainsi qu'ils représentent des transformations des matières albuminoïdes, qu'ils s'éliminent à l'état cristallisable, et qu'ils se rencontrent sous différents noms dans les tissus et les humeurs. La *créatine* et la *créatinine* appartiennent aux muscles et au sang ; la *leucine* et la *tyrosine* au poumon, au foie, à la rate, au thymus, au pancréas et aux glandes salivaires. L'*urée*, les acides *urique* et *hippurique* se rencontrent dans le sang et l'urine, les derniers en petite quantité ; pendant que l'*urée* s'accumule dans le liquide sanguin (affections fébriles, choléra, maladie de Bright), elle diminue ou disparait dans les excrétions rénales. La *cholestérine* existe aussi bien dans le tissu cérébral qui semble lui donner naissance, que dans la bile où elle accompagne les acides *cholique* et *choléique*. *L'hypoxanthine* se répartit dans le cerveau, le foie et la rate.

Ce ne sont là que les plus importants. Les rares expérimentateurs qui les ont manipulés en vue de la pathologie s'accordent à leur reconnaitre une puissance nocive considérable, et pourtant on se préoccupe fort peu de leur accumulation dans l'économie. Nos préoccupations à cette heure sont pour les microorganismes, et elles sont justifiées, car nous les suivons des yeux à l'assaut et nous voyons leurs ravages ; mais ils ne sont pas seuls à bouleverser notre terrain ; les scories organiques ne seraient pas moins dangereuses, si elles n'étaient enlevées par les rejets. Comme leurs agressions se dérobent à nos regards, nous n'avons conscience de leurs dangers, que lorsque les éliminations, qui sont d'habitude faciles, silencieuses et réglées, se trouvent diminuées ou empêchées par les infirmités et la faiblesse des agents qui en ont charge. Alors les accidents éclatent sous des formes diverses, et nous les voyons acquérir une gravité formidable dans l'urémie et l'ictère grave, où les produits extractifs n'ont plus leur écoulement habituel par l'urine ou la bile.

Les rejets sont une loi de l'organisme : sa validité n'est qu'au prix de sa police ; et c'est ainsi qu'on le voit porter son action partout où elle est nécessaire, déployant les plus grands efforts jusqu'aux spasmes, aux déchirures et au sacrifice des parties qui seront livrées à la phlogose et au pus. La dépense des forces peut devenir énorme, et souvent elle se fait au détriment de son poids; chez un de nos malades, encore en traitement, les pertes ont été de 30 kilogrammes en 13 jours. Dans les maladies fébriles où l'on voit la température monter ou tomber suivant que les matières extractives s'entassent ou s'écoulent, c'est précisément à leur expulsion que s'emploient ses forces, puisque la chaleur disparaît avec leur départ.

Les rejets ont sans doute leurs moments de mauvaise besogne qu'il faudra empêcher; mais, hors ces cas, il sera utile de les laisser aller, et au besoin de leur venir en aide. Telle n'est pas malheureusement notre conduite lorsque nous fermons la soupape qui devait rester ouverte pour parer à un trop-plein ou à des matières dangereuses; et si ces circonstances sont communes pour le tube digestif, elles ne sont pas rares non plus pour les vaisseaux. Je me rappellerai toujours, au sujet de ces derniers et de nos malheureux contre-ordres, le cas d'une jeune dame sujette à des épistaxis abondantes que j'avais soin de respecter : au retour d'un congé en même temps qu'on m'informait de sa mort, j'apprenais que l'hémorrhagie imprudemment arrêtée s'était convertie en congestion cérébrale apoplectiforme rapidement mortelle. Des revers autrement fréquents seraient réservés au tube digestif, s'il ne nous opposait son énergie et son indocilité.

Il ne faut point d'exclusivisme, pas plus en médecine qu'en chirurgie : les scories provoquent leurs tumultes, et leur expulsion ne s'impose pas moins que la mort des microbes. La tâche n'est pas assurément facile : les altérants des alcaloïdes organiques et les germicides des microorganismes ne s'abouchent point dans l'économie à la matière à détruire, comme dans les éprouvettes de nos laboratoires : il y a là d'immenses espaces formés de tissus et d'humeurs qui affaiblissent les contacts et s'impressionnent désavantageusement. Ce n'est point ainsi que procède l'organisme, lorsque, dédaigneux des moyens stratégiques, il mobilise ses forces pour aller droit à l'ennemi et le rejeter dehors. Le mieux sera donc de le suivre dans cette voie; et, si l'on sait arriver à temps, avant que les forces soient affaiblies, on pourra beaucoup attendre des bains de térébenthine contre les produits extractifs dont je m'occupe en ce moment. En éveillant l'activité de la peau et des reins, ils agrandissent les courants des deux principaux agents de la dépuration organique, et ils doivent ainsi déblayer le terrain de ses scories.

Je me servais autrefois du simple bain d'air chaud; et, bien que son action restât limitée au tégument, elle n'apparaissait pas moins efficace, puisque les malades s'en trouvaient soulagés, et qu'ils demandaient à y revenir. Avec le bain de térébenthine, que je lui ai substitué partout aujourd'hui, les effets obtenus sont autrement marqués, même dans les affections de l'arbre respiratoire qui ne révèlent pas un état aigu. On a vu plus haut les cas où la balnéation tégumentaire est venue compléter celle du poumon ; et on ne saurait lui retirer ses avantages ne fût-ce que par la large révulsion qu'elle effectue dans toute l'étendue de la peau.

Je n'ai à cette heure, pour ce qui concerne les autres maladies, qu'un chiffre insignifiant d'observations ; mais elles témoignent toutes de l'efficacité des bains térébenthinés, et nous permettent de croire à de nouveaux succès dans des cas analogues et même dans d'autres circonstances, principalement dans les affections rhumatismales et peut-être aussi dans les fièvres éruptives.

— T... M... 42 ans. — Entrée à l'hôpital pour névralgie cervico-brachiale à droite : les douleurs sont violentes et presque continues au cou et au membre avec fourmillements et sensation d'engourdissement dans les doigts ; le côté correspondant du thorax est également douloureux : il y a en plus de la fièvre, de l'insomnie et de l'inappétence. Le sulfate de quinine à haute dose, et les injections morphinées amènent un peu de soulagement ; mais la morphine ne peut être continuée à cause des vomissements et des vertiges qu'elle détermine. Je ne sais encore ce que j'ai à attendre des bains térébenthinés que j'emploie pour la première fois : l'essai devait être heureusement décisif, puisque je pouvais, après le bain, palper et déplacer le membre presque sans douleur, ce que je ne pouvais faire avant. Au deuxième bain, la malade est toute heureuse de me dire qu'elle a retrouvé l'usage de sa main et qu'elle s'en est servie pour écrire à sa famille et la tranquilliser. Avant de signer l'exéat, je donne encore huit bains que je fais suivre d'embrocations avec un liniment composé d'huile de jusquiame, de glycérine, de chloroforme et de teinture d'opium : les parties sont ensuite saupoudrées de camphre et enveloppées du feutre chaud

— B. b. a..., sous-officier indigène, évacué de l'hôpital de Relizane pour névralgie sciatique, après un long traitement où les révulsifs sont largement représentés par de nombreuses traces de vésicatoires et de pointes de feu. Le membre est agité de tremblements continuels, impuissant à la marche et amaigri surtout à la partie inférieure de la jambe. Des douleurs profondes siègent dans le plexus du grand sciatique et gagnent la face postérieure et externe de la cuisse, la partie antérieure et externe de la jambe, le dos du pied et le talon, par les rameaux du cutané postérieur, du péronier et du tibial. Les effets des bains térébenthinés paraissent incomplets ; il est vrai, que je suis obligé de m'en rapporter aux aveux du malade, et je les crois inexacts. Il veut avoir les eaux, et la douleur dont il se plaint en marchant, car il ne saurait invoquer autre chose, n'est peut-être que l'aboutissant du plan projeté pour la réalisation de son désir.

— B... M... 37 ans, ancienne rhumatisante. La force musculaire se montre affaiblie dans le membre inférieur ; la marche est pénible, fatiguante et se fait en écartant les jambes. La malade ne peut se passer d'appui pour circuler, et surtout pour descendre et remonter les deux marches de l'escalier de la cour ; elle ne se meut au reste qu'avec hésitation dans l'obscurité. Il n'existe que peu de douleur à la colonne vertébrale, et l'embarras de la progression semble être plutôt le fait de l'anesthésie plantaire, d'autant plus que le sens musculaire se montre intact à l'épreuve des poids. La patiente est à sa deuxième entrée à l'hôpital ; comme la première fois, je donne l'iodure de potassium à l'intérieur, j'applique les pointes de feu sur le rachis et j'administre en plus les bains térébenthinés. Après un traitement de plus de deux mois, la marche se fait sans embarras et sans fatigue.

— J... S... 63 ans. — Ce malade se trouve atteint depuis une dizaine d'années d'un catarrhe chronique de la vessie, passé à l'état aigu à son entrée à l'hôpital. La santé générale semble minée par une fièvre vive avec insomnie et inappétence complète. De l'hypogastre les douleurs s'étendent aux reins et s'accroissent par le ténesme de la vessie. L'urine épaisse, purulente, d'odeur ammoniacale n'est émise qu'avec peine et un sentiment de brûlure à son passage dans l'urèthre. Il suffit d'un court séjour dans le vase pour qu'elle donne lieu à un coagulum de pus, de mucus altéré et d'épithélium, et adhère au fond. Après avoir combattu la fièvre et calmé l'irritabilité de la vessie par la quinine, le camphre, les lavements et les bains de son, j'arrive aux bains térébenthinés qui sont administrés tous les deux jours. Journellement j'emploie la médication qui suit : après un lavage de la poche à l'eau chaude, au moyen de la poire en caoutchouc, j'injecte deux petites seringues de solution antiseptique (glycérine et camphre dissous), et je chauffe, une demi-heure après, par le réchaud le périnée et l'hypogastre que je recouvre du feutre enduit arrosé de chloroforme et de teinture d'opium. Les modifications avantageuses qui se produisent du côté de la poche ne se montrent que plus tard dans les urines ; à la fin du mois, il n'y a plus de ténesme, de dysurie ni de douleur, mais le liquide urinaire, quoique redevenu clair et sans odeur, entraîne encore quelques rares globules de pus. Le traitement n'est pas, sans doute terminé, mais j'ai affaire à un fanatique du Talmud, qui se croirait damné s'il ne faisait ses Pâques à la Synagogue et en famille.

— M... F... 73 ans. — La peau est chaude, la langue sèche et noire ; il n'y a point d'émission d'urine depuis une trentaine d'heures, et la douleur perçue au périnée s'accompagne d'une sensation de pesanteur. J'entre facilement avec une sonde d'argent jusqu'à la prostate ; mais arrivé à ce point, l'instrument n'avance qu'en rompant la coque de l'abcès qui siège dans la glande. Cette déchirure est aussitôt suivie d'un flot de pus et d'un véritable soulagement ; l'urine reprend son cours et ne cesse de couler en entraînant du pus et du sang qu'elle prend au foyer à son passage. Je fais comme dans le cas qui précède, des lavages, des injections, du chauffage suivi du feutre enduit, et de la balnéation térébenthinée, et je ne suis pas moins heureux. Je crois avoir évité par ce traitement les complications qui étaient tant à craindre. Les urines redevenues claires peuvent être conservées quelque temps : il ne reste comme incommodité, à la sortie, le cinquantième jour, que de fréquents besoins que le malade a la faculté de percevoir et de satisfaire.

— L... B... 9 ans. — La petite malade présente les symptômes de la coxalgie à la première période ; la douleur révèle une grande acuité au genou et s'exaspère à l'articulation de la hanche par la pression et le mouvement. Le gonflement y est peu prononcé ; mais la coxalgie s'impose par la flexion de la jambe et de la cuisse dans l'abduction, par l'inclinaison du bassin avec rotation et par le décubitus sur le côté malade. Avant de faire usage des bains térébenthinés, je fais de larges onctions d'onguent mercuriel, je couvre avec le feutre et j'immobilise. Il y a déjà du mieux lorsque je procède à l'application d'un grand vésicatoire.

Toute cette médication me prend un mois ; les mouvements du membre sont plus faciles et moins douloureux au moment où je fais administrer des bains de térébenthine tous les trois jours. Dans l'intervalle, l'articulation est chauffée et maintenue aussi immoblile que possible dans un épais manchon de feutre. Des douches locales térébenthinées terminent le traitement et le séjour à l'hôpital. La marche est devenue possible avec une petite béquille, qui est destinée à soulager le membre en partageant l'appui du corps.

— L... J... 68 ans. — La patiente est très-amaigrie et à bout de forces ; le tube digestif ne fonctionne que pour rejeter les aliments par le haut et par le bas sans les avoir utilisés. L'essoufflement, la dyspnée, les souffles à la base du cœur et dans les gros vaisseaux viennent à l'appui des autres signes d'une anémie cachectique et profonde. L'inertie des sphincters correspond à la pseudo-paralysie des membres inférieurs, et nécessite des soins constants de propreté.

En présence du délabrement de l'appareil de la digestion, je ne vois de médication possible que par les bains de térébenthine, quoique je n'en attende pas grand'chose. Le soulagement éprouvé au premier bain est cependant très-manifeste, ce qui m'engage à insister en leur donnant une courte durée. J'obtiens un peu plus de calme du côté du tube digestif, et je m'empresse d'en profiter pour relever les forces qui s'en vont, par l'alimentation au moyen du lait glycériné et de quelques bouillies très-claires. Je suis pas à pas son relèvement pour arriver à une nourriture plus réparatrice et tonique. La malade se refait peu à peu, et à la sortie elle a recouvré ses forces avec l'intégrité des fonctions digestives.

— P... 45 ans. — Alcoolique. Le tube digestif est également en souffrance et depuis fort longtemps. A part quelques courtes rémissions, le malade est tourmenté par la diarrhée et des vomissements qui le fatiguent beaucoup. En même temps que j'applique un large vésicatoire à la région de l'estomac, je donne de la glycérine associée à l'eau de seltz, par la bouche et en lavements. Les accidents s'amendent sans disparaître, jusqu'à l'administration des bains térébenthinés qui en marquent le terme. Le malade leur attribue le bien-être jusqu'alors inconnu qu'il ressent, et regrette vivement les six mois qu'il vient de passer dans un autre hôpital, où il n'a trouvé qu'une insignifiante amélioration. Trouvant qu'il se fait vieux dans les hôpitaux, il insiste pour avoir son exeat ; je ne vois plus la nécessité de le conserver, la médication n'étant plus qu'une affaire d'hygiène et d'insoumission à l'alcool.

TABLE DES MATIÈRES

PREMIÈRE PARTIE

CHAPITRE PREMIER

CHAPITRE II.

CHAPITRE III

CHAPITRE IV.

CHAPITRE IX.

DEUXIÈME PARTIE

APPENDICE

ERRATA

Lire *céphalalgie* et *excrémentitiels* partout où l'on trouve céphalagie et excrémentiels

Pages.	*Lignes.*	*Lire :*	*Au lieu de :*
6	27	nouvelles quantités.............	nouvelle quantité.
8	9	ecthyma	ecthymay.
9	10	nous n'irons pas chercher.......	nous n'irons pas le chercher.
10	16	— 15°.........................	15°.
12	21	vomissements	vomissemets.
13	9	15 à 20 selles dans les 24 heures.	15 à 16 dans les 24 heures.
13	15	... et d'une extrême fétidité....	d'une extrême fétidité.
36	17	désorganiser	désorganicer.
37	2	destruction....................	destraction.
39	16	le retarde ou le trouble.........	les retarde ou les trouble.
42	25	moignon	mognon.
42	32	emmenant.......................	amenant.
48	8	devaient	devait.
48	14	sous-aponévrotique.............	sous-aponevrotique.
48	31	anfractueuses..................	confractueuses.
51	19	péritoine......................	poitrine.
57	13 et 14	pour la partie	par la partie.
63	15	postérieurs, et par la substance grise elle est	postérieurs et par la substance grise; elle est.
69	32	transsudation..................	transudation.
70	16	afflux de sang anormal elles subissent.....................	afflux de sang anormale. Elles subissent.
71	20	et la nature	de la nature.
77	5	préjudiciables	préjudiables.
78	5	9 grammes......................	3 grammes.
78	8	en le fendant..................	en la fendant.
84	14	bronches.......................	branches.
87	17	une cloison..........	un sillon.
88	12	portion	position.
95	16	parenchyme.....................	parenchyne.
100	9	par............................	premiers.
119	2 et 3	est partout; avec l'affaiblissement des forces plastiques, il n'y a..	est partout avec l'affaiblissement des forces plastiques : il n'y a.

Pages.	*Lignes.*	*Lire :*	*Au lieu de :*
123	17	fort chers	forts chers.
127	9	convenir	contenir.
127	27	le	se.
134	24 et 25	les tissus	leurs tissus.
148	18	et enflamme	et s'enflamme.
152	14	économisées	économiques.
162	10 et 11	il conserve toujours	il ne conserve pas toujours.
169	19	rétention	rétension.
174	34	irrégulière	régulière.
175	24	de la couvrir	de couvrir.
183	20	organiques	organisées.
187	18	il en existe	il en existent.
196	12	éminence thénar	éminence du thénar.
197	14	pour le détachement	par le détachement.
200	22	en arrière	on arrive.
204	18	ce cas	le cas.
209	29	dans le	dans la
211	22	cardiaques	cordiaques.
219	21	aussitôt qu'il	aussitôt qu'on.
256	1	deux points	deux pointes.
257	18	triceps	biceps.
266	27	les muscles des gouttières	des muscles et des gouttières.
270	4	exsangue	exangue.
275	17	forme une tumeur	forme tumeur.
275	20	orbite	orbitre.
278	21	fente de 0,007	fente 0,007.
278	26	étalée	établie.
279	3	la muqueuse étant détachée	la muqueuse était détachée.
281	27	du dehors	au dehors.
282	1	je circonscris	j'ai circonscrit
287	29	de	du
289	5	utérine	interne.
304	10	bords affaissés	bouts affaissés.
310	13	canalicules	conolicules.
315	25	graisse	graisses.
319	35	chauffage, je panse	chauffage et je panse.
320	31	on n'en abuse	on en abuse.
327	32	aux doigts	deux doigts.
332	28	pas assez alimenté	pas assez bien alimenté.
335	8	bien des difficultés	bien de difficultés.
337	29	apporter	porter.
338	19	être traitée par les	être traitée que par les.
344	32 et 33	quatrième est guérie	quatrième guérie

Pages.	*Lignes.*	*Lire :*	*Au lieu de :*
346	6	en dehors....................	en dedans.
356	2, 12, 17	entièrement — du gonflement...	fréquemment — un gonflement.
356	2, 12, 17	ulcéreuse....................	ulcérée.
375	15 et 16	est cicatrisé 48 heures après....	est cicatrisé. Quarante-huit heures après.
377	18	déchirure en forme.............	déchirure forme.
394	12	enregistrés....................	enregistrées.
394	35	les préoccupations sont donc inutiles....................	sont donc inutiles les préoccupations.
395	10	les deux Océans...............	les Océans.
402	26	les remplace lorsqu'elles........	les remplace même lorsqu'elles.
403	18	s'encombre....................	s'encombrent.
405	35	phases et arrivés	phases et d'arrivés.
409	25	du Liamone...................	de Liamone.
410	5	du	de.
417	15	feuilletées....................	feuilletés.
418	35	j'en ai éprouvé	j'en ai trouvé.
419	9	dégradé les parois	dégradé toutes les parois.
428	27	carbone......................	carbonne.
429	31	le............................	la.
430	20	nous ne venons pas à son.......	nous ne venons à son.
432	24	absolue de l'action de la gastérase	absolue de la gastérase.
439	30	de la maison et il n'est.........	de la maison, il n'est.
458	24	chirimoia....................	chirimoise.
461	12	à laquelle tout incombe.........	à laquelle incombe.
465	29	habitants	âmes.
475	3	dans.........................	par.
477	22	au poumon....................	aux poumons.
495	30	qui devait convertir.	qui devaient convertir.
496	23	aux gaz......................	au gaz.
507	28	ou	où.

Mascara (Algérie). — Imprimerie Emile RUET

www.ingramcontent.com/pod-product-compliance
Ingram Content Group UK Ltd.
Pitfield, Milton Keynes, MK11 3LW, UK
UKHW012142240726
13966UKWH00001B/108